汉竹编著•亲亲乐读系列

第一次坐月子

王琪 主编

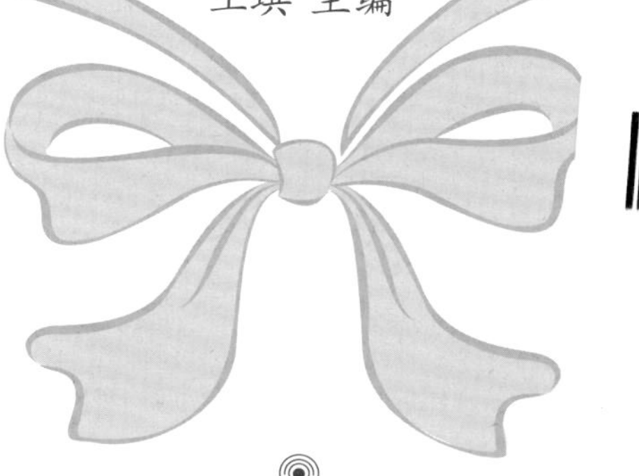

U0319317

汉竹图书微博
http://weibo.com/hanzhutushu

江苏凤凰科学技术出版社
全国百佳图书出版单位

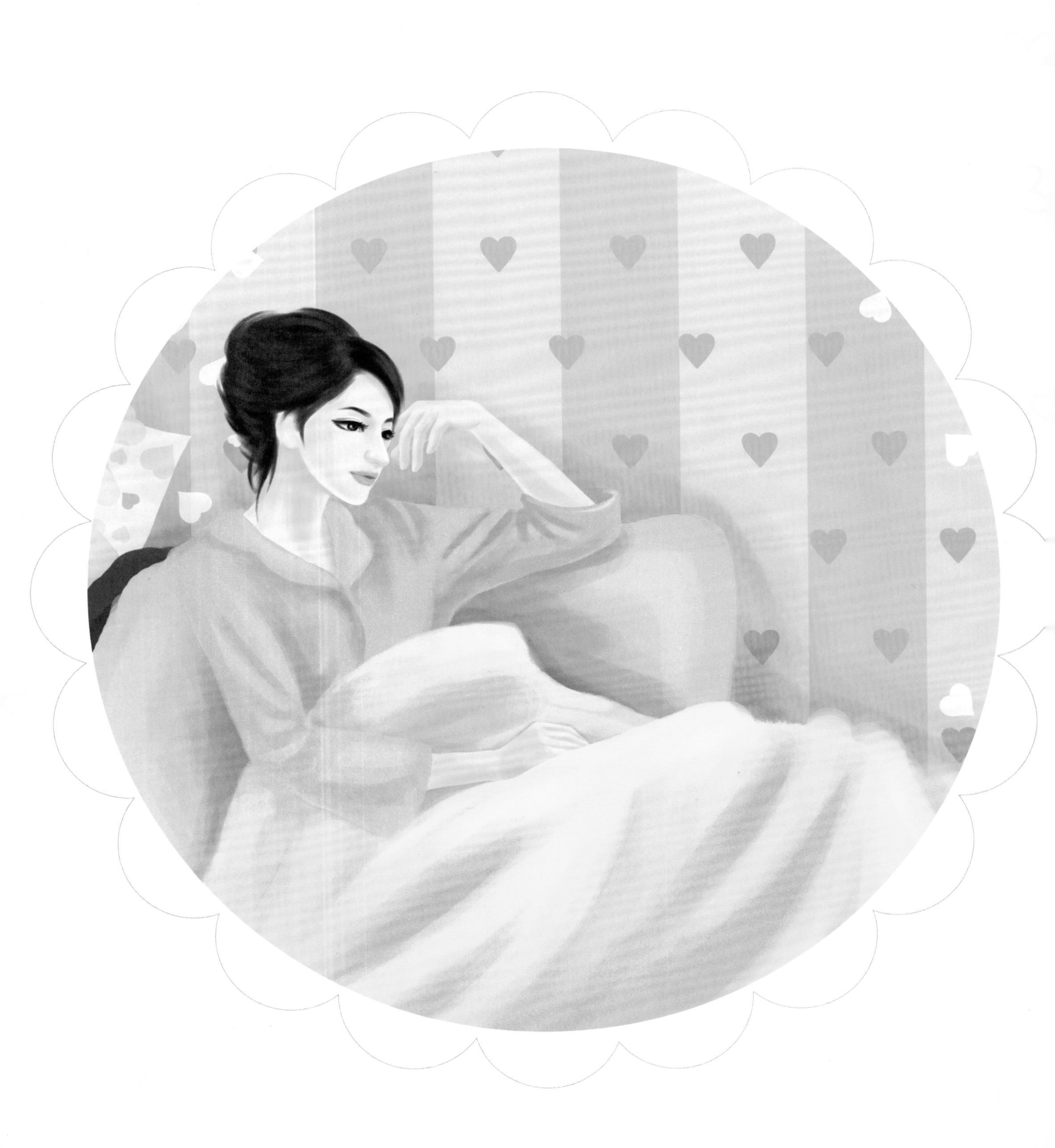

编辑导读

产后24小时该怎么过？

真的可以像明星辣妈一样产后又瘦又美？

产后“性”福生活注意哪些细节？

月子餐，怎么做好吃又下奶？

小宝宝软软的，怎么抱？

黄疸，脐炎，湿疹……宝宝生病好揪心，怎么办？

新爸爸怎么参与月子，做个暖男奶爸？

……

对女人来说，坐月子是一生中调养身体的重要时刻。孕期十月，一朝分娩，新妈妈在身体上、心理上都经历了重大变化，需要细心的呵护和照料。而此时，宝宝的养育对于新手爸妈来说也是困扰重重，在许许多多的疑问和选择面前，新手爸妈往往会一头雾水，不知所措。

别着急，翻开这本书，关于坐月子、带孩子的问题都会迎刃而解。本书从月子护理、月子饮食、新生儿喂养和新生儿护理四个版块入手，细致、全面地介绍产后新妈妈的护理细节、瘦身美颜、饮食宜忌、调养食谱以及新生儿母乳、混合、人工喂养和睡眠、喂药等日常护理知识。此外，书中还为新爸爸成为好老公、暖男奶爸提供了方法，让新爸爸也参与到新妈妈的月子里来。

新妈妈在月子里的衣食住行、新生儿的吃喝拉撒睡，看懂这本书就够了，让新手爸妈没有经验也能坐好月子，没有月嫂也能轻松育儿。

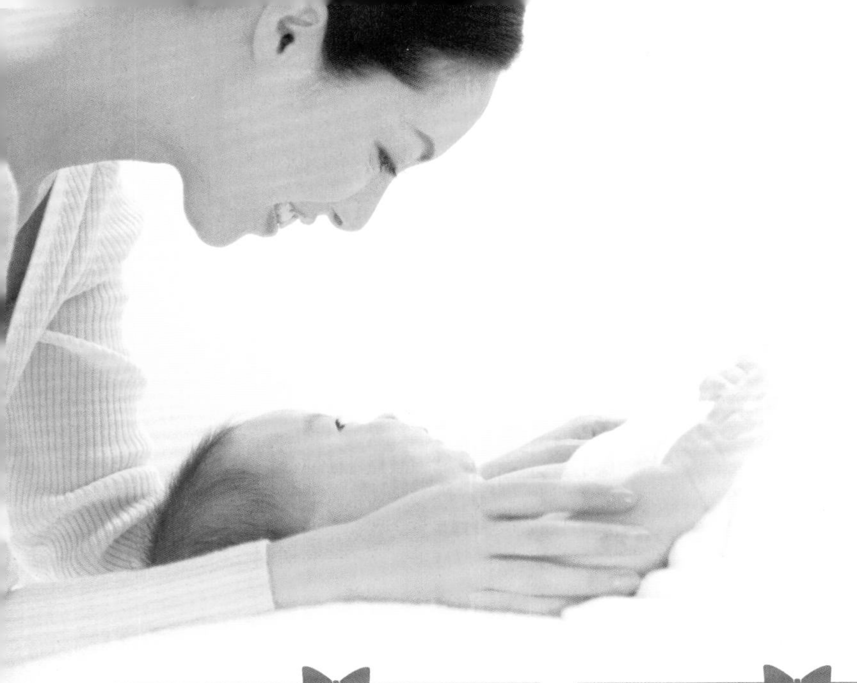

产科医生必说

坐月子真相

月子里不能洗脸护肤

真相：产后新妈妈是可以洗脸的，要注意用温水；产后内分泌变化很大，皮肤容易干燥，还需要适当使用一些保湿护肤品。

正确的做法：温水洗脸，选择原料天然、性质温和的保湿护肤品。

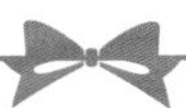

月子要“捂”着过

真相：新妈妈和宝宝需要新鲜的空气，长期紧闭门窗的室内易空气污浊，不利于呼吸，会令新妈妈和宝宝更容易患上感冒、肺炎等呼吸道疾病。

正确的做法：早晚宜通风 15 分钟，但不要让风直接吹到新妈妈和宝宝。

食用人参滋补身体

真相：人参中含有能作用于中枢神经系统和心脏、血管的一种成分——人参皂苷，能产生兴奋作用，使新妈妈不能很好地休息，影响恢复。而且，人参还具有回奶的作用，哺乳新妈妈更不宜食用。

正确的做法：月子里和哺乳期不宜食用人参。

坐月子就是卧床休息一个月

真相：新妈妈刚生完宝宝，身体虚弱，需要充分的调养才能复原，所以，新妈妈要注意休息，但完全卧床休息一个月，不下地活动，对新妈妈也不利。

正确的做法：劳逸结合、适度锻炼，觉得稍累就躺下休息。

月子里就不用补充钙和铁了

真相：母乳喂养宝宝的营养都需要从新妈妈的乳汁中摄取，如果摄入的钙不足，就要动用新妈妈骨骼中的钙去补足。

正确的做法：每天保证摄入 18 毫克铁和 2 000~2 500 毫克钙才能满足新妈妈和宝宝的需求。

坐月子不能吃水果和蔬菜

真相：分娩后，新妈妈身体对各种维生素的需要量增加，此时摄入蔬菜、水果不足，会影响身体恢复和乳汁分泌。

正确的做法：从每天半个水果开始，逐渐增加至一两个；从少量蔬菜（50 克）开始，逐渐增加至 200 克左右。

❤ 月子里不能吃盐

真相：月子里不吃盐不仅不利于新妈妈促进食欲，而且对宝宝的成长也是不利的。

正确的做法：月子期间饮食以清淡为主，可以少盐，但不可忌盐。

❤ 一个月不能洗澡、洗头

真相：如果伤口都愈合了，家里有洗浴的条件，可以洗头或洗澡。

正确的做法：洗澡前注意水温合适，进入浴室前先将浴霸等保暖设备打开，洗完澡后要赶快擦干身体，及时穿好衣服，以免受凉感冒。

❤ 月子里不能碰冷水

真相：孕产期会分泌大量的松弛素，令肌肉放松、骨骼打开，月子里碰凉水容易造成骨头疼的后遗症。

正确的做法：洗手、洗脸、刷牙时都用温水。另外，开冰箱这样的事情，还是请家人代劳吧。

❤ 月子里不能刷牙

真相：新妈妈口腔受到内分泌变化的影响，容易滋生细菌，牙齿更容易出现问题，所以月子里需要刷牙。

正确的做法：最好每天刷牙 3 次，选用软毛牙刷，用 40~50℃的温水刷牙，餐后要漱口。

❤ 新妈妈要睡软床

真相：分娩后，新妈妈骨盆尚未恢复，缺乏稳固性，如果睡软床，不利于新妈妈翻身坐起，若想起身或翻身，必须格外用力，很容易造成骨盆损伤。

正确的做法：产后睡板床或床垫较硬的床，身体恢复后再改睡舒适的软床。

❤ 月子里不能用空调或电风扇

真相：天气炎热的时候，可以使用空调、电风扇。室内温度应保持在 26~28℃，以新妈妈感觉舒适为宜。

正确的做法：可以开空调或电风扇，但一定要避免直吹。新妈妈可穿长裤、长袖衣物，并且穿袜子来挡风。

❤ 只喝小米粥

真相：小米粥虽然很有营养，但是也不能只以小米粥为主食，而忽视了其他营养成分的摄入。

正确的做法：刚分娩后的几天可以以小米粥等流质食物为主，肠胃功能恢复后就要均衡地补充多种营养成分。

❤ 月子里应该多吃鸡蛋

真相：产后新妈妈胃肠蠕动能力较差，胆汁排出也受影响，如果过量食用鸡蛋，身体不但吸收不了，还会影响肠道对其他食物的摄取，而且容易引起腹胀、便秘。

正确的做法：每天吃一两个即可。

❤ 麻油是坐月子必备之品

真相：因为麻油中含有丰富的不饱和脂肪酸，进入体内可以转化为前列腺素，能够促使子宫收缩和恶露排出，帮助子宫尽快复原。

正确的做法：不可过量食用，以免摄入大量油脂，影响新妈妈和宝宝健康。

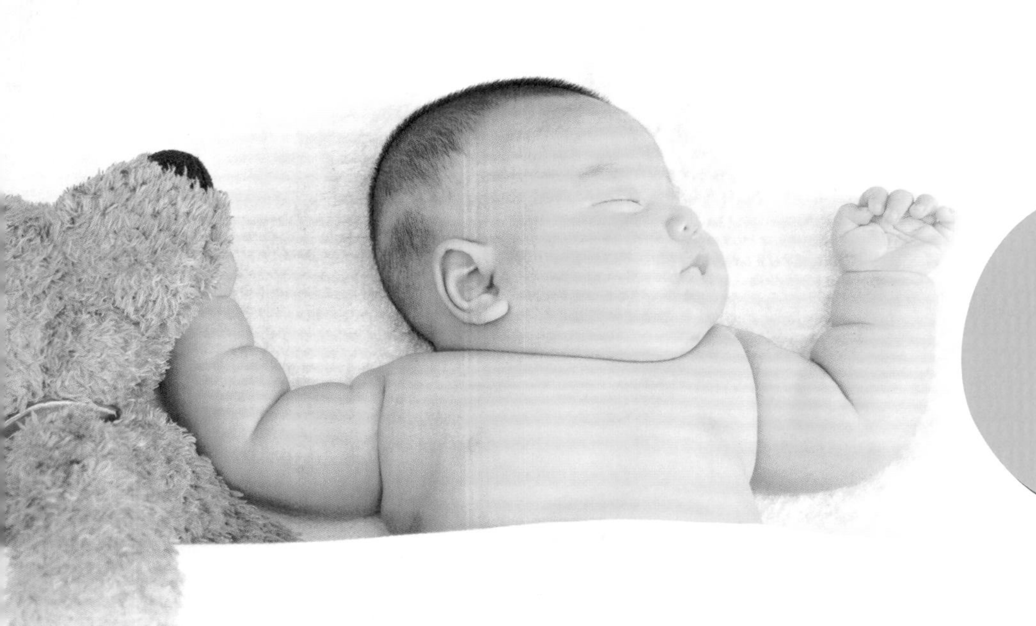

产科医生必说 育儿真相

❤ 经过冷藏的母乳不如配方奶

真相：母乳是可以冷藏或冷冻的，不会降低营养成分。

正确的做法：使用适宜冷冻、密封的塑料或者玻璃制品冷冻，解冻时先用冷水冲洗密封制品，逐渐加入热水，直至母乳完全解冻并升至适宜的温度。

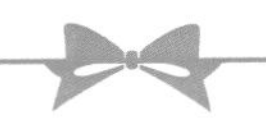

❤ 5个月以后母乳就不够营养了

真相：母乳的营养一直在变化。母乳是根据宝宝身体的需求产生的，宝宝的需求在变，母乳里的营养成分也在变。

正确的做法：坚持母乳喂养至少一年，有条件的应该坚持到两年。

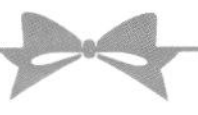

❤ 生病了就不能哺乳

真相：妈妈生病会对哺乳产生影响，但并不是妈妈一生病就必须停止给宝宝喂奶，还要看得的是什么病，吃的是什么药。

正确的做法：必须在医生的指导下用药，尽量避免使用对宝宝不利的药物。

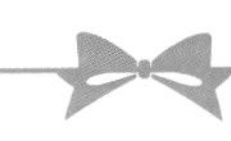

❤ 乳房不胀了，就表示乳汁不够了

真相：奶水是随吃随有的，不胀也有奶，奶水多少取决于宝宝的吸吮频率。

正确的做法：不胀也要给宝宝喂母乳。

❤ 宝宝出生后8小时再进行哺乳

真相：分娩后1个小时之内就要喂奶，即使这时新妈妈没有奶，也可让宝宝吸上几口。

正确的做法：生完孩子1小时内哺乳，尽早建立催乳反射和排乳反射，促使乳汁早早到来。

❤ 给宝宝佩戴饰物

真相：给宝宝戴饰物，对健康百害而无一利。宝宝皮肤娇嫩，接触这些东西会增加患过敏性皮炎的概率，而且容易擦破皮肤，导致局部破损、发炎。

正确的做法：拍照时戴上饰物留念即可，不要长期给宝宝佩戴。

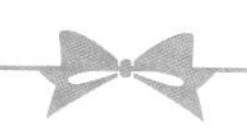

❤ 一定要一边喂10分钟再换

真相：让宝宝自己决定什么时候吃一边，然后再换另一边就行。

正确的做法：新妈妈可以将另一边的奶挤出，或者下次喂奶时让宝宝先吃上次没有吸吮的那侧乳房，以免造成双侧乳房不对称或泌乳越来越少。

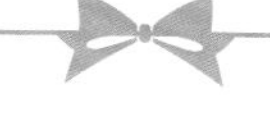

❤ 头垢可以保护宝宝囟门

真相：头垢是宝宝出生时头皮上的脂肪加上出生后头皮分泌的皮脂，粘上灰尘而形成的，不洗掉容易引起宝宝囟门感染，还会影响宝宝头皮的正常功能。

正确的做法：及时清洗宝宝头顶的头垢。

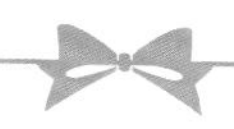

❤ 母乳喂养会使乳房下垂、身材走样

真相：哺乳是不会引起乳房下垂的，哺乳促进了催产素的分泌，而催产素会增强乳房悬韧带的弹性。

正确的做法：正确护理乳房，经常按摩乳房，哺乳期也要戴大小适合的胸罩。

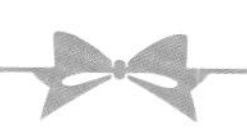

❤ 吃母乳的宝宝易腹泻

真相：吃母乳的宝宝比吃配方奶的宝宝大便稀，呈黄色的稀糊状，每天3~5次，有的宝宝甚至可以达到每天排便七八次，这不算是腹泻。

正确的做法：坚持母乳喂养，母乳喂养的宝宝一般较少生病，包括腹泻。

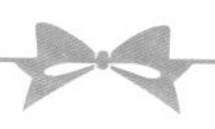

❤ 患母乳性黄疸的宝宝不能吃母乳

真相：母乳性黄疸只要不是特别严重，对宝宝的发育和成长不会有影响。

正确的做法：可先咨询医生；经得医生同意后可以像以前一样，继续给宝宝喂养母乳。

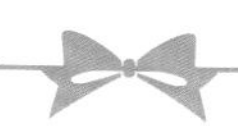

❤ 用母乳给宝宝擦脸可防湿疹

真相：宝宝的皮肤娇嫩，血管又丰富，将母乳涂抹在宝宝脸上，容易使细菌在大面积繁殖之后进入皮肤的毛孔中，引发毛囊炎。

正确的做法：每天用温开水给宝宝清洗两次，保持皮肤干燥清爽。

❤ 吃药了就不能哺乳

真相：能不能哺乳，还得看是吃了什么药。有些药对宝宝是没有影响的，新妈妈服药期间也可以继续哺乳。

正确的做法：就医时要向医生说明自己正处在哺乳期，或者向医生咨询。

❤ 要给宝宝剃满月头

真相：满月头并不能让宝宝的头皮、头发更健康，只会增加宝宝感染细菌的概率。

正确的做法：为防止起湿疹、痱子等，可以将宝宝的头发剪短，但没必要剃光头。

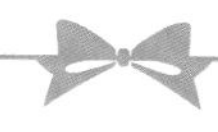

❤ 给宝宝戴手套防止抓伤

真相：宝宝小手乱抓、不协调活动等探索是心理、行为能力发展的初级阶段，如果戴上手套，会妨碍宝宝认知和手的动作能力发展。

正确的做法：每天清洗宝宝的小手，勤替宝宝剪指甲，鼓励宝宝尽情用双手玩耍。

CONTENTS 目录

PART1 坐月子就要好好养

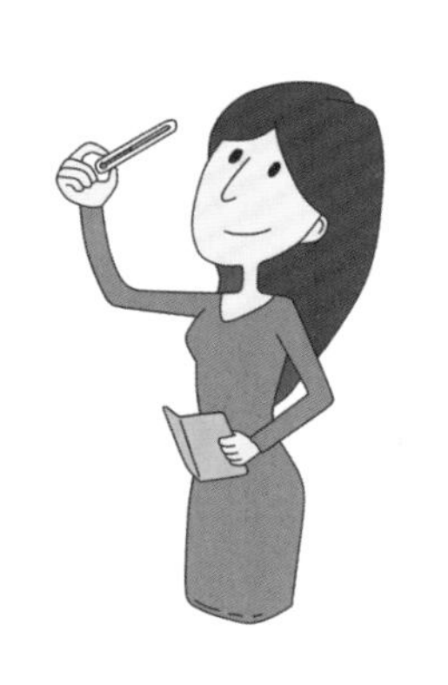

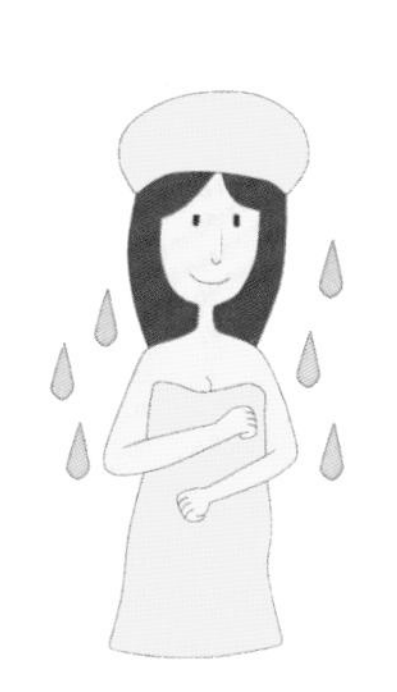

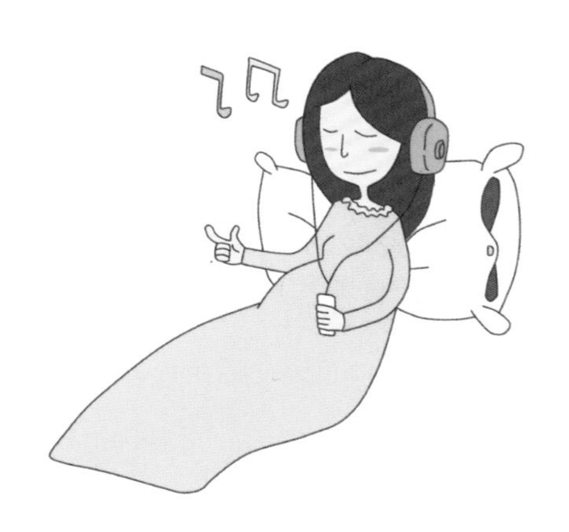

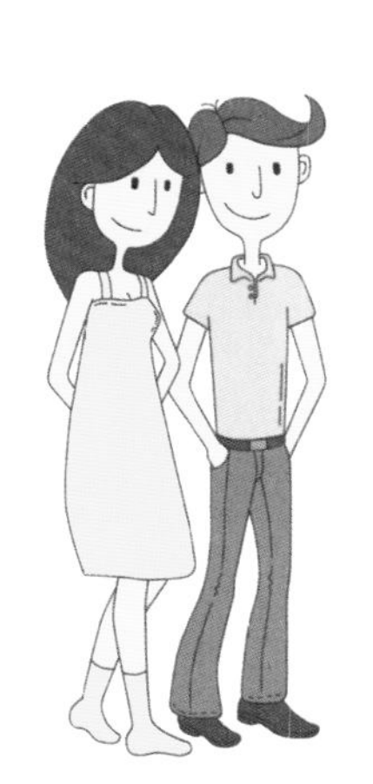

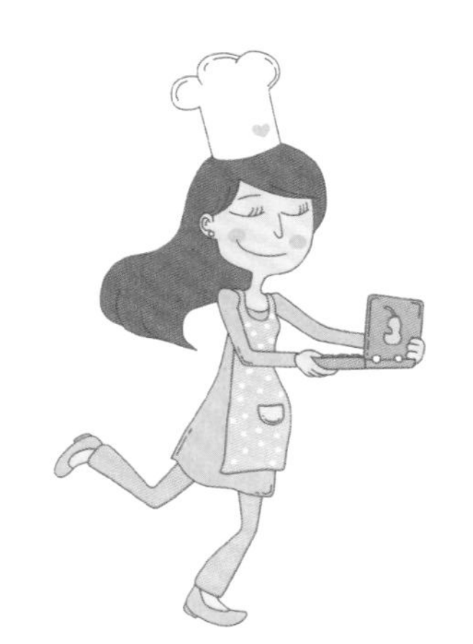

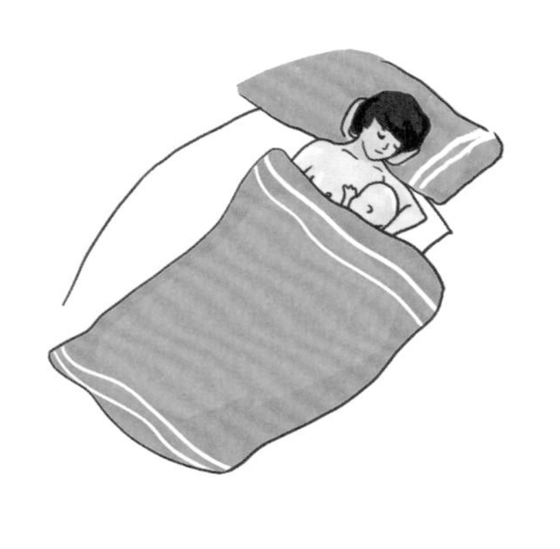

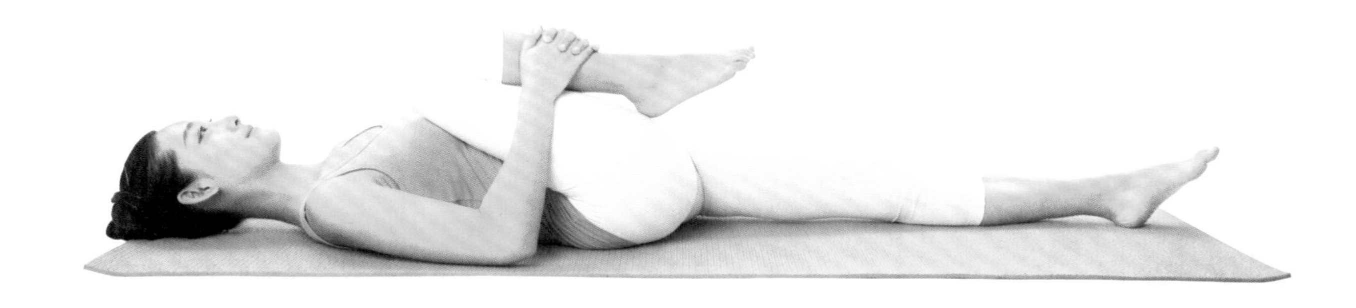

PART2 坐月子就要好好吃

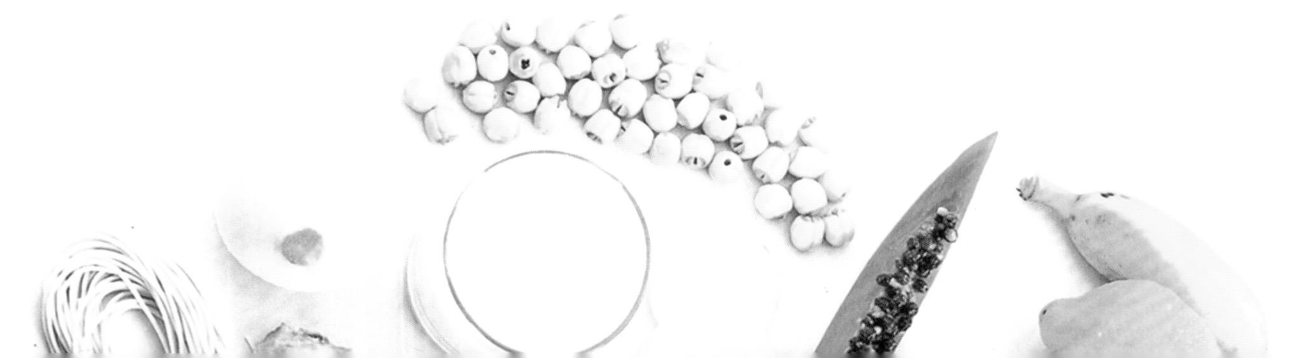

PART3 新生儿喂养

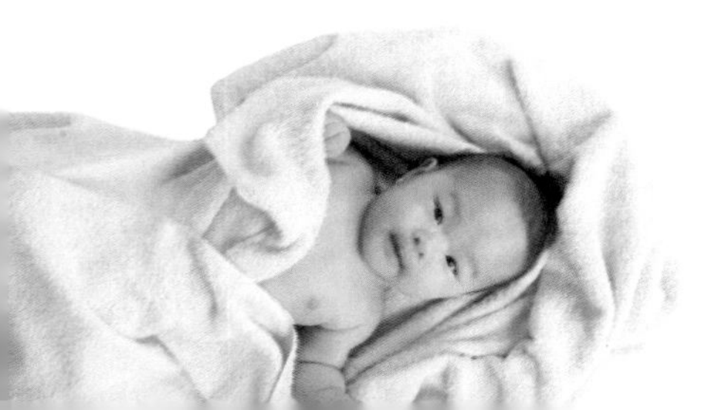
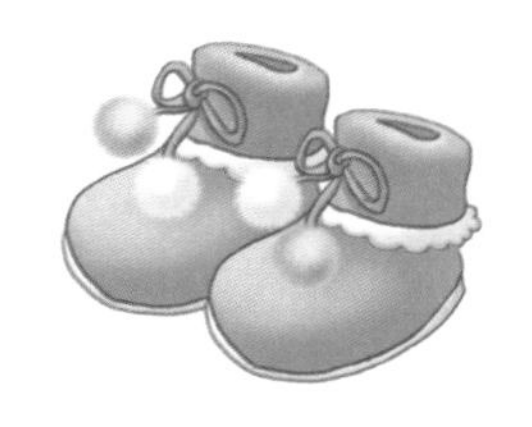
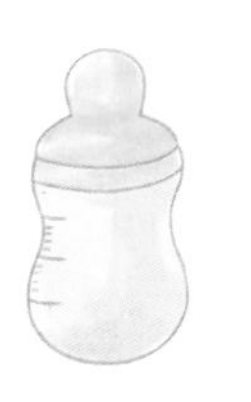

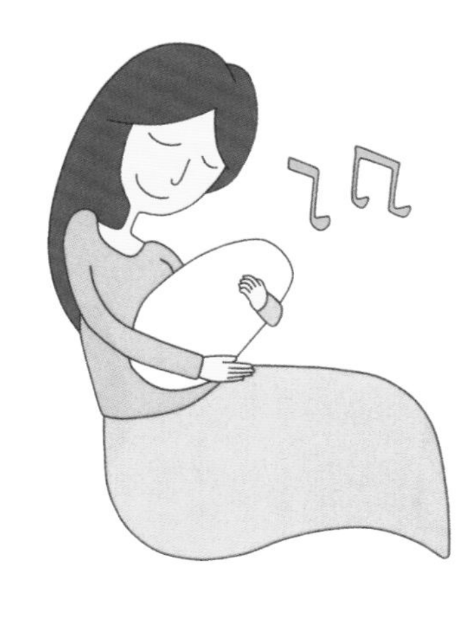

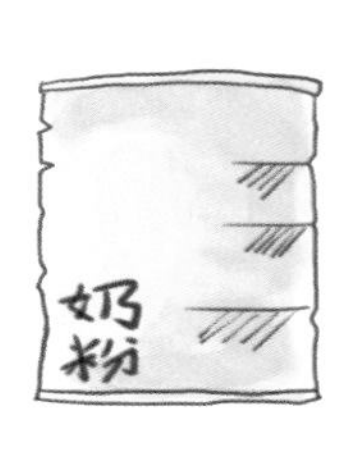

奶粉

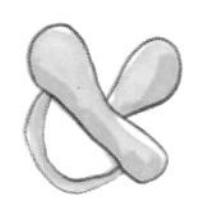

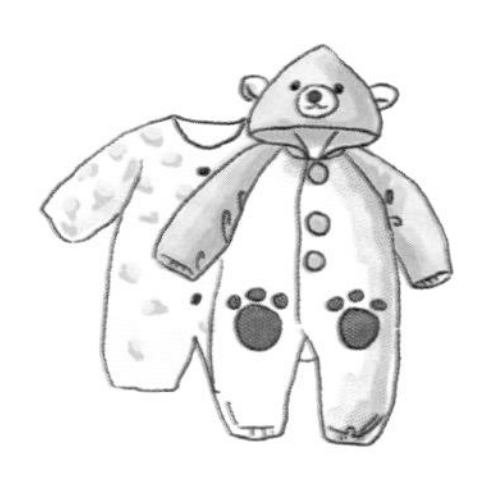

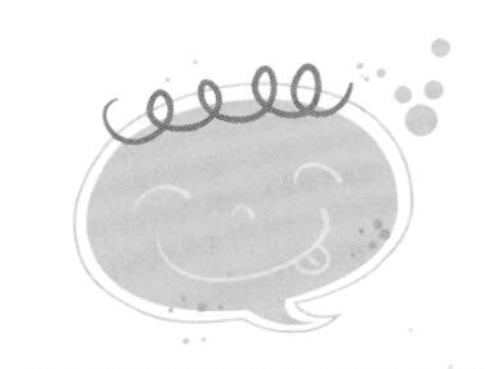

PART4 新生儿护理

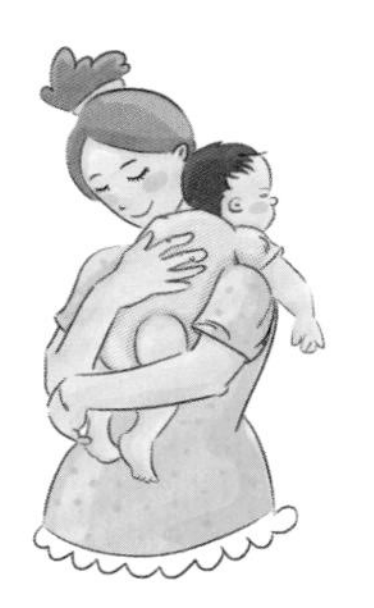

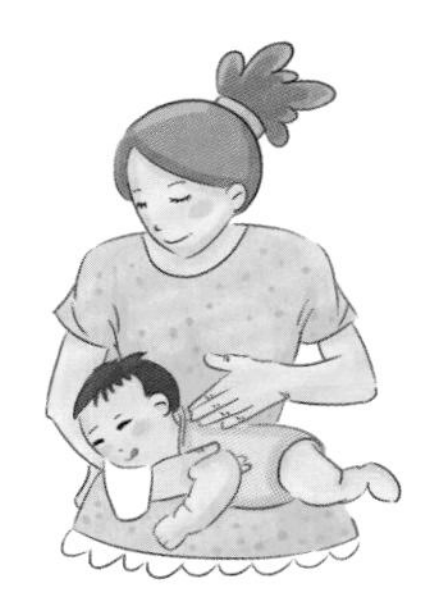

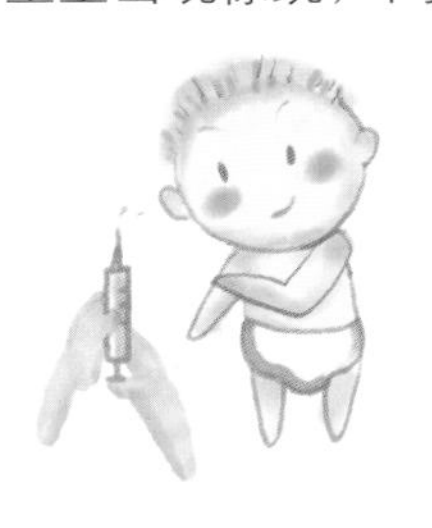

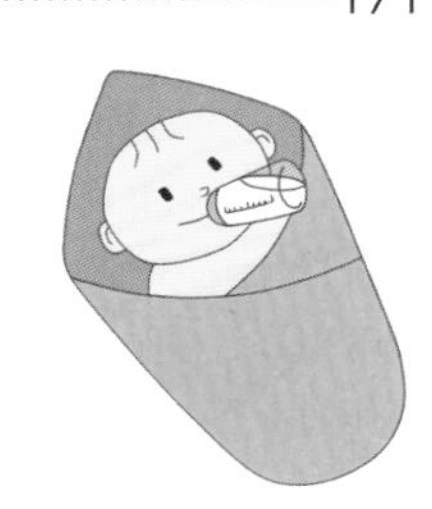

附录 夏天、冬天坐月子注意事项

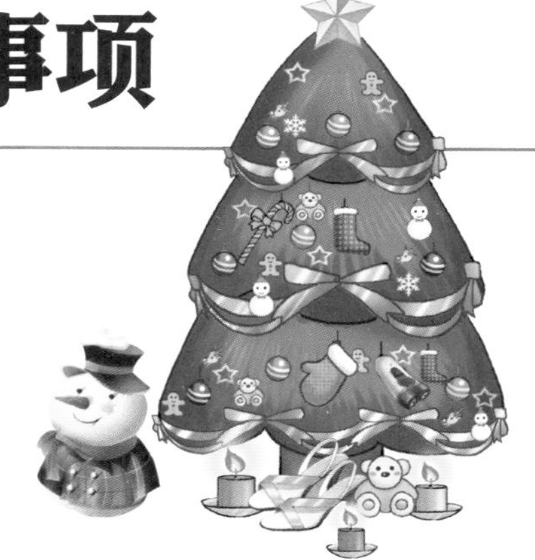

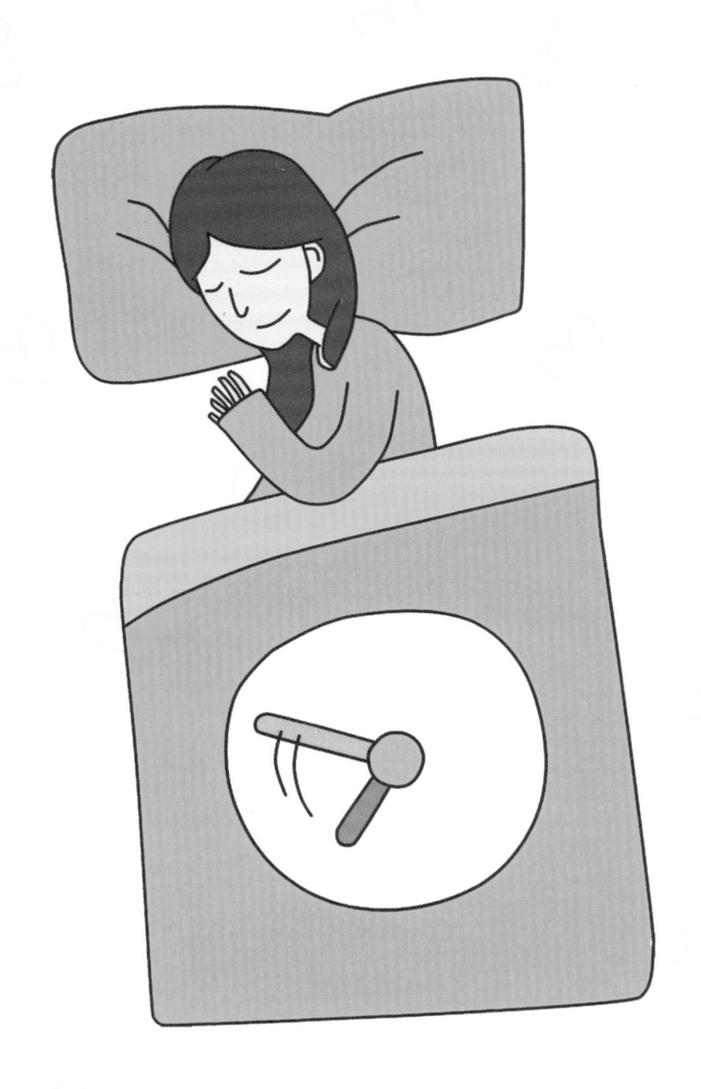

坐月子就要好好养

分娩过后，新妈妈的身体发生了很大的变化：子宫颈和外阴变得松软、充血、水肿，子宫内膜表面出现了创口和剥落；新妈妈的心脏发生了移位，肺脏和肾脏的负担也加重，内分泌系统、关节等都发生了相应的改变。这些都需要通过坐月子来进行调整。掌握一些科学坐月子的护理常识和细节，对新妈妈的身体恢复大有裨益。

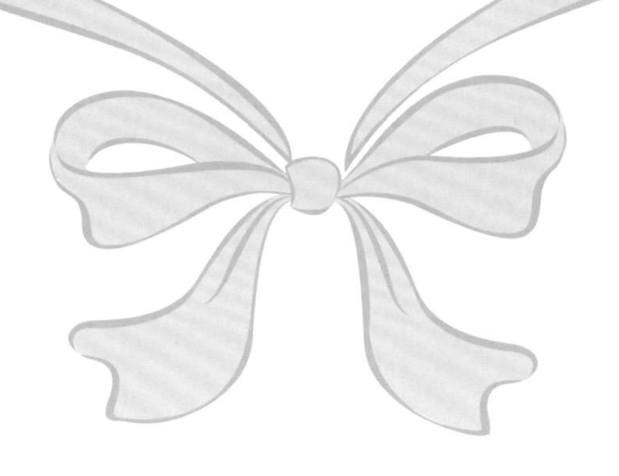

产后 24 小时的重点护理

新妈妈经历了疼痛、紧张的分娩，终于迎来了令人激动的时刻——宝宝的出生。而此时新妈妈不要太过兴奋，别忘记自己也需要周全而细致的照顾，那么产后 24 小时如何护理呢？

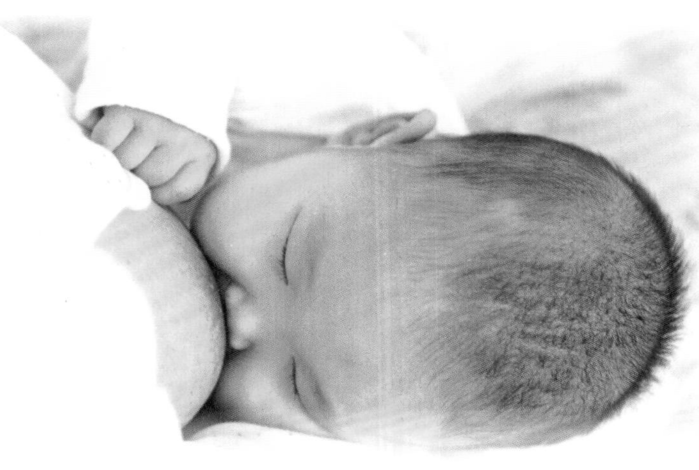

顺产妈，请尽快开奶

怀胎十月，终于迎来了“卸货”的日子。产后 24 小时对母婴来说是一个非常重要的关口。过好出生当天这个关口，对母婴都具有十分重要的意义。家人应特别注意在这 24 小时内照顾好新妈妈和宝宝。

产后半小时，开奶好时机

都说越早开奶越好，但是每位新妈妈的情况不尽相同，还得看新妈妈和宝宝的身体情况，不必刻意追求同一个开奶时间。顺产的新妈妈，最佳的开奶时间是产后半小时，以后可以每间隔三四个小时喂奶一次。

别浪费一滴初乳

产后第 1 天有少量黏稠、略带黄色的乳汁分泌，这就是初乳。初乳含有大量的抗体，能保护宝宝免受细菌的侵害，减少新生儿疾病的发生。

其次，哺乳的行为可刺激新妈妈大脑，大脑发出信号增加乳汁的分泌。因此，在产后第 1 天尽早给宝宝哺乳，可形成神经反射，增加乳汁的分泌。

顺产妈妈的第一次哺乳

产后 1 小时是给宝宝哺乳的黄金时间。新妈妈可在护士的协助下，尝试给宝宝喂奶，宝宝吮吸新妈妈的乳头是最好的开奶按摩。新妈妈的第一次哺乳要坚持早接触、早吸吮的原则。

在分娩后的头 1 个小时内，大多数新生儿对哺乳或爱抚都很感兴趣，利用这段时间启动母乳喂养是再合适不过的了。尽早地吸吮乳汁，这样会给宝宝留下一个很强的记忆，便于以后的哺乳。同时，宝宝的吸吮可使新妈妈体内产生更多的催产素和泌乳素，前者增强子宫收缩，减少产后出血，后者则可刺激乳腺泡，刺激泌乳。

不要马上熟睡，要半坐养神

经历难忘的分娩后，看到可爱的宝宝，不少新妈妈都会感到非常满足，就像完成了一项重要的使命，与此同时，强烈的疲劳感袭来，真想痛痛快快地睡一觉。但是专家和医生建议，产后不宜立即熟睡，应当取半坐卧位闭目养神。其目的在于消除疲劳、安定神志、缓解紧张情绪等，半坐卧还能使气血下行，有利于恶露的排出。

新妈妈在半坐卧闭目养神的同时，用手掌从上腹部向脐部按揉，在脐部停留，旋转按揉片刻，再按揉小腹，可有利于恶露下行，避免或减轻产后腹痛和产后出血，帮助子宫尽快恢复。闭目数小时后新妈妈就可以美美地睡上一觉了。

出产房后应避免受寒凉

很多新妈妈知道在家坐月子的时候必须注意避免受寒，却往往忽略了刚刚出产房后的保暖事宜。

当新妈妈终于结束艰辛的分娩，出产房时，往往衣服、头发已经被汗浸湿。此时，要及时换掉湿衣服，还要用干毛巾把头发擦干，以免受凉。

别拿量体温不当回事儿

分娩之后的 24 小时内，由于过度疲劳，新妈妈可能会发热到 37.5℃，但这以后，体温都应该恢复正常。如果有发热，必须查清原因，及时处理。个别新妈妈乳胀也可能引起发热，但随着奶汁排出，体温会降下来。

病理发热最常见的原因是产褥感染，也就是俗称的“产褥热”。引起产褥热的原因有很多，如产道感染、泌尿系统感染、乳房感染等。如果治疗不及时，可能转为慢性盆腔炎，还可能引起危险的腹膜炎、败血症及乳房肿胀。因此，如果发热，需要及时找医生诊断。

分娩之后的 24 小时内，新妈妈应定时测量体温。

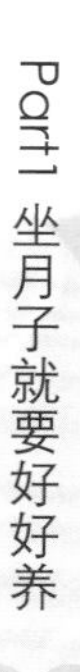

密切关注出血量，预防产后出血

新妈妈在分娩后2小时内最容易发生产后出血，产后2小时出血400毫升、24小时内出血500毫升，都可诊断为产后出血。

产后2小时内，医生需要重点观察新妈妈是否有产后出血情况。因为短期内大出血，可迅速出现休克，医生密切观察，有助于及时做出预防和治疗措施。

预防产后出血是第一天最需要注意的问题，所以不管多疲乏、多虚弱，观察自己的出血量是新妈妈最重要的功课。尤其是负责护理的家人要格外关注新妈妈的出血量。

产后新妈妈自己也要多注意。换卫生护垫时，观察出血量，并记住换卫生护垫的次数。如果出现出血量比平时月经量多，或有某些类似组织排出时，要及时告知医生。

产后第一餐需要吃点啥？

顺产妈妈的产后第一餐主要以易消化的流质或半流质食物为主，比如牛奶、藕粉、鸡蛋羹、小米粥等。

顺产妈妈的产后饮食还是要以清淡为主，适当进食谷类、水果、牛奶等，这样有助于循序渐进地恢复体力。

少说一句话，多养半分神

顺产后新妈妈身体非常虚弱，头晕乏力，走路晃悠，说话无力，全身都是虚汗，此时新妈妈最需要的就是多休息，即便睡不着也要闭目养神。有些新妈妈生产后会立即发大量报喜的短信，接听很多祝福的电话，殊不知，此时说话最伤神、伤气，这些事情完全可以延后再做或者交由新爸爸处理。

小心护理侧切伤口，才能促进恢复

会阴侧切后的一两个星期，新妈妈可以采用一些物理疗法，让伤口尽快恢复。

在产后2小时内，新妈妈排出恶露较多，要勤换卫生垫，避免恶露浸泡伤口，增加愈合难度。

实时观察伤口情况。如果在产后2小时内感觉伤口疼痛，且呈越来越厉害的趋势，要及时告诉医生，让医生进行检查，并在医生指导下采取措施。

如果裂伤较为严重，或者伤口肿痛得厉害，可以咨询医生协商，在缝合后涂抹药膏，或者用冰包敷于伤口处，可以减轻疼痛。

按揉肚子助恢复

在产后2小时内，医生或护士会为顺产的新妈妈揉肚子，以便排出子宫中存留的淤血。因为这时候还有小幅度的宫缩，揉起来会让新妈妈感觉很疼。但相比起分娩过程中的阵痛，这点痛是可以忍受的，新妈妈不要过于担心。

有的医院会建议新妈妈家属为新妈妈揉肚子。揉肚子时，新妈妈或家人可用手掌从上腹部向脐部按揉，在脐部停留，旋转按揉片刻，再按揉小腹，这样有利于恶露下行，减轻产后腹痛和减少产后出血，帮助子宫尽快恢复。

揉肚子会有点疼，新妈妈千万不要怕疼，多揉揉，有利于淤血排出，促进身体恢复。

产后要一直躺在床上吗？

顺产妈妈在产后6~8小时就可以第一次下床活动，但最好有家人陪同，每次5~10分钟即可。

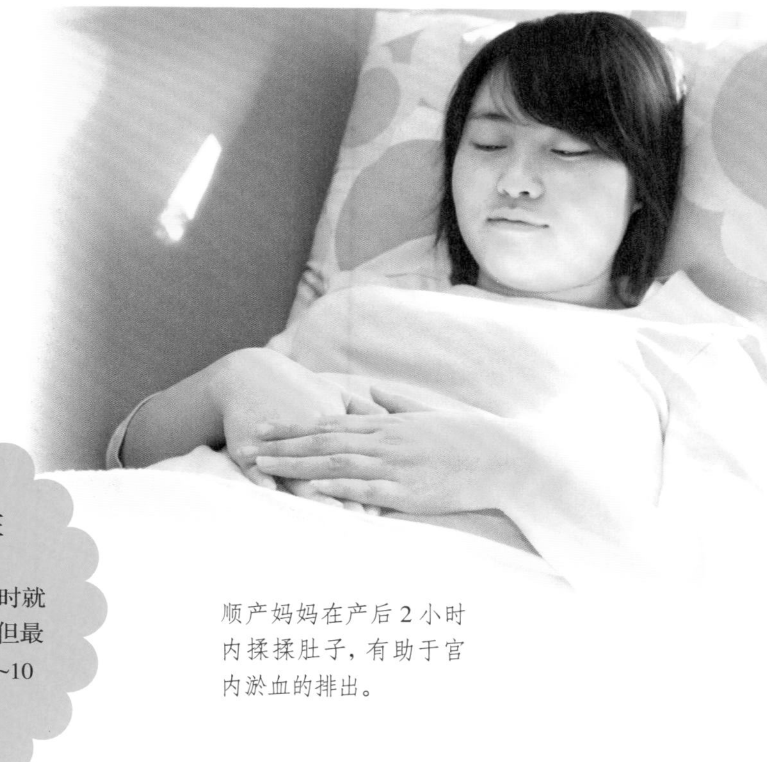

顺产妈妈在产后2小时内揉揉肚子，有助于宫内淤血的排出。

产后4小时，快起来排尿

排尿是新妈妈最容易忽视的一个问题，顺产的新妈妈分娩后4小时即可排尿。少数新妈妈排尿困难，发生尿潴留，其原因可能与膀胱长期受压及会阴部疼痛反射有关，负责护理的家人应鼓励新妈妈尽量起床解小便。如果排不出，可以把水龙头打开，诱导尿感；或者用手轻按小腹下方；或使用温水袋敷小腹，一般就会有尿意。产后第一次排尿会有疼痛感，这是正常现象。如果新妈妈实在排不出，可请医生进行药物治疗，如果还是不能排尿，应进行导尿。

及早下床活动有助于身体恢复

分娩时新妈妈因消耗了大量体力，感到非常疲劳，需要好好休息，但长期卧床不活动也有很多坏处。一般来说，顺产的新妈妈，在产后6~8小时就可第一次下床活动，每次5~10分钟。如果会阴撕裂、侧切，应坚持6~8小时第一次下床活动或排尿，但应注意行走速度要缓慢、轻柔，避免动作过于激烈，将缝合的伤口拉开。第一次下床活动时必须有家人陪同，以防体虚摔倒，并注意不要站立太久。

剖宫产后，需密切关注

产后 24 小时对于剖宫产妈妈尤其重要，医生会密切关注术后新妈妈的身体体征，家人也要配合医生注意观察新妈妈的情况，并且牢记医生的嘱咐，起到监督的作用。

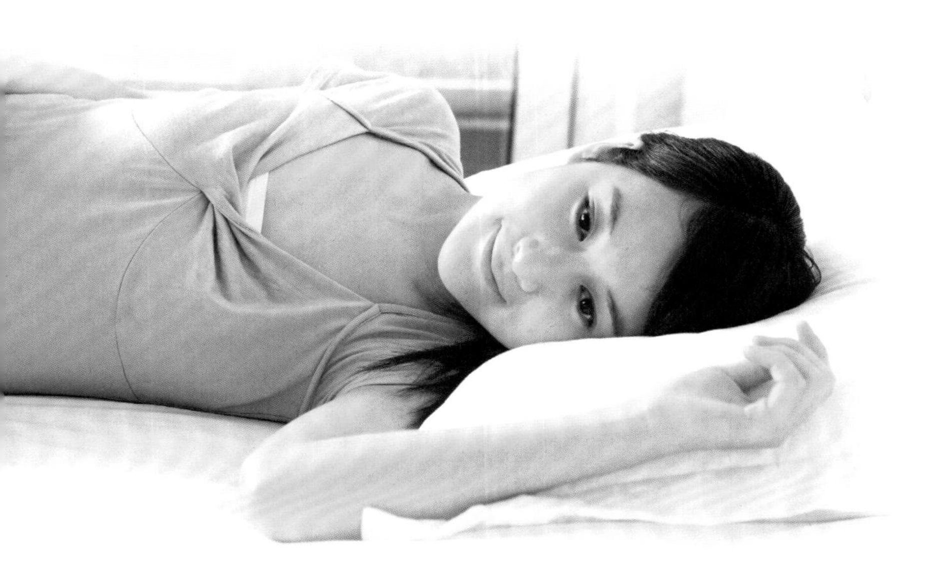

术后密切观察血压、心跳

剖宫产手术后，医护人员会按规定，每隔一段时间就来看看新妈妈，查看新妈妈的面色，帮新妈妈测量血压、脉搏、体温、心跳等体征，还会观察新妈妈尿袋中小便的颜色、量的多少等，并做好记录。新妈妈不要嫌烦，这是医护人员手术后一定要不断确认的，呼吸、脉搏等基本体征会直接反映手术情况，越是顺畅，表明手术越成功，新妈妈的恢复也会越好。

出了手术室直哆嗦是怎么回事

很多剖宫产妈妈分娩后第一个感觉就是身体会抑制不住地发抖，使得新妈妈和家人都很担心，其实这种现象是正常的，不会给新妈妈身体恢复造成影响。

剖宫产后身体发抖是因为分娩过程中失血过多，新妈妈身体会因气血低而发冷，产生应激反应，再加上分娩过程中麻醉药物的使用，造成血液循环不大流畅，所以出现了哆嗦的现象。等新妈妈休息一会儿，麻醉药物药效过后，就会好了。

6~8 小时需禁食

手术后需禁食 6~8 小时，这是因为麻醉药物药效还没有完全消除，此时新妈妈全身应激反应低下，如果进食，可能会引起呛咳、呕吐等。

6 小时内去枕平卧

剖宫产妈妈产后首要任务是去枕平卧，将头偏向一侧，躺卧 6 个小时。

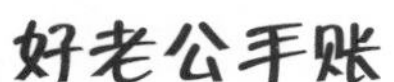
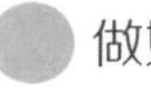
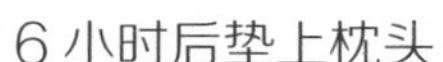
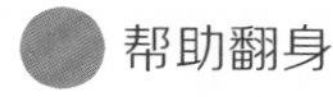

好老公手账　做好陪护　观察术后情况　6 小时后垫上枕头　帮助翻身

密切关注阴道出血量

家人要给予剖宫产妈妈更多的关注和照料。由于剖宫产时，子宫出血较多，新妈妈及家属在手术后24小时内应密切关注阴道出血量，如果发现超过正常月经量，要及时通知医生。另外，要预防伤口缝线断裂。咳嗽、恶心、呕吐时，应压住伤口两侧，防止缝线断裂。

伤口处压沙袋防渗血

有些医生会在剖宫产妈妈的伤口处压沙袋，其目的主要有三个：一是预防术后腹腔压力突然降低，导致淤积在腹腔静脉和内脏中的血液过量，回流入心脏；二是压迫腹部切口，减少刀口处的渗血、渗液，起到止血的作用；三是通过对腹部的压迫，刺激子宫收缩，减少子宫出血，促进子宫恢复。

止痛药还是少用为好

年轻的剖宫产妈妈多少有点“娇气”，在剖宫产后麻醉作用消退时，会感觉到伤口出现疼痛，并逐渐强烈。此时，新爸爸要提醒新妈妈最好不要再使用止痛药物，因为它会影响肠蠕动功能的恢复，也不利于哺乳。为了宝宝，新妈妈忍一忍，这种疼痛很快就会过去的。

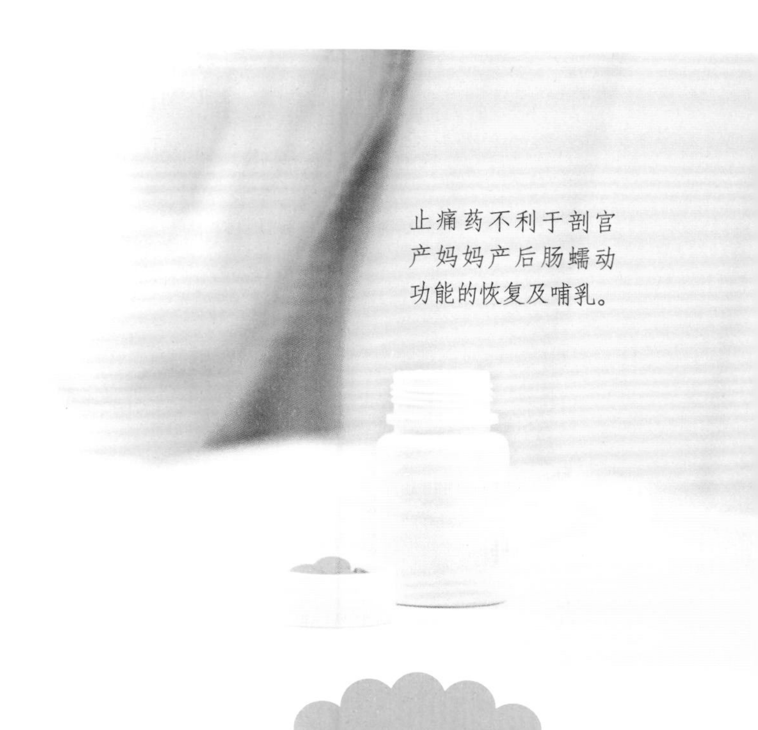

止痛药不利于剖宫产妈妈产后肠蠕动功能的恢复及哺乳。

嘴干又不能喝水咋办？

手术后，新妈妈容易口唇干燥，家人可以用棉签蘸点温水，涂在新妈妈的嘴唇上。

6小时后可翻身

6个小时以后，可以帮新妈妈垫上枕头，并协助她进行翻身，这对新妈妈的恢复特别有利。

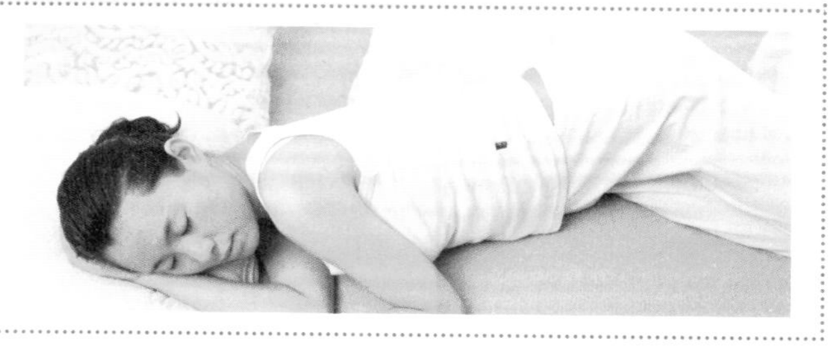

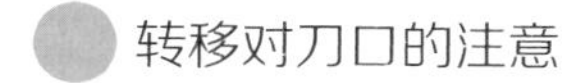
转移对刀口的注意
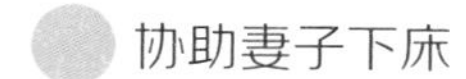

协助妻子下床
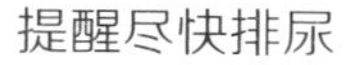
提醒尽快排尿
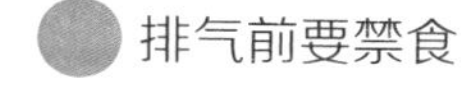
排气前要禁食

睡不着也需要闭目养神

剖宫产分娩后，新妈妈需要有一段较长的时间来休息，也给医生一段时间来观察新妈妈恢复情况。在这段时间里，新妈妈可能会因为兴奋而睡不着，但是为了身体更快地恢复，睡不着也闭目养神吧。

术后 6 小时内去枕平卧

术后回到病房，需要头偏向一侧、去枕平卧 6 个小时。因为大多数剖宫产选用硬脊膜外腔麻醉，头偏向一侧可以预防呕吐物的误吸，去枕平卧则可以预防头痛。6 个小时以后，可以垫上枕头了，并应该鼓励新妈妈进行翻身，以变换不同的体位。采取半卧位的姿势较平卧更有好处，这样可以减轻身体移动时对伤口的震动和牵拉痛，会觉得舒服一些。同时，半卧位还可使子宫腔内积血排出。半卧位的程度，一般使身体和床成 20°~30° 为宜，可用摇床，或者垫上被褥。

若还没排气，那就多翻翻身

剖宫产 6~8 小时后还没有排气，新妈妈会很担心，此时新爸爸要安慰妻子并帮助她早排气。

要想让新妈妈早排气，就要及早活动。新妈妈不方便下床，可通过在床上多翻身，或者坐起、躺下等慢慢活动，增强胃肠蠕动，以加快排气。

新妈妈要做好心理准备，剖宫产术后，随着麻醉药物作用的消失，新妈妈会感到伤口疼痛，尤其是在活动的时候。新妈妈面对此时的疼痛要忍一忍，坚持活动身体。第一次疼痛后，再翻身、活动对新妈妈而言就轻松多了。

排气前不能吃任何东西

剖宫产手术，由于肠管受到刺激而使肠道功能受损，肠蠕动减慢，肠腔内有积气，术后易有腹胀感。剖宫产术后 6 小时内应禁食，待术后 6 小时后，可以喝一点温开水，刺激肠道蠕动，等到排气后，才可进食。

排气后能吃什么？

排气后，可以用温热的水稀释鲜榨果汁饮用，3 天后食用半流质食物，如易消化的粥、面条等，术后 5 天后可正常饮食。

剖宫产术后应去枕平卧，头偏向一侧，预防呕吐物的误吸。

剖宫产也需要尽早开奶

剖宫产妈妈照样有母乳！请一定牢记这一点。剖宫产的分娩方式有别于自然分娩，新妈妈身体受损和体内泌乳素的迟至都会使剖宫产妈妈乳汁分泌不及顺产妈妈快。所以，剖宫产妈妈更要让宝宝频繁吸吮，这是加快乳汁产出的最有效的办法。

剖宫产妈妈的第一次哺乳

剖宫产妈妈同样也可将最珍贵的初乳喂给宝宝。宝宝的吸吮还可以促进子宫收缩，减少子宫出血，使伤口尽快复原。剖宫产妈妈可以让家人或护士把宝宝放到床边，妈妈侧躺着哺乳。妈妈未贴床的一只手揽着宝宝的小屁屁位置，给宝宝背部和颈部留出充分的活动空间。贴床的另一只手臂应与身体呈现 90°平放在床上，不可拦于宝宝的头部和背部。

如果宝宝够不到妈妈的乳房，可以考虑用薄靠垫放在宝宝身下，抬高宝宝的位置。如果妈妈刚刚做完手术，不能用手揽着宝宝臀部，也可考虑用靠垫或枕头顶着宝宝的臀部及腰部，从而起到固定宝宝的作用。

宝宝多吸吮促进子宫收缩

剖宫产的新妈妈更应该让宝宝多吸吮、勤吸吮，这是因为剖宫产妈妈子宫收缩相对会慢一些，而宝宝的吸吮可以促进子宫收缩。有些新妈妈担心哺乳会影响伤口愈合，其实，与新妈妈的担心恰恰相反，哺乳会减少子宫出血，子宫收缩得越快，复原得也越快。因此医生都会鼓励新妈妈让宝宝多多吸吮。

术后，躺着也别忘做适量运动

在去枕平卧的时候，身体一旦感觉麻醉感消失了，新妈妈就可以躺在床上做适量活动，比如转换卧姿，改成侧卧，练习上下压脚面、活动手腕等末梢神经活动等。这样做对预防术后肠粘连、发生血栓等并发症有重要意义，而且及早进行适量运动可以大大促进产后恢复，缩短恢复时间。

新妈妈需要注意的是，术后第一时间活动可能会有点疼，但只要忍过这一次，以后疼痛的感觉就没有那么强烈了。

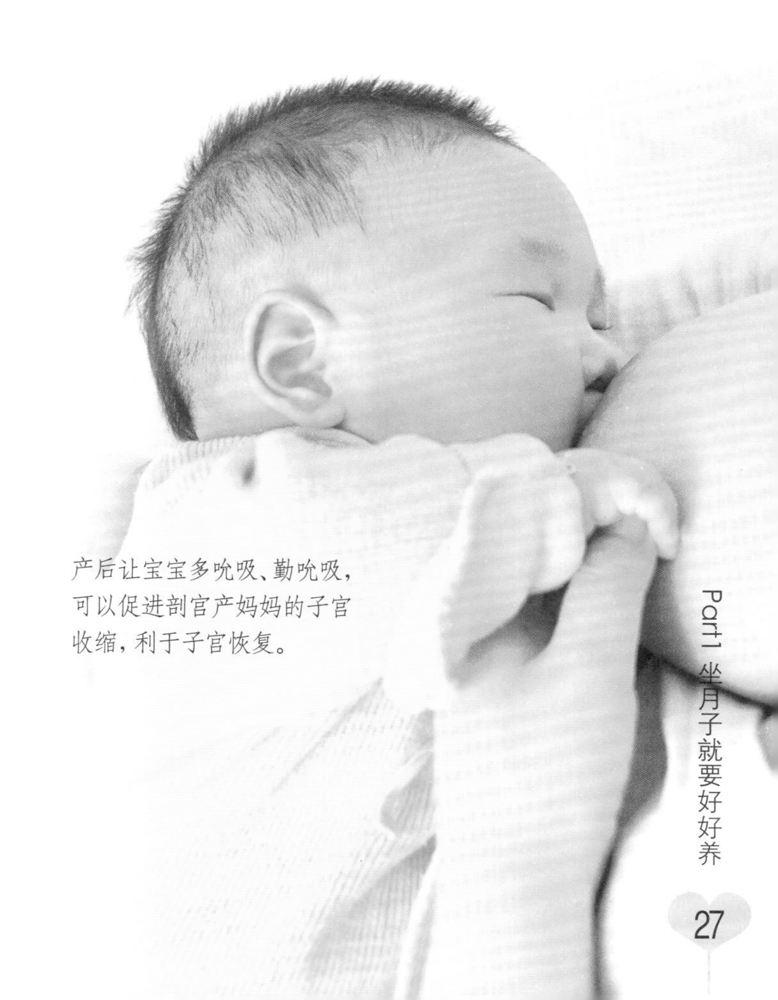

产后让宝宝多吮吸、勤吮吸，可以促进剖宫产妈妈的子宫收缩，利于子宫恢复。

月子日常护理

坐月子在中国已有近千年的历史了，也非常符合现代科学理念。俗话说“月子坐得好，身体健壮似个宝”，而月子坐不好，将为以后的身体健康埋下隐患。月子里对新妈妈的护理情况以及新妈妈自身的休息状况都决定了坐月子的质量。

顺产妈妈，日常护理别大意

新手父母一看到可爱的宝宝似乎就忘了一切，殊不知，此时除了宝宝，新妈妈也是最需要照顾的，而且这段时间对新妈妈身心的调理直接关乎其以后的幸福和健康，可不要忽视哦！

重视血性恶露不尽

顺产妈妈不要只顾着宝宝，而忽视自身的健康，尤其是血性恶露的变化。正常恶露有血腥味，但无臭味，恶露持续的时间因人而异，平均为 21 天，短者可为 14 天。通过对恶露的观察，注意其质和量、颜色及气味的变化，可以了解子宫恢复是否正常。

血性恶露

色鲜红，含大量血液，量多，有时有小血块。有少量胎膜及坏死蜕膜组织。持续三四天，子宫出血量逐渐减少，浆液增加，转变为浆性恶露。

如果血性恶露持续 2 周以上、量多或为脓性、有臭味，或者伴有大量出血等症状，应立即就医，以免发生危险。恶露多的新妈妈还要注意阴道卫生，每天用温开水清洗外阴部。选用柔软消毒卫生纸，卫生巾要常换，内裤也要经常换洗，减少细菌侵入机会，防止阴道感染。

浆性恶露

含少量血液和较多的坏死蜕膜组织、宫颈黏液、宫腔渗出液。浆液恶露持续 10 天左右，浆液逐渐减少，白细胞增多，变为白色恶露。

白色恶露

黏稠，色泽较白。含大量白细胞、坏死组织蜕膜、表皮细胞等。

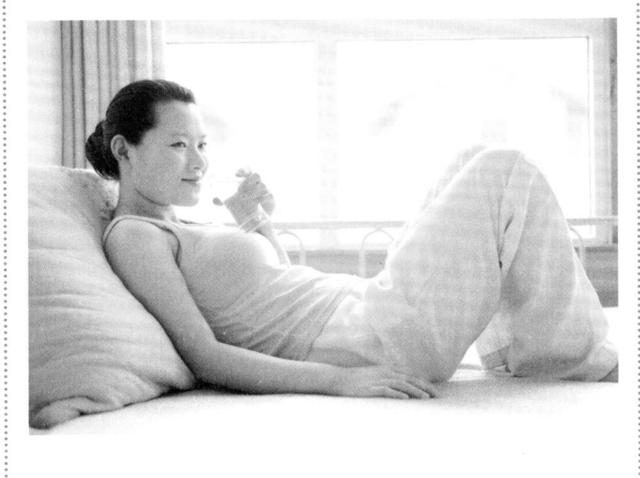

顺产妈妈千万别碰冷水、吹冷风

新妈妈分娩后，骨骼、肌肉都呈松弛状态，冷风、寒气入体，很容易落下“月子病”，所以顺产妈妈一定要多注意。

新妈妈体质虚弱，月子期间要注意保暖，千万别碰冷水，尤其是孕前就有怕冷、畏寒症状的新妈妈，月子期间尤其要注意。即使是便后洗手时，也要等水温了再洗，不要刚放开水龙头就用手去试水，以免日后手腕疼。日常洗浴、做简单家务时，也要注意，尽量用温水或稍热的水。

月子期间，新妈妈也要避免吹冷风。出院时，要提前准备好合适的衣物，衣服尽量遮盖住身体部位，不要将手臂、双腿裸露在外，也要提前准备一顶帽子，夏天可用布帽或者方巾把头包一下；冬天出院时，除了要准备保暖的帽子外，最好还要围好围巾，避免风吹。

回到家后也要注意，每天开窗通风时，可先转到其他房间，避免冷风直吹。月子期间，如需外出，也要穿好保暖衣物，做好保暖措施。

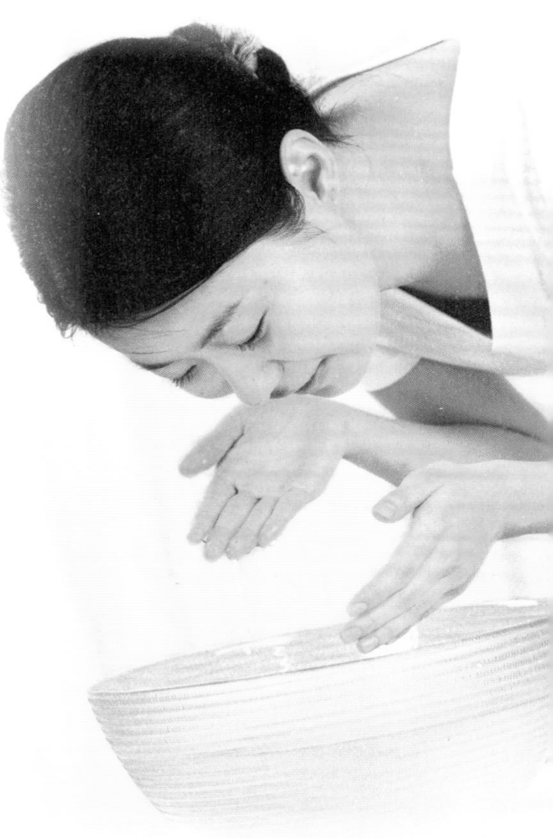

产后，顺产妈妈尽量用温水洗漱，利于身体恢复，不易落下月子病。

发汗也要适可而止

顺产妈妈在月子里需要发汗。发汗是指让新妈妈出大汗，有帮助排出体内毒素的作用。有些地区让新妈妈发汗时，会给新妈妈喝热汤，而有的地区会建议新妈妈在月子末尾，身体基本恢复后去蒸桑拿，其实这种做法对新妈妈身体并不利。新妈妈即使出了月子，身体也是比较弱的，不宜在满是水蒸气的房间里待着，容易晕倒。

此外，月子里发汗虽然有利于新妈妈身体健康，但也要适可而止。因为新妈妈在月子里本身新陈代谢就快，容易出汗，所以，月子期间通过偶尔喝热汤的方式适当发汗即可，不必每天都发汗。持续发汗会令原本就身体虚弱的新妈妈变得更弱，反而不利于健康。

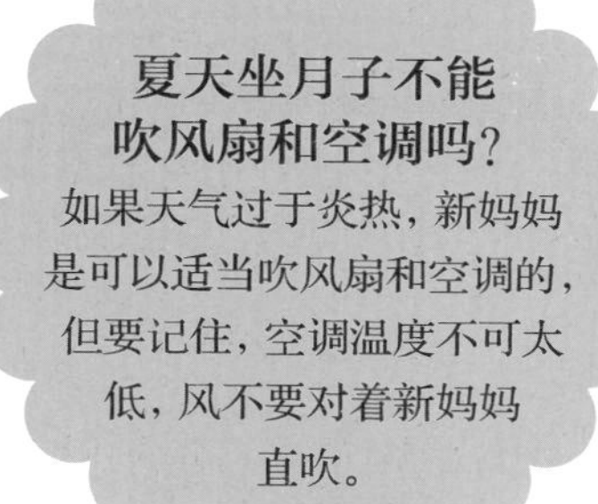

夏天坐月子不能吹风扇和空调吗？

如果天气过于炎热，新妈妈是可以适当吹风扇和空调的，但要记住，空调温度不可太低，风不要对着新妈妈直吹。

为新妈妈准备温水　开窗通风　陪妻子做锻炼　尽量少开空调

多种睡姿交替有利于产后康复

新妈妈在产后休息的时候一定要注意躺卧的姿势，这是因为分娩结束后子宫会迅速回缩，而此时韧带很难较快地恢复原状，再加上盆底肌肉、筋膜在分娩时过度伸展或撕裂，使得子宫在盆腔内的活动范围增大而极易随着体位发生变动。所以，为了防止发生子宫向后或向一侧倾倒，新妈妈在卧床休养中要注意避免长期仰卧位，而应仰卧与侧卧交替。

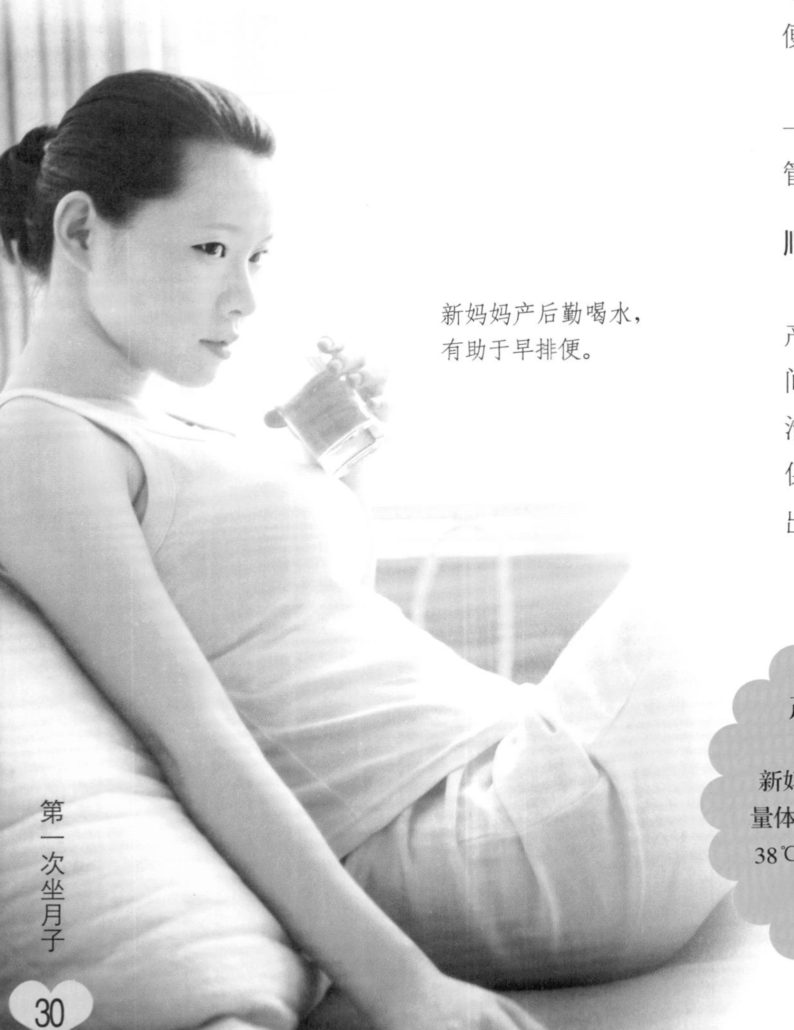

新妈妈产后勤喝水，有助于早排便。

勤喝水，才能早排便

新妈妈除应在产后 24 小时内及时排小便外，还要在产后及时排大便。由于分娩过程中盆底肌肉极度牵拉和扩张并充血、水肿，以及第二产程中腹肌疲劳，在短时间内不能恢复弹性，加之产程中过度屏气、过度呼喊、水电解质紊乱等，导致肠蠕动减慢，产后排便功能减弱。通常，顺产妈妈于产后一两天恢复排便功能。

如果新妈妈产后两天还没有排便，应该多喝水，吃稀饭、面条及富含膳食纤维的食物，也可多吃些通便的蔬菜和水果，如香蕉、油桃、苹果、芹菜、南瓜等。

另外，提醒产后新妈妈，不论大便是否干燥，第一次排便最好用一点开塞露来润滑粪便，以免撕裂肛管皮肤而发生肛裂。

顺产妈妈要预防产褥感染

发热、腹痛、异常恶露是产褥感染的临床表现。产褥感染轻则影响新妈妈的健康、延长产后恢复时间，重则危及生命，因此必须做好预防工作。应积极治疗急性外阴炎、阴道炎及宫颈炎，注意产后卫生，保持外阴清洁，尽量早些下床活动，以使恶露尽早排出，还要保持心情愉快，注意适当休息。

产褥期禁止性生活，因为在产后这个时期子宫正处于创面出血、易感染的阶段，产后恶露排净需要 6~8 周，所以产后两个月内禁止性生活。

产褥期体温略高正常吗？

新妈妈在产后一定要定时量体温，如果发现体温超过 38℃，必须查清原因，及时处理。

顺产妈妈产后早下床活动

分娩时新妈妈因消耗了大量的体力，回到病房就想好好休息。因此，大部分新妈妈产后第 1 天基本上是躺着度过的，这样做对产后恢复不利。

一般来说，顺产的新妈妈可以在产后 6~8 小时坐起来。要多坐少睡，不能总躺在床上。躺在床上不仅不利于体力的恢复，还容易降低排尿的敏感度，这就有可能阻碍尿液的排出，引起尿潴留，并导致血栓形成。

在第一次下床活动或排尿时，新爸爸和家人应主动搀扶妻子，并注意行走的速度要慢、动作要轻。恢复不好或体质较差的新妈妈，也可稍稍推迟下床活动的时间，不必刻意勉强自己。

侧切妈妈别过早运动

会阴侧切的顺产妈妈产后第 1 天不适合做缩肛运动和举腿运动，应该等伤口愈合好之后再进行，以免撕裂伤口。

产后 1 个月后，自然分娩的新妈妈会阴处的疼痛感大部分已经消失，此时应开始进行骨盆底恢复锻炼。从此时到产后 8 周内，最好坚持进行这样的锻炼，并且把它作为一种习惯持续下去，骨盆底就会如生育前一样健康，不用担心出现尿频、尿失禁的情况。

侧切更要保持会阴清洁

很多会阴侧切的顺产妈妈心里都会有些担心，总怕伤口恢复不好，其实这些担心完全没有必要。只要每日冲洗会阴部两次，保持会阴干净，并观察出血情况；大小便后用温水冲洗外阴；保持良好、愉快的心态，都能恢复得很好，更不会影响以后的性生活。

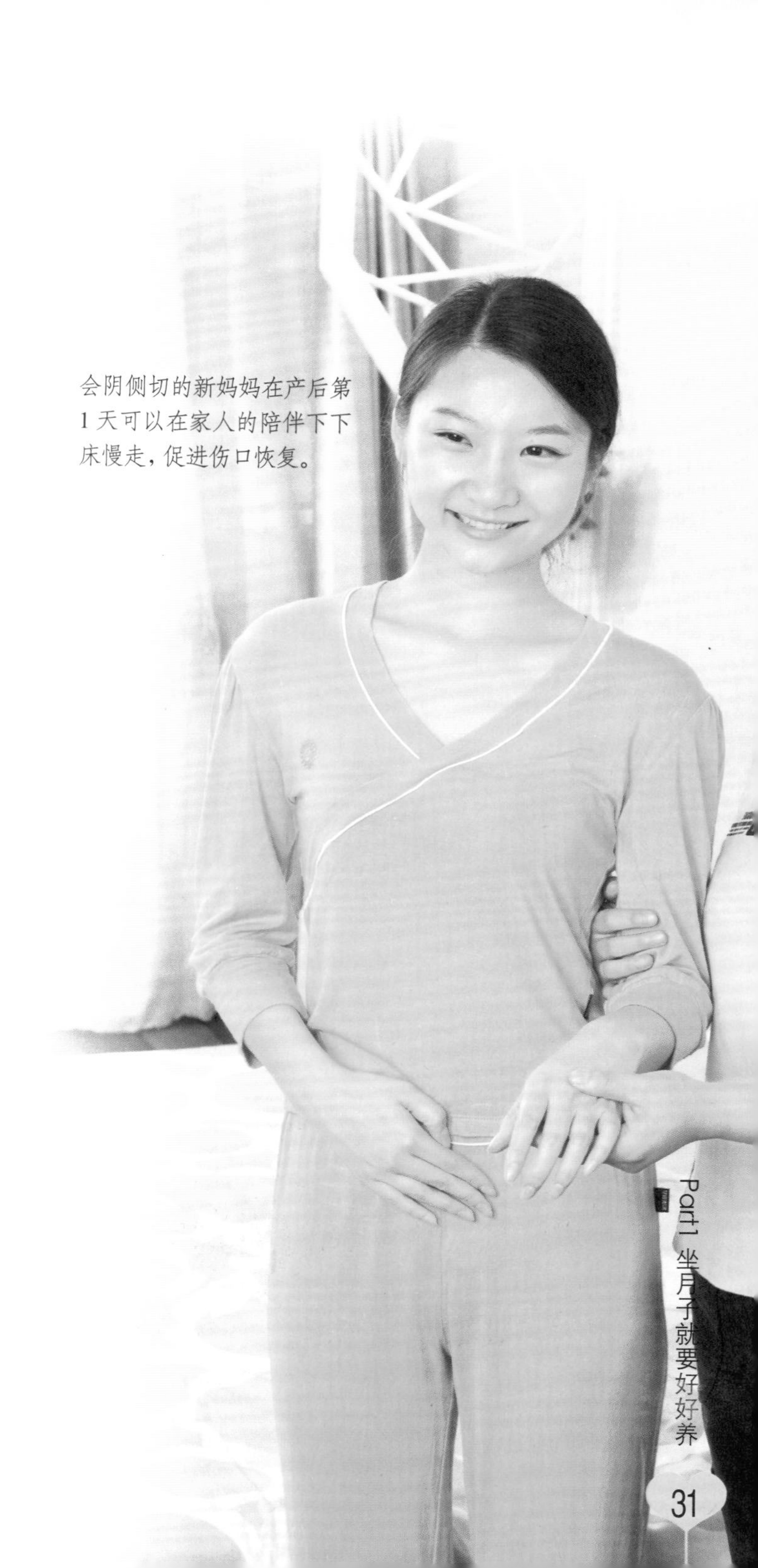

会阴侧切的新妈妈在产后第 1 天可以在家人的陪伴下下床慢走，促进伤口恢复。

随时防止会阴切口裂开

做了阴道侧切的新妈妈，要随时防止会阴切口裂开。发生便秘时，不可屏气用力扩张会阴部，可用开塞露或液体石蜡润滑；尤其是拆线后前两三天，避免做下蹲、用力动作；解便时宜先收敛会阴部和臀部，然后坐在马桶上，可有效地避免会阴伤口裂开；坐立时身体重心偏向没有侧切的一侧，既可减轻伤口受压而引起的疼痛，也可防止表皮错开；避免摔倒或大腿过度外展而使伤口裂开。

侧切妈妈多久可以同房?

正常分娩后的新妈妈在 56 天后可以同房；对于会阴侧切的新妈妈来说，性生活则应相应推后。

六招教你缓解会阴疼痛

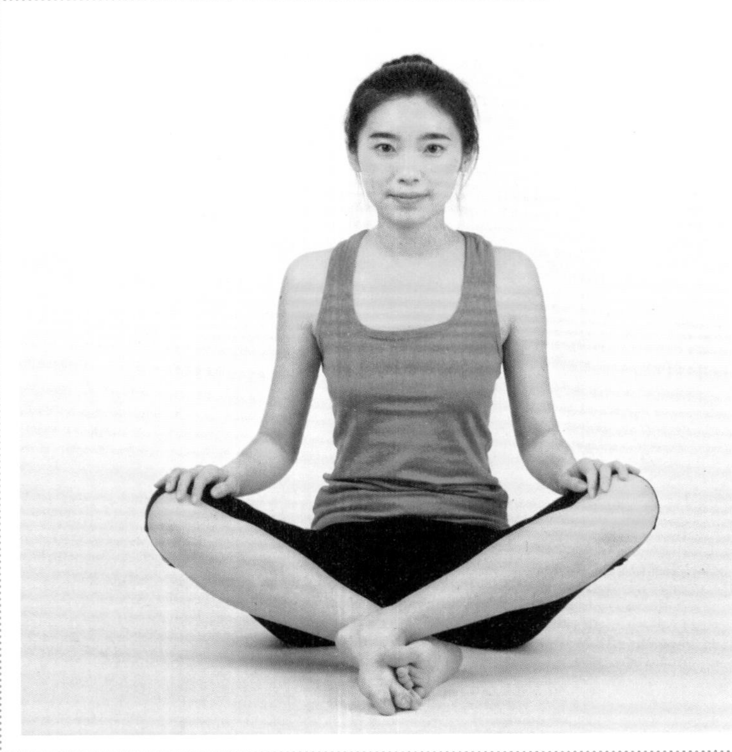

大多数新妈妈产后都会暂时感到会阴疼痛，下面是一些减轻不适和疼痛的方法。

1. 一定要避免触碰损伤的地方。

2. 不要长时间站着或坐着。

3. 至少每 4 个小时换一次卫生巾，确保卫生巾垫得合适牢靠，免得卫生巾动来动去引起更多刺激。

4. 小便后用温水冲洗会阴部，并用干净的毛巾轻轻擦干，而不要用卫生纸。大便后要从前往后擦拭，避免把肛门的细菌带到阴道。

5. 如果疼痛没有减轻，或是发热了，要去医院就诊，可以在医生指导下吃些止疼消炎药。

6. 产后尽快开始做些骨盆底肌肉锻炼，这能促进会阴部的血液循环，帮助恢复。同时还要放松身心，这样更有利于恢复。

好老公手账

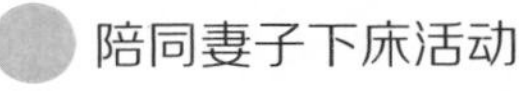
陪同妻子下床活动
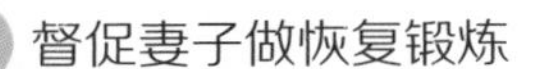
督促妻子做恢复锻炼
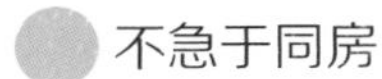
不急于同房
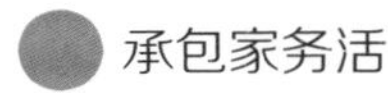
承包家务活

会阴侧切，伤口护理是关键

会阴侧切的新妈妈可以采用一些物理疗法，让伤口尽快恢复。在产后 2 小时内，新妈妈排出恶露较多，要勤换卫生垫，避免恶露浸泡伤口，增加愈合困难度。

术后 24 小时内，用冰包敷会阴部位，可以麻痹疼痛、缓和肿胀。术后 24 小时后，会阴部因采用冰敷方法消肿后，可以采取盆泡的方法。在盆中放入温水（煮开过的水放温凉），加入碘伏，每天早晚进行盆泡 10~15 分钟。

在分娩后的前两周，新妈妈要保证充分的休息，避免做大幅度的动作。新妈妈的活动也宜适量，避免做太多而拉伤会阴肌肉，导致伤口恢复变慢。

此外，新妈妈还宜多饮水，适当食用富含蛋白质和膳食纤维的食物，养成良好的排便习惯，预防便秘出现。

侧切伤口有硬结怎么办

产后 2 小时至 14 天是侧切伤口恢复的关键期，如果在此期间护理不佳，或者新妈妈体质敏感，无法完全吸收缝合线，或者缝合处愈合不好，就会出现伤口有硬结的情况。

侧切伤口出现硬结会疼痛，坐卧也会产生不适，此时可用热水坐浴的方式缓解疼痛，每次 15~30 分钟，每日 2 次。也可以到医院就诊后，在医生的指导下，使用红外线照射，或者肌内注射糜蛋白酶等方式，来软化、消散硬结。

适当吃有助伤口愈合的食物

产后营养好，会加速伤口的愈合。为了促进新妈妈伤口的恢复，要多吃鸡蛋、瘦肉、肉皮等富含蛋白质的食物，同时也应多吃含维生素 C、维生素 E 丰富的食物，以促进组织修复。维生素 C 多存在于新鲜蔬菜、水果中，如西红柿、黄瓜，可以促进伤口愈合。

维生素 E 则存在于油脂和坚果中，月子里的新妈妈也可通过适当食用坚果，来补充维生素 E。

伤口愈合不佳有办法补救吗？

伤口痊愈不佳时应避免剧烈活动，避免身体过度伸展或侧屈，坚持盆泡治疗，每日 2 次，持续两三周。

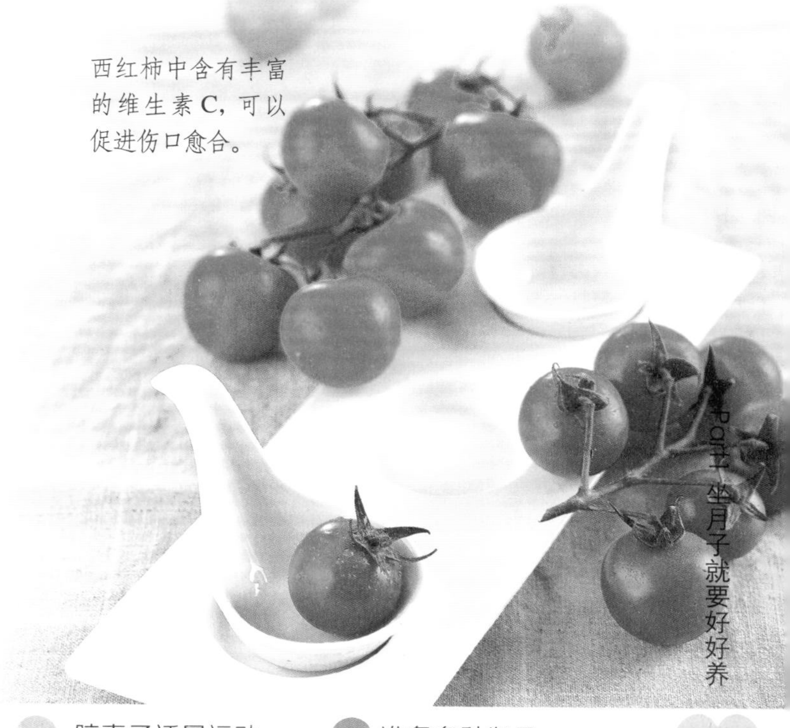

西红柿中含有丰富的维生素 C，可以促进伤口愈合。

顺产后如何应对腰酸背痛

怀孕后期身体为了平衡骨盆腔中宝宝的重量，上半身就会往后仰，腰椎与形成骨盆腔后壁荐骨之间的角度就变得越来越大，脊椎四周肌肉拉力方向也跟着改变，所以新妈妈会出现产后腰酸背痛。

缓解产后腰酸背痛最好的方法就是让腰背肌肉得到适当的休息，因为肌肉在疼痛时会释放出一种疼痛物质继续刺激四周的组织，引起血管及肌肉的收缩，造成新的疼痛，如果得不到好的照顾就会恶性循环，一直疼痛下去。新妈妈不要过早久站和久坐，更不要过早劳动和负重。新妈妈尽可能地多利用时间平躺，可以使脊椎四周支撑身体直立的肌肉减少负担，而得到放松。如果长期腰酸背痛无法缓解，可采用推拿、理疗等方法治疗。

下面介绍 2 个有效防治腰酸背痛的小动作。

1. 仰卧，平躺在床上，双膝弯曲，靠向自己的胸部，用双手抱住双膝，慢慢用力，尽量地贴近自己的胸部，维持这种姿势一两秒钟，再恢复平躺。

2. 正坐在椅子上，双腿分开，双手放松置于两膝间，身体向前弯曲并摸到地板，然后立即恢复端坐姿势，要注意，恢复坐姿要快，往下弯腰动作要慢慢来。

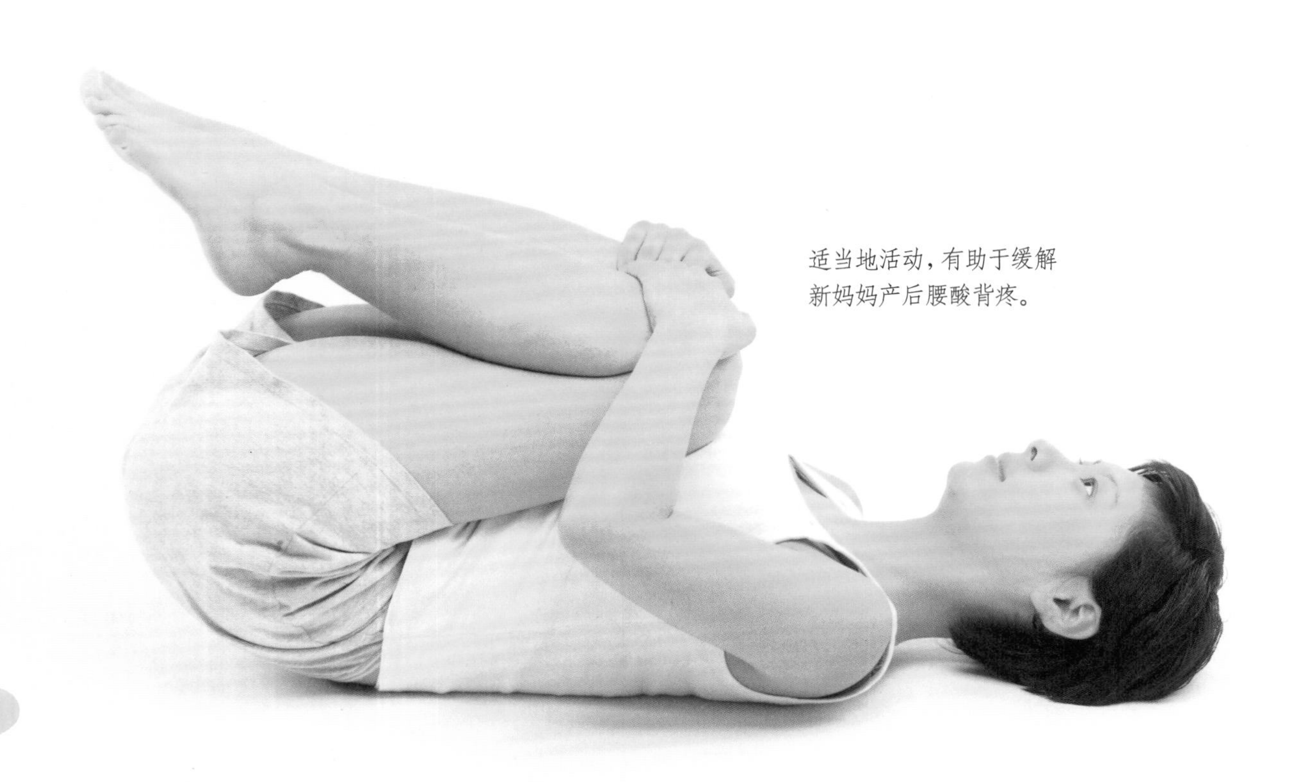

适当地活动，有助于缓解新妈妈产后腰酸背疼。

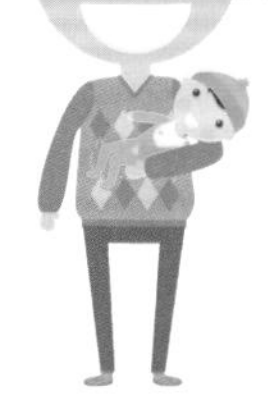

教你速成新爸爸

1 不要让新妈妈过早地久站或者久坐，更不要让新妈妈过早地干重活、体力活。

2 如果新妈妈出现腰酸背痛的现象，让新妈妈尽可能地多利用时间平躺，使脊椎四周支撑身体直立的肌肉减少负担，而得到放松。

3 帮新妈妈做腹部按摩，减淡妊娠纹，也能让新妈妈有个好心情。

三大按摩手法，轻松去除妊娠纹

生宝宝是一件非常骄傲和幸福的事情，但由于妊娠期激素的影响，加之腹部膨隆使皮肤的弹力纤维与胶原纤维损伤或断裂，腹部皮肤变薄变细，新妈妈的肚子、大腿内外侧、臀部、胸部、后腰部及手臂可能会留下恼人的妊娠纹，严重影响新妈妈产后的体态和身心健康。

下面教给新妈妈一个巧除妊娠纹的小窍门：洗净腹部后，把去妊娠纹乳液敷在要按摩的皮肤上，轻轻按摩即可。新妈妈可参考下图进行按摩：

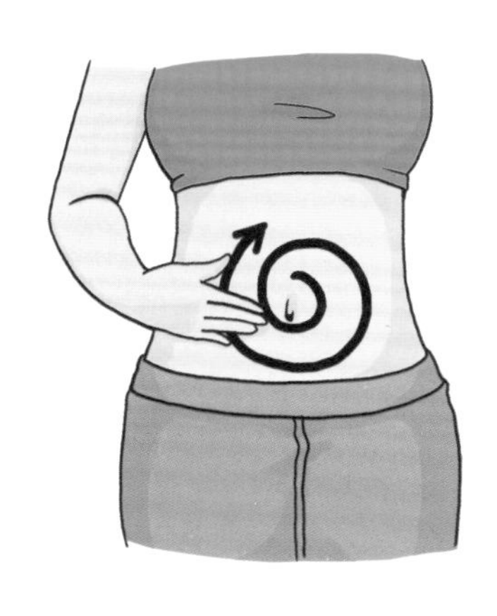

1 以肚脐为起点，顺时针方向画圈按摩，画圈时由小至大向外扩散，按摩 2 分钟。

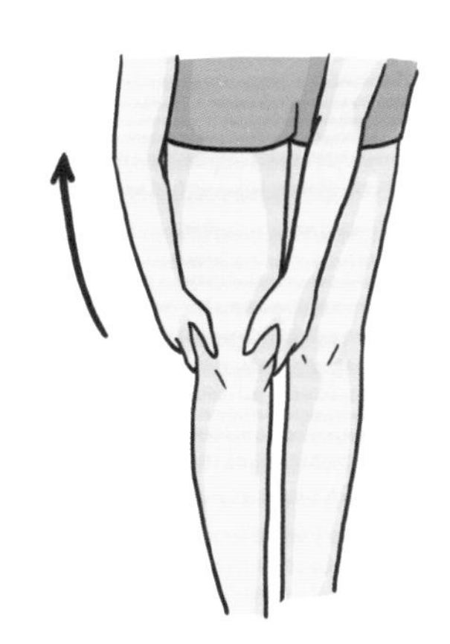

2 以膝盖为起点，由后侧往上推向髋部，推 10 次。

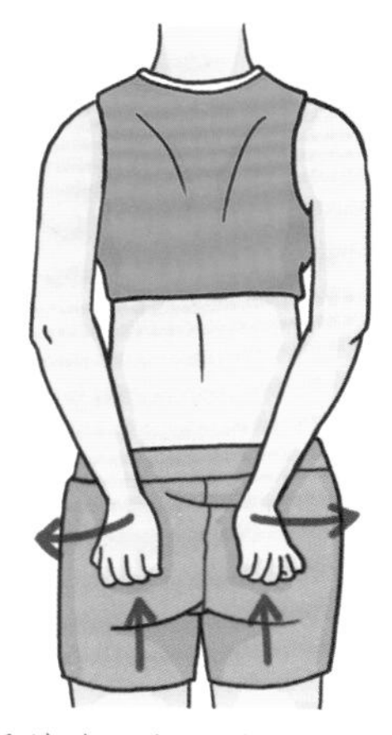

3 双手放在臀部下方，用手腕的力量由下往上、由内向外轻轻按摩 2 分钟。

顺产妈妈什么时候可以洗澡

产后什么时候可以洗澡，这是新妈妈非常关注的。国外的新妈妈生完宝宝第二天就可以洗澡了，但是我们老一辈的坐月子传统却是月子期间不可以洗澡洗头。针对现在的生活条件和新妈妈的体质，其实有更好的建议：顺产的新妈妈产后一周左右开始洗澡，侧切妈妈两周后就可以洗澡，不过一定要是淋浴，时间以 5~10 分钟为宜。

月子里洗澡有讲究

夏季天气炎热，加上产后大量出汗，顺产妈妈身上总是汗淋淋的，很不舒服，因此要经常洗澡。但是，即便是夏季，新妈妈洗浴的水温也不可过低，最好在 37℃左右或稍热一点，否则会反射性地引起呼吸道痉挛，引发感冒。如果是冬季，洗澡之前，最好先打开浴霸，将室内温度调整至 26℃后再进入。

洗澡时，新妈妈皮肤的毛孔全部张开着，因此要注意水温适宜，严防风寒乘虚而入，身体受冷也易引起肌肉和关节酸痛。

洗浴时间不要过长，以 5~10 分钟为宜。洗头时可用指腹按摩头皮，洗完后及时擦干，再用干毛巾包一下，避免湿头发蒸发带走大量热量。

明星推崇的“姜浴”适合你吗

不少女明星产后纷纷用“姜浴”，声称每次都能够出很多汗，湿气和寒气也会随之排出，最重要的是还能瘦身、美容，惹得很多新妈妈都纷纷效仿。

其实，姜浴也是出汗排毒的一种方式，如果新妈妈身体恢复得不错，可以用老姜煮水 2 个小时，用多块大毛巾蘸热姜水后从头裹住全身，按摩头部、肩部、腰部、背部即可。

不过，在家里用姜浴要特别注意保暖，别受寒受风。体质较虚的新妈妈不适合姜浴，以免引起头晕、胸闷等症状。

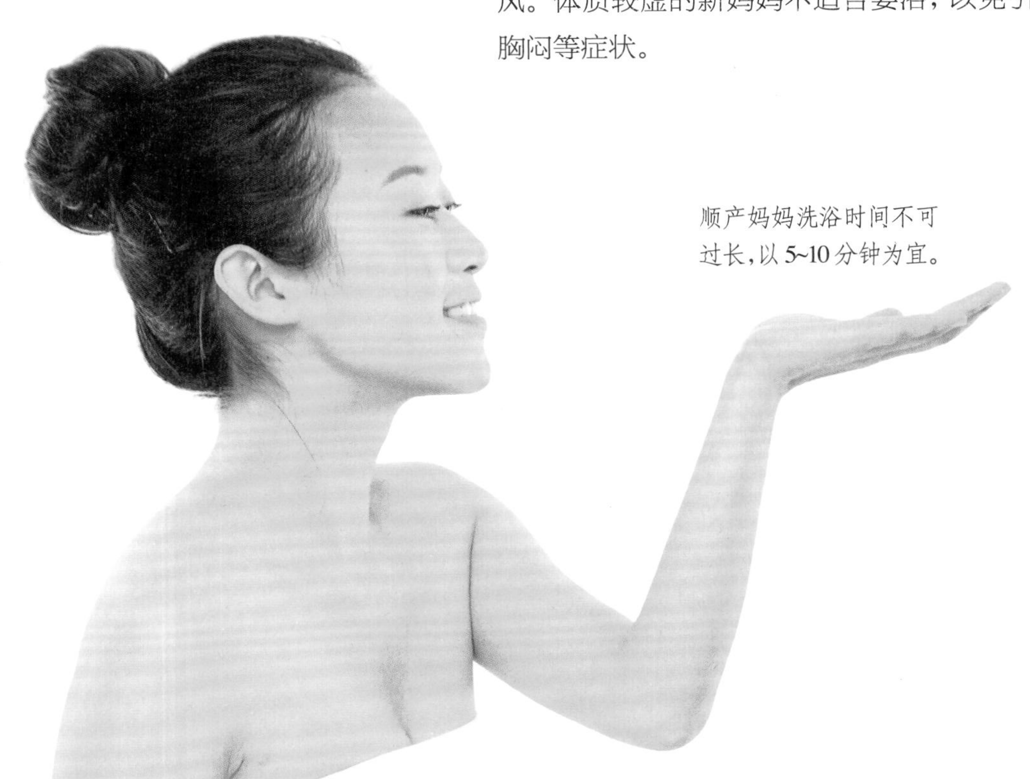

顺产妈妈洗浴时间不可过长，以 5~10 分钟为宜。

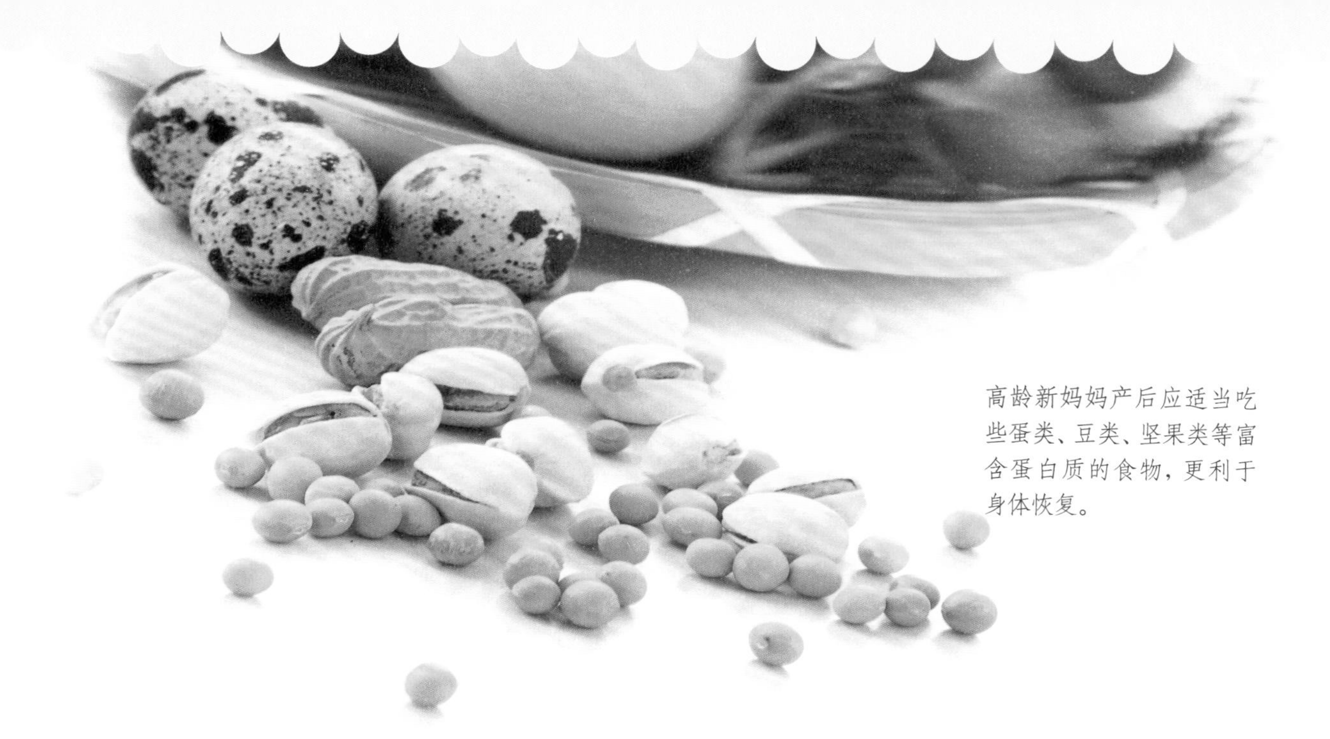

高龄新妈妈产后应适当吃些蛋类、豆类、坚果类等富含蛋白质的食物，更利于身体恢复。

高龄新妈妈，护理有妙招

高龄新妈妈生育宝宝不容易，自然要“金贵”不少，另外，身体大多比年轻的新妈妈要弱些，所以更需注意保养。

高龄新妈妈更容易出现妊娠高血压疾病、妊娠糖尿病、产后贫血、产后抑郁症等，所以产后需观察血压、血糖和精神上的变化。高龄新妈妈产后所吃食物和其他新妈妈一样，但更应吃些补血、补钙的食物。产后前两周不宜大补，不能吃人参等大补之物，以防虚不受补，应以温补为主，比较适合的有桂圆、乌鸡等温补之物。此外，要补充蛋白质，富含动物蛋白质的牛奶、鸡蛋和富含植物蛋白质的黄豆都应适当食用。

不能过于劳累，但切记也不能长时间躺在床上不动，应适时地下地走动，这样更利于恶露的排出和子宫的快速恢复。

从临床上看，新妈妈年龄越大，产后抑郁症的发病率越高，这可能与产后体内激素的变化有关。如果新妈妈常常莫名哭泣、情绪低落等，家人一定要多加安慰，安抚新妈妈的情绪。

高龄新妈妈生下宝宝不容易，身体会比年轻的妈妈要弱些，更要注意保养，新妈妈不仅在刚生完头几天要静养，整个产褥期都要在安静、空气流通的地方静养，不宜过早负重及操劳家务。

产后检查，爱宝宝更爱自己

有些新妈妈忙于照顾宝宝，往往忘记或者忽视产后的检查，这是不对的，新妈妈要更关心自己。产后 42 天的健康检查尤为重要，可以让医生了解新妈妈的恢复情况，了解全身和盆腔器官的恢复情况，及时发现异常，防止后遗症。一些新妈妈因初为人母，难免手忙脚乱，抽不出时间做产后检查，这样忽略自己的身体健康是不应该的，万一病了，就不能很好地照顾宝宝，所以无论如何都不可忽略产后检查。

剖宫产后也能快速恢复

有些妈妈会想，还是顺产好，伤口恢复快，而剖宫产后新妈妈身体抵抗力较弱者或者腹部脂肪较厚者有可能引起伤口感染。其实，只要护理得当，剖宫产也能快速恢复。

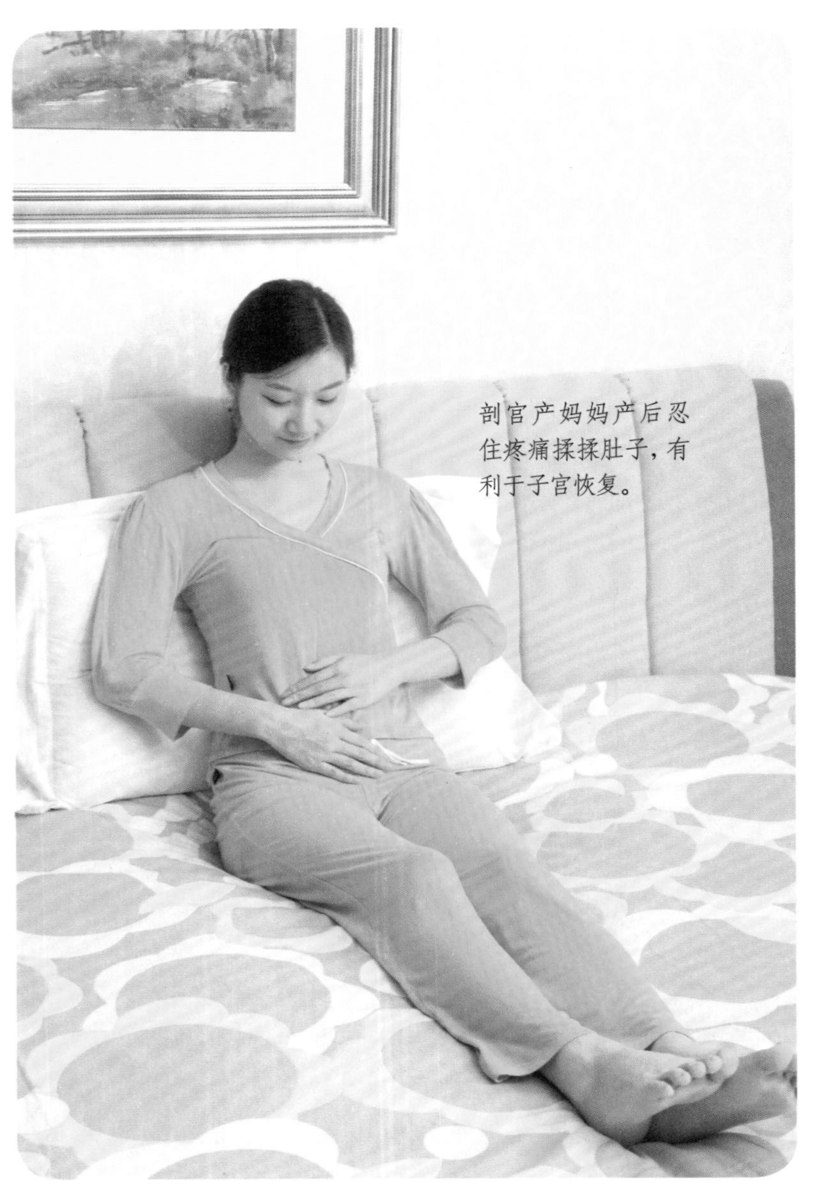

剖宫产妈妈产后忍住疼痛揉揉肚子，有利于子宫恢复。

剖宫产揉肚子要忍耐

剖宫产妈妈产后恢复期间，为了促进伤口和子宫中淤血的排出，医护人员会给新妈妈揉肚子，这有点疼，为了更好地恢复，新妈妈要忍耐，最好按照医护人员的动作，配合呼吸。医护人员向下按时呼气，医护人员用力之间可以吸气，这样的配合更有利于子宫恢复。

有的医院可能不会在产后为新妈妈揉肚子，这时新爸爸或者家人可以为新妈妈揉一揉，以促进体内淤血的排出。家人在给新妈妈揉肚子时要注意力度适中，以用力后肚腹稍向下沉 2 厘米为宜，从肚脐部位向下揉，不要揉刀口附近，以免伤口裂开。

心情好，恢复自然就会快

剖宫产除了身体上的伤口之外，还可能给部分想顺产的新妈妈带来心灵上的创伤，有些新妈妈会因为没有亲身经历宝宝被分娩出的过程而感到很遗憾，并且很难进入母亲角色。情绪的低落也会减缓新妈妈恢复的速度。

所以，产后新妈妈若心情低落，应及时调整情绪，家人也应多抚慰、开导。

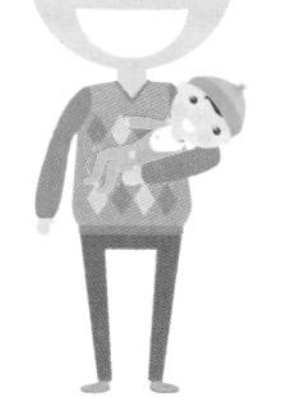

教你速成新爸爸

1 新妈妈手术后可能会有恶心、想吐的感觉，新爸爸要让新妈妈注意保暖，不要受凉，严格按照医嘱进行观察，这些症状会自行缓解。

2 定时查看新妈妈腹部刀口的敷料有无渗血。手术后应有恶露排出，其量与月经量接近或略多，有不正常现象应及时告知医生。

3 产后新妈妈若心情低落，新爸爸应及时调整情绪，家人也应多抚慰、开导，心情好才能恢复得更快。

咳嗽，要警惕缝线断裂

剖宫产妈妈术后要小心再小心，时刻提醒自己伤口还没有复原。咳嗽、恶心、呕吐时，请新爸爸或者其他家人帮助新妈妈用手压住伤口两侧，以免伤口出现意外。另外，家人还要多帮助新妈妈检查伤口愈合情况，尤其是肥胖者、糖尿病患者、贫血患者等。新爸爸还可在新妈妈卧床休息时，给新妈妈轻轻按摩腹部，这不但能促进肠蠕动恢复，还有利于子宫、阴道内残余积血的排出。

感冒咳嗽会影响伤口愈合，剧咳甚至可以造成伤口撕裂，已患感冒的新妈妈应及时治疗。下面就给新妈妈介绍几种食疗方法：

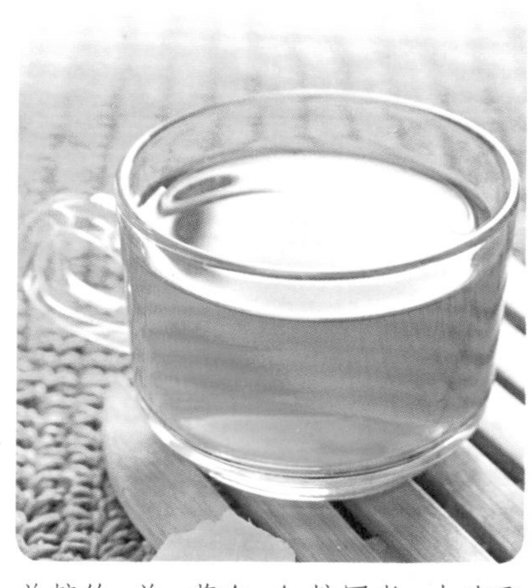

姜糖饮　姜、葱白、红糖同煮，去渣取汁，趁热饮用，可驱散寒气治感冒。

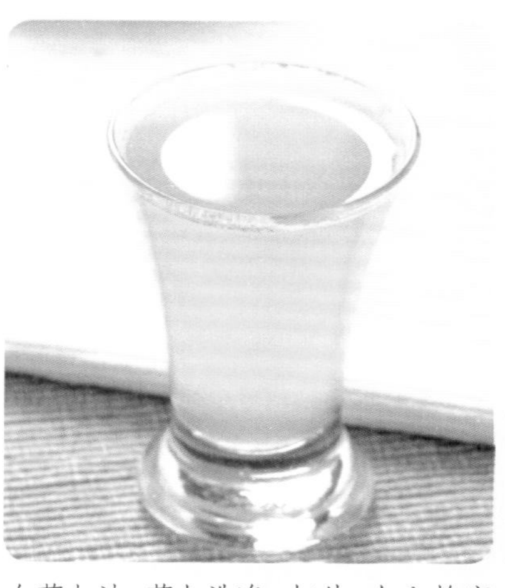

白萝卜汁　萝卜洗净、切片，加入蜂蜜煮半小时，去汤汁饮用，可发汗止咳，治风寒咳嗽。

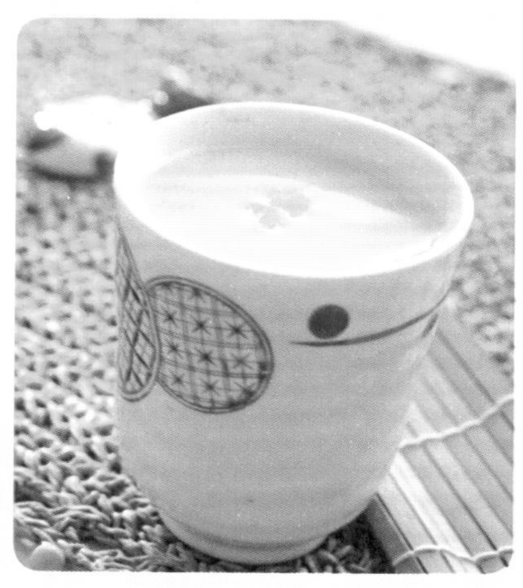

豆浆饮　黄豆浸泡榨汁，加冰糖饮用，可清肺止咳，用于肺热咳嗽。

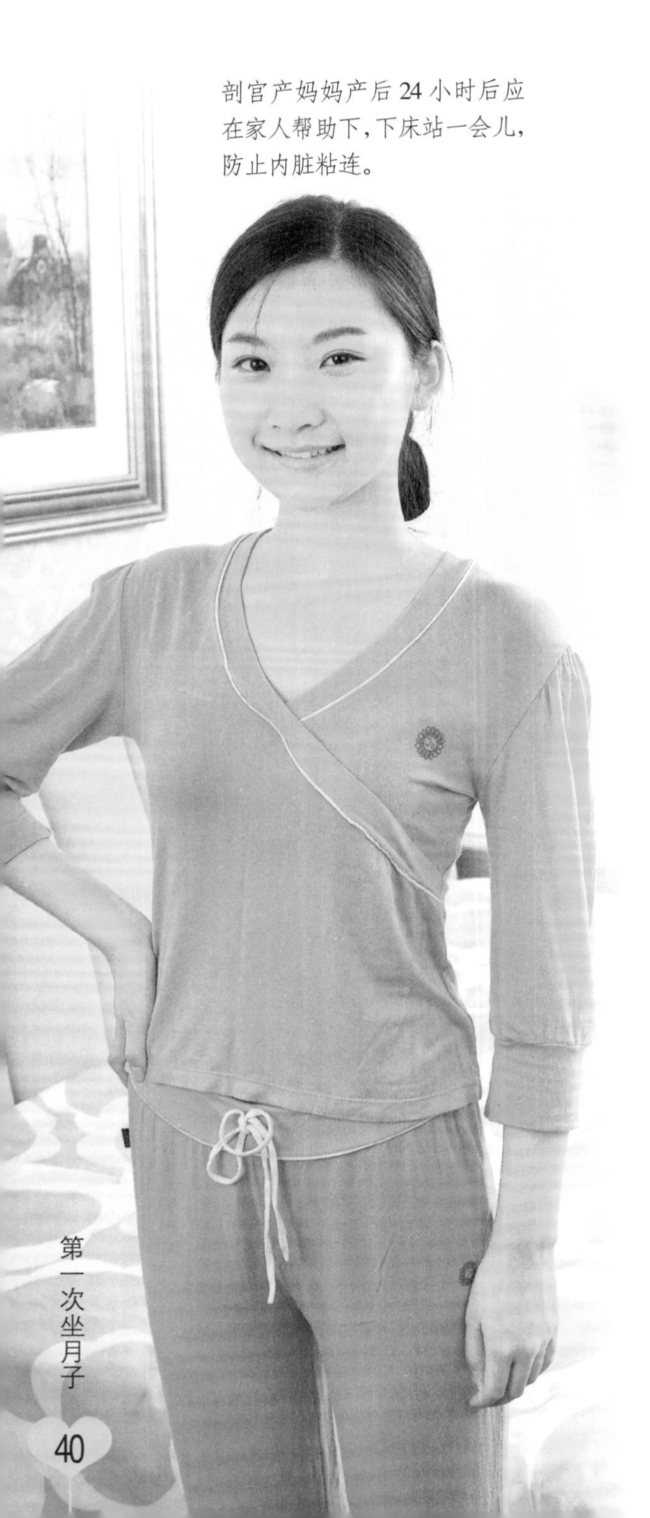
剖宫产妈妈产后24小时后应在家人帮助下，下床站一会儿，防止内脏粘连。

24小时后必须下地排尿

对于剖宫产后的新妈妈而言，遇到排尿问题是尴尬而苦恼的。一般情况下，剖宫产手术前，医生会在产妇身上放置导尿管。剖宫产手术后子宫和膀胱的位置没有改变，在子宫伤口没有延裂的情况下，24小时就可以拔除导尿管了。此时，新妈妈就不能再依赖导尿管，而是要自行排尿。

很多剖宫产妈妈因为害怕下床时的伤口疼痛而不肯去排尿，这是错误的。尽管下床排尿很难受，但是新妈妈应该想到，这相对于自然分娩的痛苦要小多了，要端正态度，及时排尿，这有利于防止尿路感染。

忍痛，剖宫产妈妈第一次下床

从剖宫产术后恢复知觉起，就应该进行肢体活动，24小时后要练习翻身、坐起，并下床慢慢活动，这样能增强胃肠蠕动，尽早排气，可预防因肠粘连及血栓形成而引起其他部位的栓塞。

麻醉消失后，上下肢肌肉可做些收放动作，拔出导尿管后要尽早下床，动作要循序渐进：先在床上坐一会儿，再在床边坐一会儿，再下床站一会儿，然后再开始行走。开始下床行走时可能会有点疼痛，但是对恢复消化功能很有好处。

术后24小时，新妈妈可以在家人的帮助下，忍住刀口的疼痛，在地上站立一会儿或轻走几步，每天坚持做三四次。实在不能站立，也要在床上坐一会儿，这样也有利于防止内脏器官的粘连。

下床活动前可用束腹带（医用）绑住腹部，这样，走动时就会减少因为震动而引起的伤口疼痛。

穿大号内裤会更舒服

为了更好地保护剖宫产伤口，新妈妈可以选择大一号的高腰内裤或平脚内裤，它们会让你感觉更舒服。而且最好每天更换一次，这是因为剖宫产后抵抗力下降，如果不注意卫生，极易引起感染。

谨慎，伤口发痒不要挠

伤口有些发痒，新妈妈别害怕，这是因为手术刀口结瘢后瘢痕开始增生，此时局部会出现发红、发紫、变硬的现象，并突出皮肤表面。3~6 个月后，纤维组织增生逐渐停止，瘢痕也逐渐变平变软，颜色变成暗褐色，这时剖宫产瘢痕就会出现痛痒。特别是在大量出汗或天气变化时，常常刺痒到非要抓破见血才肯罢休的程度。所以，在瘢痕患者中有“疼痛好忍、刺痒难熬”之说。正确的处理方法是涂抹一些外用药，如醋酸氟轻松、曲安西龙、地塞米松等用于止痒，但一定要在医生指导下用药，哺乳妈妈更要谨慎用药。切不可用手抓挠、用衣服摩擦或用水烫洗，这样只会引起进一步刺痒。

怎样保持阴部及腹部切口清洁？

术后 2 周内，避免腹部切口沾湿，全身的清洁宜采用擦浴，两周后可以淋浴，但恶露未排干净之前一定要禁止盆浴。

剖宫产伤口护理有方法

一般剖宫产的手术伤口范围较大，皮肤的伤口在手术后 5~7 日才可拆线或去除皮肤夹，也有的医院进行可吸收线皮内缝合，不需拆线。但是，完全恢复的时间需要 4~6 周。

剖宫产后伤口的护理措施如下：

1. 手术后伤口的痂不要过早地揭掉，过早强行揭痂会把尚停留在修复阶段的表皮细胞带走，甚至撕脱真皮组织，刺激伤口出现刺痒。

2. 改善饮食习惯，多吃蔬菜水果、鸡蛋、瘦肉等富含维生素 C、维生素 E 以及含人体必需氨基酸的食物。这些食物能够促进血液循环，改善表皮代谢功能。另外要忌吃辣椒、葱、蒜等刺激性食物。

3. 一定要避免阳光直射，防止紫外线刺激形成色素沉淀。

4. 注意保持瘢痕处的清洁卫生，及时擦去汗液，不要用手搔抓，不要用衣服摩擦瘢痕或用水烫洗的方法止痒，以免加剧局部刺激，促使结缔组织炎性反应。

总之，剖宫产妈妈一定要细心呵护伤口，避免在非常忙乱的月子里增添更多麻烦。

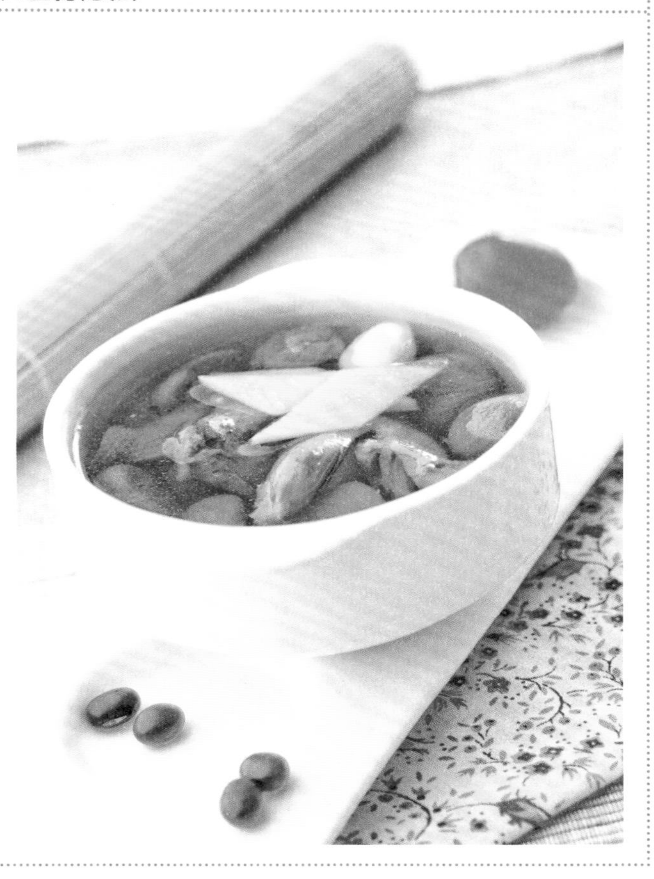

剖宫产后进补有讲究

很多新妈妈盲目地认为，剖宫产使自己流失了太多血气，大伤元气，坐月子就应该大吃特吃，把流失的营养全都补回来。

剖宫产妈妈确实需要补充营养，但是这并不意味着坐月子就要大鱼大肉，如果产后盲目进补，不仅会造成肥胖，引起便秘，还容易促使奶水中脂肪含量猛增，导致宝宝脂肪性腹泻。

所以，剖宫产妈妈坐月子的饮食要清淡，不要进食高热量的食物，尤其是剖宫产手术后一周内禁食发酵食物及牛奶，以防止胀气，一周后可开始摄入鱼、牛奶、鸡肉等高蛋白食物，以协助腹部伤口的修复。同时，新妈妈不能食用咖啡、茶、辣椒、酒等刺激性食物。

剖宫产妈妈更易贫血

剖宫产妈妈由于手术失血很多，营养再跟不上，很可能患上产后贫血。一般情况下，在新妈妈出院前会抽血检查新妈妈是否贫血。若有贫血状况发生，则要听从医生的指导服用药物，同时保证充分休息，补充营养，多食用一些富含铁的食物，如鸡、猪肝、瘦肉、蛋黄、海带、黑芝麻、木耳、大豆、蘑菇、油菜等。

剖宫产妈妈，身心都要好好调

剖宫产不同于自然分娩，由于手术伤口较大，创面较广，所以经历了剖宫产的新妈妈在产后护理及坐月子的时候，要注意的事项会很多。但是剖宫产的新妈妈也不必为此忧心忡忡，只要科学、合理地进行护理，完全可以坐一个轻松、惬意的月子。

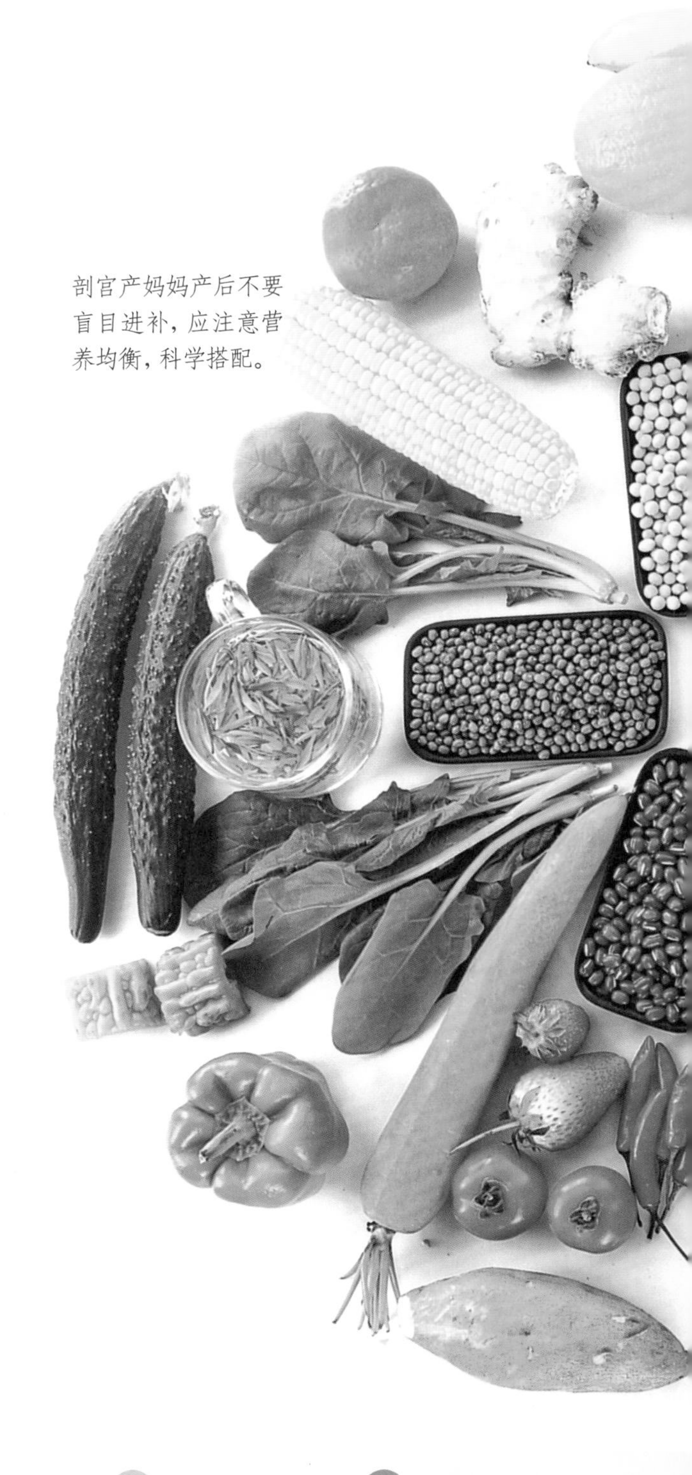

剖宫产妈妈产后不要盲目进补，应注意营养均衡，科学搭配。

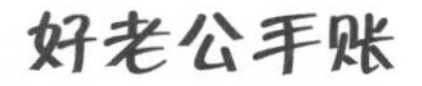

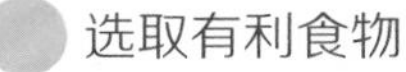

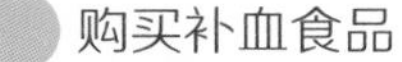

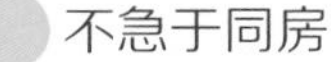

哄妻子开心

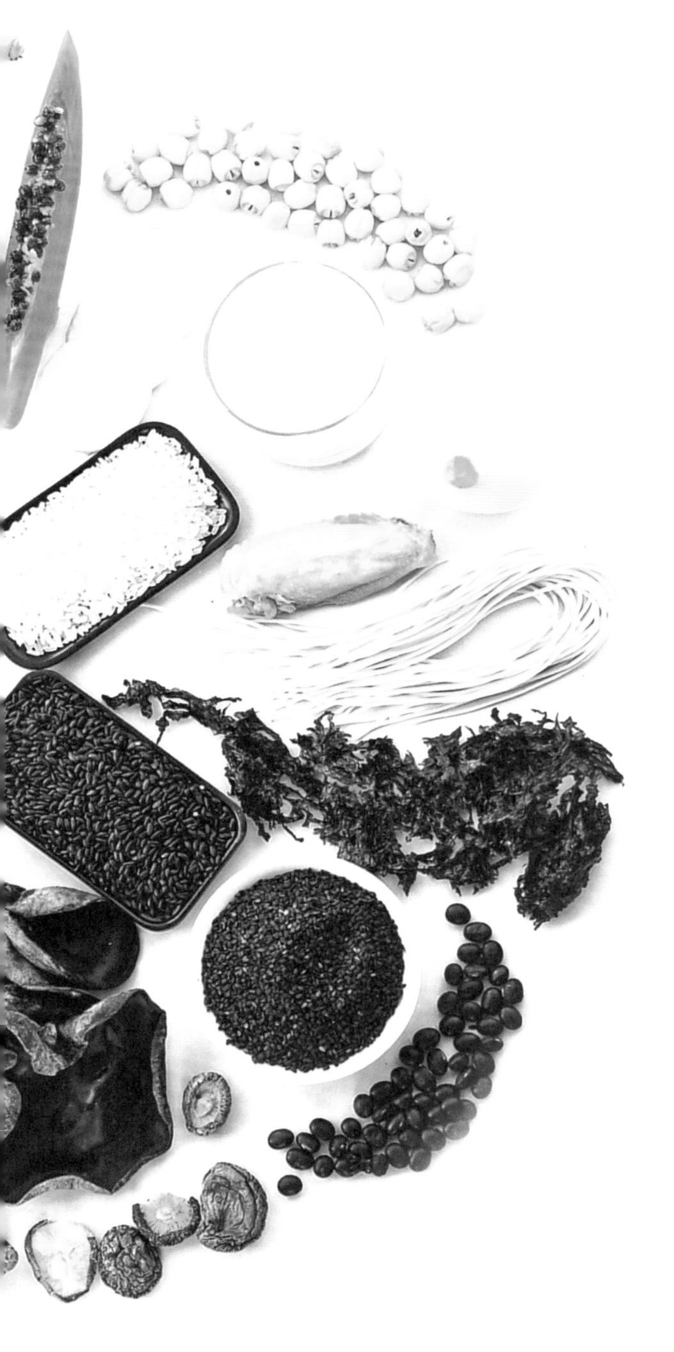

剖宫产妈妈什么时候可以洗澡

现在大多数切口不需要拆线，新妈妈要保持腹部伤口的干燥、清洁，这样才能尽快愈合。一般来说，剖宫产妈妈在产后 2 周后再洗澡比较好。在这之前，新妈妈可用温水擦洗身体，或是请医生将腹部伤口做好防水保护后再进行小面积淋浴。

如果剖宫产妈妈不小心在伤口未愈合前弄湿伤口了，也不必太过惊慌，只需立即擦干，并涂上碘伏进行消毒就可以了。

月子期间对“性”说 NO

剖宫产妈妈月子期间一定要避免性生活，这点要牢记。一般剖宫产后 42 天，新妈妈会到医院做产后检查，医生会确认你的伤口愈合情况和恶露排出情况。正常情况下，只要新妈妈的恶露停止，刀口复原良好，新妈妈自己也感觉身体已经基本复原，就可以恢复性生活了，这个时间一般是在产后 2 个月。

当然，如果新妈妈对性生活还没有做好准备，可能还需要等待更长的时间。

两年内避免再怀孕

剖宫产后，医学上建议至少两年之后才可以生二胎，这样能较少地影响曾经受损的子宫。过早地怀孕，会由于胎宝宝的发育使子宫不断增大，子宫壁变薄，尤其是手术刀口处是结缔组织，缺乏弹力，在怀孕晚期或分娩过程中很容易破裂，造成腹腔大出血甚至威胁生命。因此，再次怀孕最好是在剖宫产两年以后，这样较为安全。

另外，剖宫产妈妈在术后两年内要做好严格的避孕措施，否则有瘢痕的子宫容易在进行刮宫术时发生穿孔，甚至破裂。

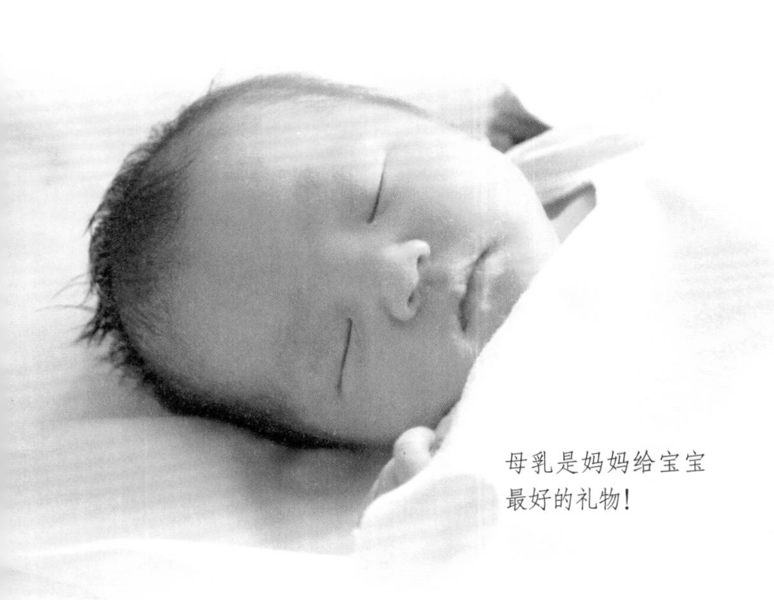
母乳是妈妈给宝宝最好的礼物！

剖宫产妈妈当然也有奶

尽管剖宫产和顺产的分娩方式不同，但在分泌乳汁、哺乳宝宝和对宝宝的爱上却是一致的。请剖宫产妈妈尽快用母乳喂养来为宝宝补充营养，想象着宝宝边吃奶边冲你笑的小模样，心里早就柔软一片了。

剖宫产后乳汁分泌不及自然分娩的新妈妈快，这的确是事实。因为母体没有经历自然分娩的过程，体内的泌乳素一时达不到迅速催乳的程度。但是下奶晚并不代表着没有奶，虽然剖宫产妈妈手术后因刀口有疼痛感而减少宝宝吸奶的次数，未能及时刺激母体分泌乳汁，但不会影响最终的母乳量。

术后输液也可喂母乳

很多剖宫产妈妈还担心产后的输液会影响乳汁。这种担心也是多余的，因为产后输液大多是起消炎、预防感染、让子宫收缩的作用，而且医院基本都会选择对乳汁没有影响的药物，并不会影响乳汁的分泌和成分。但如果新妈妈患有其他疾病，就要根据具体用药来决定是否母乳喂养了。

清醒后就要让宝宝吸吮

剖宫产妈妈照样有母乳，而且要尽早让宝宝吸吮。因为剖宫产的分娩方式有别于瓜熟蒂落的自然分娩，新妈妈身体受损和体内泌乳素的延迟分泌都会使剖宫产妈妈乳汁分泌不及顺产妈妈快，所以，剖宫产妈妈更要让宝宝频繁吸吮，这是加快乳汁产出的最有效的办法。最好等到妈妈清醒后就让宝宝吸吮乳房。现在很多剖宫产手术都是局部麻醉，妈妈自始至终都是清醒的，所以完全可以跟顺产的新妈妈一样，在术后半个小时就让宝宝吃母乳。

母乳里真会“残留”麻药吗

很多剖宫产妈妈因为手术中使用麻药的关系，所以一直纠结到底该不该哺喂宝宝。哺喂，担心麻药伤害宝宝；不喂，又怕错过了最佳哺喂期。在此，剖宫产妈妈完全可以打消这个顾虑，只要身体允许，那就放心地让宝宝吸吮乳汁，不用担心麻药会影响奶水。因为现在剖宫产一般采用硬膜外麻醉，也就是腹腔麻醉，这只是局部麻醉，药性一般不会影响到胸部，而麻醉药剂的剂量也没有达到对奶水造成影响的程度，产后半小时让宝宝吸吮乳汁，是安全的。

剖宫产妈妈便秘怎么办？

剖宫产妈妈可以在手术两三天后让家人把香蕉捣烂蒸熟，每天吃 1 根，可有效缓解产后便秘，也可用开塞露帮助排便。

宝宝出生后半小时，是吸吮能力最强的时候，也是宝宝吸吮乳汁的最好时机，因为初乳含有最丰富的免疫球蛋白，此时让宝宝吸吮母乳，可以提高宝宝的免疫力，也可以很好地刺激乳汁分泌。

一开始乳汁不足怎么办

剖宫产妈妈比自然分娩的妈妈下奶晚，使得她们会生出许多担心：宝宝吃到奶了吗？会不会吃不饱？是不是没有奶？

在宝宝出生的头两三天里，他们其实不会太饿，在这几天里他们正忙着排出胎便和肺里的羊水。妈妈们需要做的就是保证能让宝宝在 24 小时之内吸吮乳头至少 8~12 次，充分的吸吮既能让宝宝吃到富含抗体的初乳，也能刺激更快下奶。

母乳喂养最大的天敌，不是年龄原因，也不是顺产或剖宫产，而是来自新妈妈内心的娇气或脆弱。你的信心、你的坚韧，就是乳汁源源不断产生的源泉。

剖宫产妈妈不要盲目催乳

很多人都认为，剖宫产妈妈较顺产妈妈更加虚弱，下奶慢，所以要尽快补充营养，喝大量的催乳汤，这种做法并不合理。

产后新妈妈都会面临乳腺管不畅通的问题，此时如果食用过多催乳的汤汤水水，会造成产奶量增大，但是宝宝吃不了那么多，大量的乳汁淤积在乳房内，极易引起乳腺炎。

所以，产后不要立刻大量饮用催乳汤，建议在产后一周后根据乳汁的情况考虑是否进食催乳汤汁，总之应循序渐进，慢慢促进乳汁的通畅。

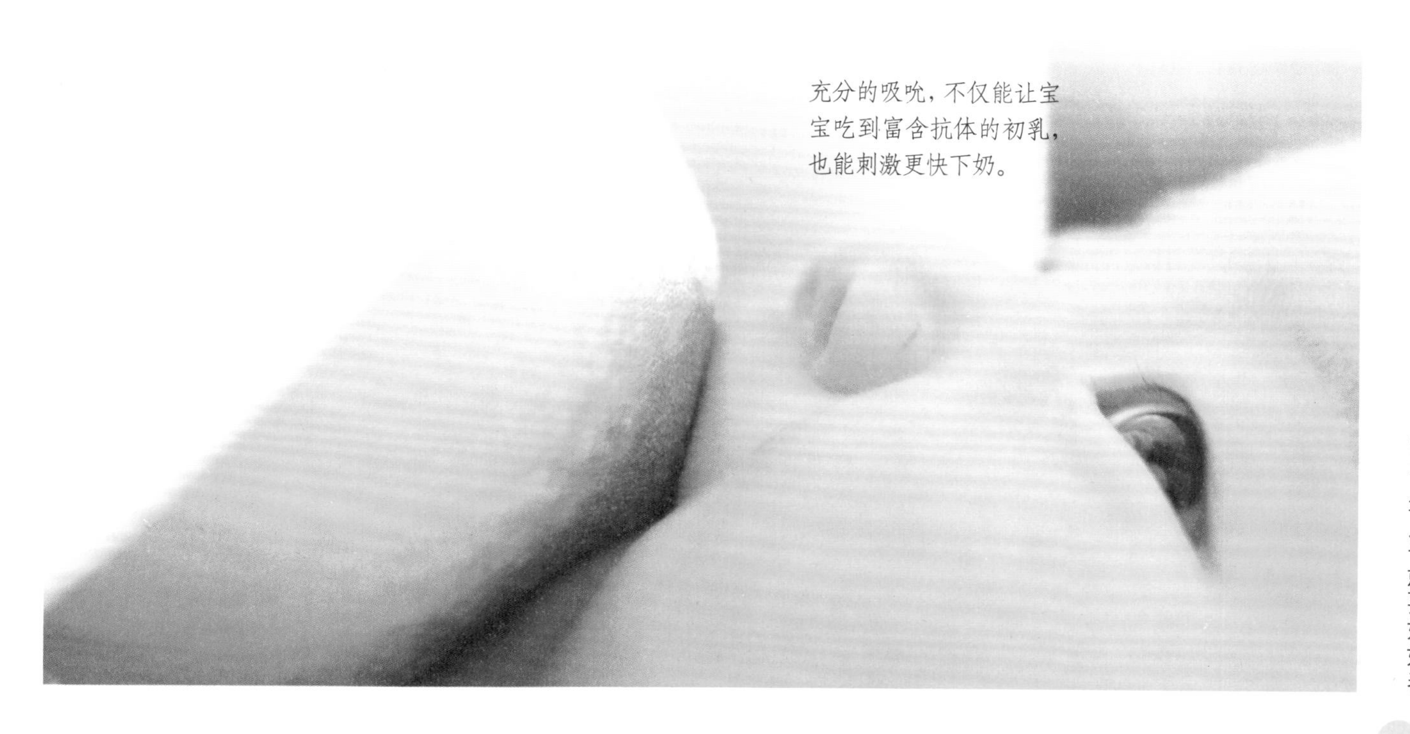

充分的吸吮，不仅能让宝宝吃到富含抗体的初乳，也能刺激更快下奶。

选好哺乳姿势

剖宫产妈妈常常会为如何哺乳发愁。由于伤口的原因，起初很难像顺产妈妈一样采取横抱式的哺乳姿势，同时也很难采取标准的侧卧位，因此对于剖宫产的新妈妈，学会正确的哺乳姿势，才能既有利于新妈妈恢复，也有助于宝宝吸吮，下面两种哺喂姿势就非常适合剖宫产妈妈。

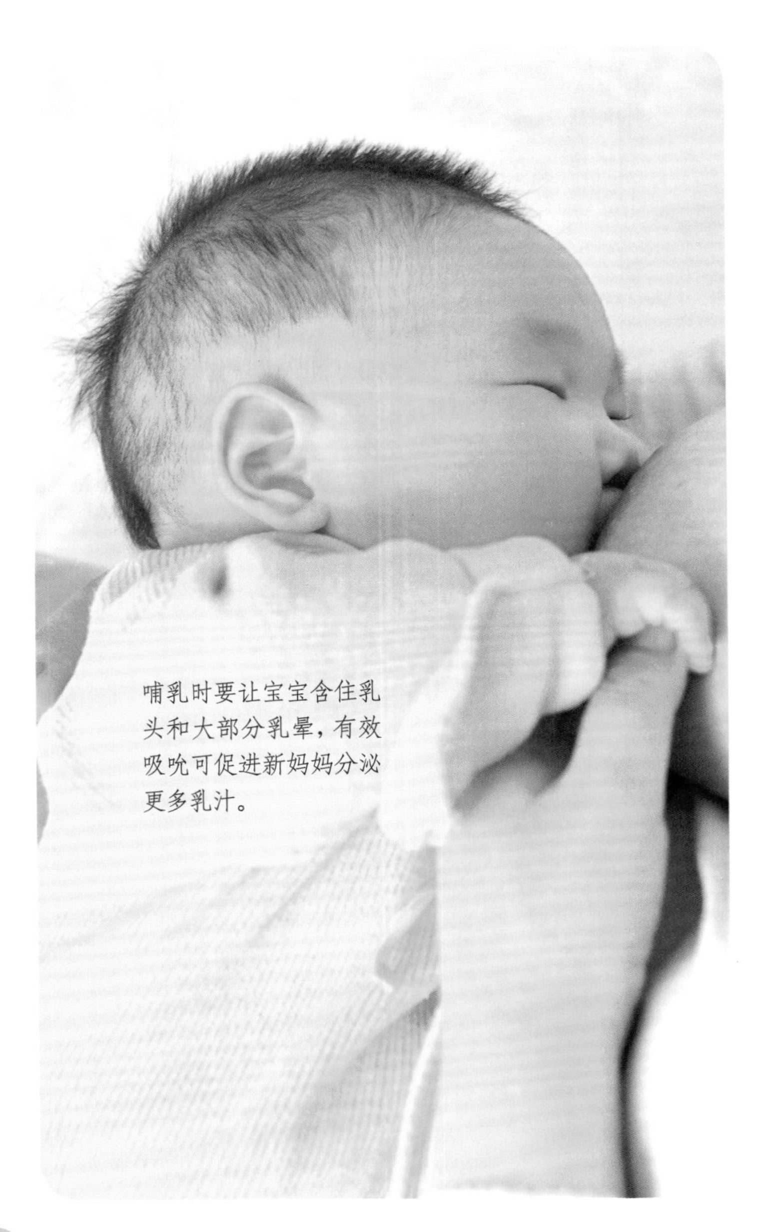

哺乳时要让宝宝含住乳头和大部分乳晕，有效吸吮可促进新妈妈分泌更多乳汁。

床上坐位哺乳

新妈妈背靠床头坐或取半坐卧位，让家人帮助新妈妈将背后垫靠舒服，把枕头或棉被叠放在身体一侧，其高度约在乳房下方，新妈妈可根据个人情况自行调节。将宝宝的臀部放在垫高的枕头或棉被上，腿朝向新妈妈身后，新妈妈用胳膊抱住宝宝，使宝宝的胸部紧贴新妈妈的胸部。新妈妈用另一只手以“C”字形托住乳房，让宝宝含住乳头和大部分乳晕。

床下坐位哺乳

新妈妈坐在床边的椅子上，尽量坐得舒服，身体靠近床沿，并与床沿成一夹角，把宝宝放在床上，用枕头或棉被把宝宝垫到适当的高度，使宝宝的嘴能刚好含住乳头，新妈妈就可以环抱住宝宝，用另一只手呈“C”字形托住乳房给宝宝哺乳。

其实，采取什么样的姿势并不重要，只要新妈妈和宝宝觉得舒服就可以了。舒服的哺乳姿势可以让宝宝对乳头进行有效的吸吮，以促进泌乳反射和泌乳素的分泌，同时也让宝宝适应和习惯新妈妈的乳头。更重要的是，正确舒适的哺乳体位还能够增强剖宫产妈妈哺乳的信心，从而达到泌乳—哺乳—泌乳的良性循环，让新妈妈和宝宝都能感受到哺乳的美妙。

防止发生乳头混淆

剖宫产妈妈因为奶下来得比较晚，所以产后前两天，可能需要加喂些配方奶，但是新妈妈最好不要用奶瓶直接喂宝宝，以免宝宝产生乳头混淆，不再吸妈妈的乳汁。

这里教给剖宫产妈妈一个好方法，让宝宝先吸上妈妈的奶，然后用输液用的一小段软胶管，一头放在冲好的奶瓶里，一头顺着宝宝的小嘴边轻轻插进去，宝宝就可以一边吮吸妈妈的乳头，一边喝到奶粉。这样既刺激了新妈妈的泌乳反射，又不至于让宝宝饿肚子，还不用担心用奶瓶会造成乳头混淆。

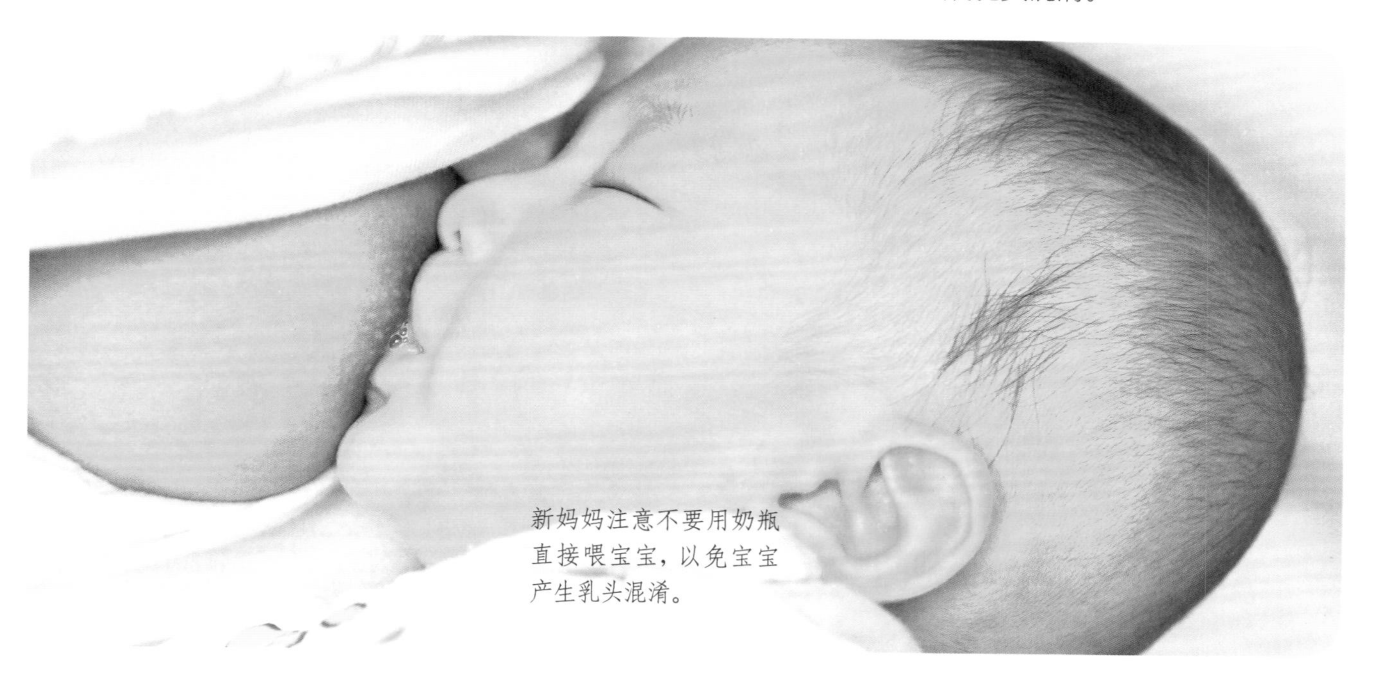

新妈妈注意不要用奶瓶直接喂宝宝，以免宝宝产生乳头混淆。

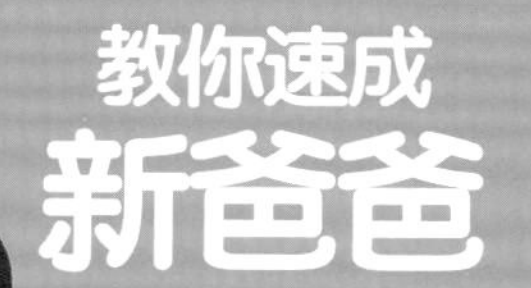

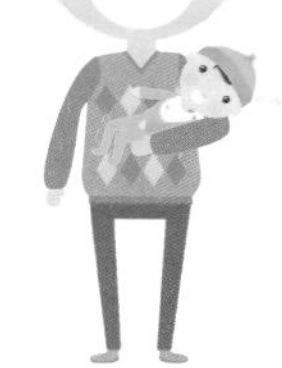

1 奶瓶里放入适量40℃左右的温开水，根据奶粉用量说明往奶瓶里加入适量奶粉。

2 盖上奶瓶盖，顺时针方向轻轻摇晃奶瓶，使奶粉充分溶解，滴一滴奶液于手腕，不感觉烫即为温度合适。

3 找一小段软胶管，一头放在奶瓶里，一头顺着宝宝的小嘴边轻轻插进去，让宝宝吸吮。

可以长时间待在空调房吗?

由于空调房密闭，湿度低，适合细菌、病毒繁殖，容易使新妈妈感到头昏、疲倦、心烦气躁，因此，新妈妈不能长时间待在空调房里。

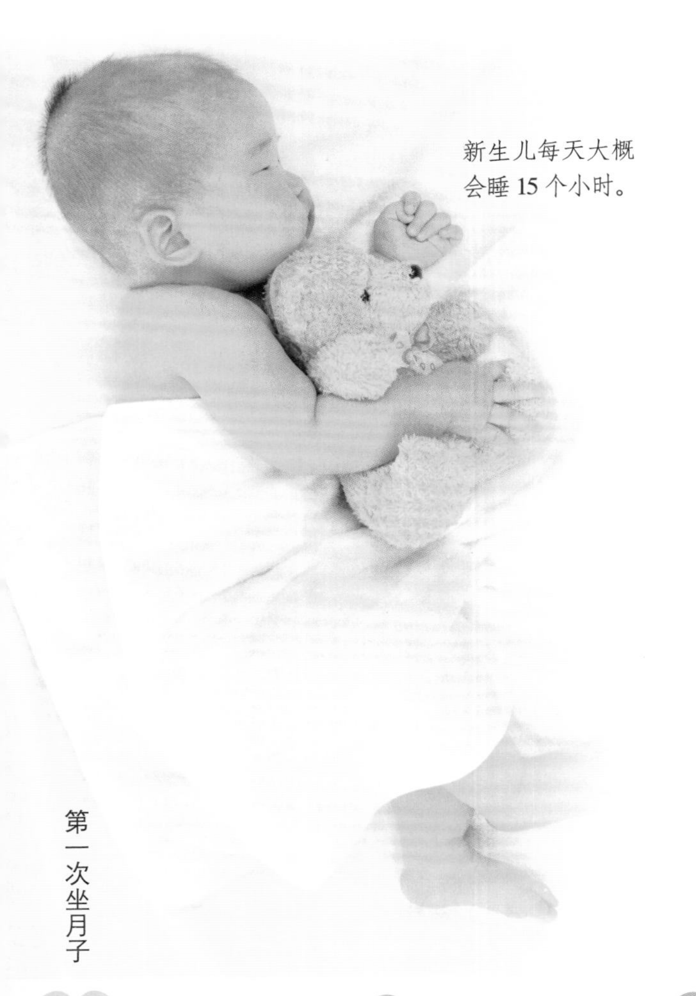

新生儿每天大概会睡 15 个小时。

产后易忽视的生活小细节

产后，新爸爸和家里其他人可能都会把注意力集中在护理宝宝和新妈妈的饮食上，有一些月子里的生活小细节往往会被忽视掉。

每天保证八九个小时的睡眠

生完宝宝后，新妈妈有好多新的任务要完成，如喂奶、换尿布、哄宝宝睡觉……晚上睡个好觉成了一种奢望。一项最新的调查显示，有超过 40%的新妈妈都会出现睡眠问题。为了自己和宝宝的身体健康，新妈妈必须保证每天的睡眠时间在八九个小时。

宝宝睡，你也睡

一般情况下，新生儿每天大概要睡 15 个小时，而新妈妈至少要睡 8 个小时。因此新妈妈要根据宝宝的生活规律调整休息时间，当宝宝睡觉的时候，不要管什么时间，只要感觉疲劳，都可以躺下来休息。不要小看这短短的休息时间，它会让你保持充足的精力。

坐月子的房间要安静、整洁、舒适

坐月子期间，如果新妈妈和宝宝的房间杂乱无章、空气污浊、喧嚣吵闹，就会使新妈妈的身心健康受到很大影响。

因此，产后新妈妈的房间一定要安静、整洁、舒适，有利于新妈妈身体康复。在新妈妈回家坐月子之前，家人需要做好一些准备工作。

要选择有阳光和朝向好的房间

这样，夏天可以避免过热，冬天又能得到最大限度的阳光照射。

腾好房间坐月子　经常打扫月子房　委婉谢绝探访　定时开窗通风

谁说坐月子不能吹空调和电扇

天气炎热的时候，可以使用空调、电风扇。室内温度应保持在 26℃左右，以新妈妈感觉舒适为宜。必要的时候可以开空调，或者使用电风扇，但一定要避免直接吹到新妈妈。新妈妈需穿长裤、长袖，并且穿袜子来挡风。空调的过滤网一定要经常冲洗，防止细菌滋生。

用电风扇时，不应直接吹向新妈妈和宝宝，应将电风扇固定在一个方向，吹向屋顶或墙壁，这样利用返回来的风，使室内空气流通，既达到降温的目的，又对母婴没有影响。另外，还要注意夜间最好不要吹电风扇，以免熟睡后着凉。

室内温度、湿度保持适宜

不少新妈妈很关注房间的温度，却忽视了湿度。新妈妈的房间温度最好保持在 26℃左右。冬季应特别注意居室内的空气不能过于干燥，可在室内使用加湿器或放盆水，以提高空气湿度。室内空气的相对湿度应保持在 55%~65%。

不宜住在寒冷、过潮的房间里

由于新妈妈的体质和抵抗力都比较弱，所以居室需要保温、舒适。

保持卫生间的清洁卫生

随时清除便池的污垢，排出臭气，以免污染室内空气。

房间要干净且消毒

一定要在新妈妈回家之前的两三天，将坐月子的房间打扫得非常干净，还要消毒。

远离新装修的房子

有些家庭觉得新装修的房子干净、整洁，适合新妈妈和宝宝居住。其实，住在新装修的房间内，水泥、石灰、涂料等建筑材料含有的甲醛、酚、铅、石棉、聚氯乙烯等有害物质，可通过呼吸道和皮肤的吸收，侵入血液循环，影响免疫功能，导致疾病的发生。因此，新妈妈和新生儿要远离新装修的房子。

定时开窗通风

很多新妈妈怕受风，整天门窗紧闭，这对新妈妈和宝宝的健康很不利。新妈妈的居室应坚持每天开窗通风两三次，每次 20~30 分钟，这样才能减少空气中病原微生物的密度，防止感冒病毒感染。通风时应先将新妈妈和宝宝暂时移到其他房间，避免受对流风直吹而着凉。

房间采光要明暗适中

最好有多重窗帘等遮挡物随时调节采光。房间还要通风效果好。

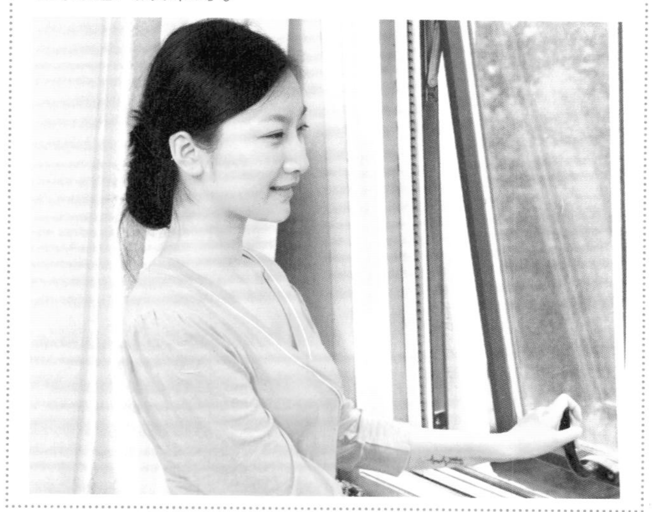

换洗尿布　不要整晚开空调　清洗空调过滤网　照看宝宝

坐月子注意眼睛的保养

俗话说："新妈妈一滴泪比十两黄金还贵重。"这话是有道理的，女性最开始老化就是从眼睛开始的，因此产后眼睛的保养是非常重要的。

新妈妈如果哭泣的话，眼睛会提早老化，有时会演变为眼睛酸痛、青光眼的起因。另外，如果一定要看书报，则每看 15 分钟要休息 10 分钟。有时间可以做一做眼保健操。经常吃些动物肝脏、蜂蜜、胡萝卜、黄绿色蔬菜，能使眼睛明亮。

卧室灯光对睡眠很重要

舒适的灯光可以调节新妈妈的情绪而有利于睡眠。新妈妈可以为自己营造一个温馨、舒适的月子环境，在睡前将卧室中其他的灯都关掉而只保留台灯或壁灯，灯光最好采用暖色调，其中暖黄色效果比较好。

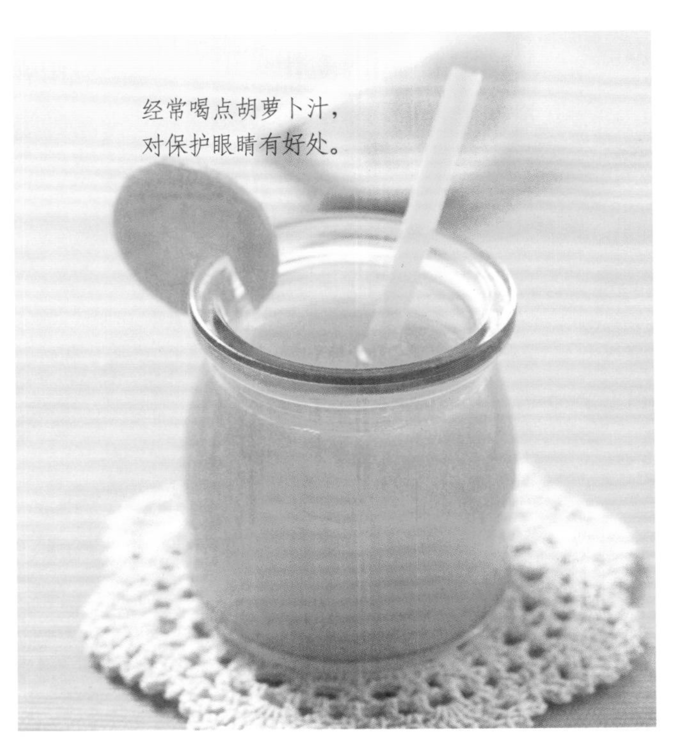

经常喝点胡萝卜汁，对保护眼睛有好处。

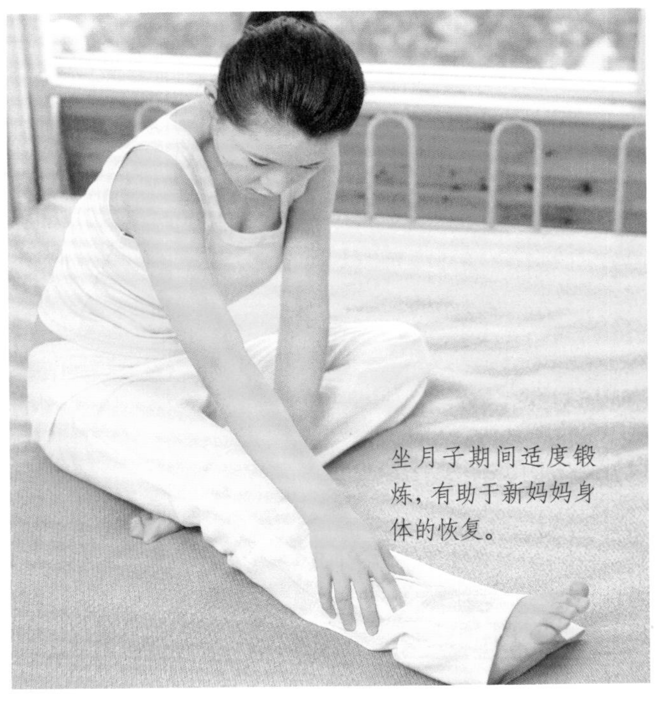

坐月子期间适度锻炼，有助于新妈妈身体的恢复。

月子床，不是越软越好

坐月子睡什么样的床也要注意。专家建议，为了保护新妈妈的腰骨，避免腰痛，最好不要睡太软的床，尤其是剖宫产的新妈妈。还要注意被褥不要过厚，即使在冬天被子也应比怀孕后期薄一些。应选用棉质或麻质等轻柔透气的床品。每一两周换洗、暴晒 1 次。

坐月子≠卧床休息一个月

新妈妈刚生完宝宝身体虚弱，需要充分的调养才能复原，所以，新妈妈要注意休息，但完全卧床休息一个月不活动，对新妈妈也不利。坐月子期间既不能卧床不动，也不宜过早、过量活动，要劳逸结合，适度锻炼，觉得稍累就躺下休息。

腰部保暖不可忽视

新妈妈平时应注意腰部保暖，特别是天气变化时要及时添加衣服，避免受冷风吹袭，受凉会加重疼痛。可以用旧衣物制作一个简单的护腰，最好以棉絮填充，并且在腰带部位缝几排纽扣，以便随时调节松紧。护腰不要系得太松也不要系得太紧，太松会显得臃肿、碍事，也不能起到很好的防护和保暖作用；太紧会影响腰部血液循环。

穿带脚后跟的软底拖鞋

多数人认为坐月子期间新妈妈不需要鞋，因为大多数时间不出门，只是在家走走。其实坐月子期间穿鞋更应该科学，要注意足部保暖，一定要穿一双柔软的棉拖鞋，最好是带脚后跟的，尤其是冬季，如果脚受凉，会引发产后足跟或腹部不适，甚至出现腹泻。即便是在室内活动，也应该穿柔软的运动鞋或休闲鞋，而不要穿着无后跟的拖鞋，更不可穿高跟鞋。

穿衣要保暖、舒适

坐月子期间，新妈妈的衣着要随着气候变化而进行相应的增减，注意保暖的同时，也应根据身体状况和当时天气进行调配。

产后衣着应该略宽大，贴身衣服以纯棉质地为好。很多新妈妈选择穿紧身衣服、束胸或穿牛仔裤来掩盖已经发胖的身形，这样非常不利于血液的循环，特别是乳房受挤压很容易形成奶疖。

注意衣服质地。新妈妈的衣服以棉、麻、丝、羽绒等质地为宜，这些纯天然材料十分柔软、透气性好、吸湿、保暖。衣着要厚薄适中，天热时可穿薄的长衣长裤，冬季应注意后背和下肢的保暖。新妈妈特别怕风、怕冷，天气凉时要穿好棉衣并戴上帽子，以防身体及头部着凉。

衣服、被褥勤换洗

新妈妈产后皮肤排泄功能旺盛，出汗多，汗液常浸湿衣服、被褥；同时，乳房开始泌乳，经常弄湿内衣，恶露也常常弄湿内裤。因此，新妈妈的衣服要常换，特别是贴身内衣更应经常换洗。内裤最好一天一换，上衣也要至少两天一换，以保持卫生，防止感染。

新妈妈不要 24 小时都围着宝宝转

很多刚刚分娩后的新妈妈总是喜欢将宝宝放在自己身边，恨不得一天 24 小时都围着宝宝转。这是不科学的，这种做法不仅影响了新妈妈的休息，也不利于宝宝的健康。当新妈妈在睡梦中不自觉地翻身时，可能会把宝宝压伤。可以将宝宝放在婴儿床上，这样新妈妈在睡觉的时候就可以采取自由舒适的姿势了。

当然，也并不是让新妈妈和宝宝分离，在白天新妈妈和宝宝都醒着的时候，新妈妈要多跟宝宝说说话、逗逗宝宝以及正常哺乳，以加深感情。但如果新妈妈身体不适、需要休息时，就要尽量把宝宝放在婴儿床上，以免影响新妈妈睡眠。

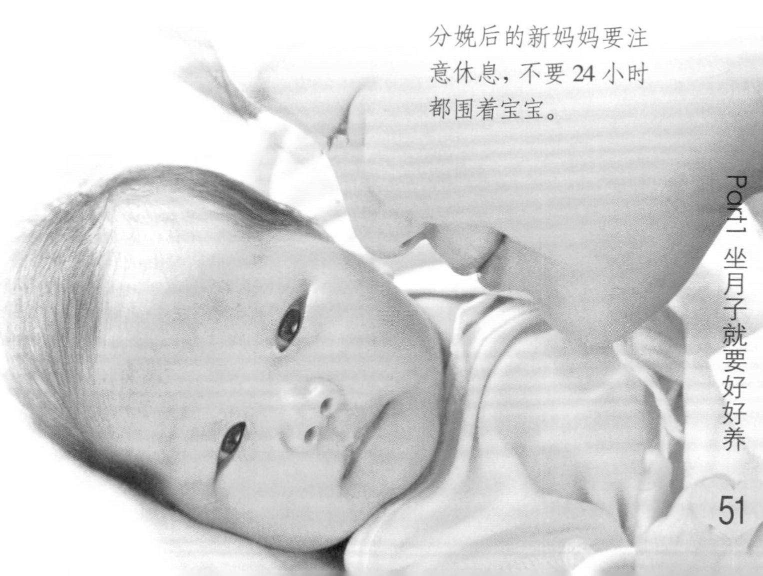

分娩后的新妈妈要注意休息，不要 24 小时都围着宝宝。

产后洗澡宜用淋浴

新妈妈可以进行简单的淋浴，但时间不要超过 5 分钟。选用弱酸性的沐浴用品清洁外阴，但注意阴道内不要冲洗。要穿宽松的棉质内裤，避免阴部的不适。

洗完头发要尽快擦干，不要受凉。顺产的新妈妈在分娩后 2~5 天便可开始洗澡，但不应早于 24 小时。剖宫产的新妈妈视伤口恢复情况而定，伤口恢复得快的话，2 周后就可以淋浴了。

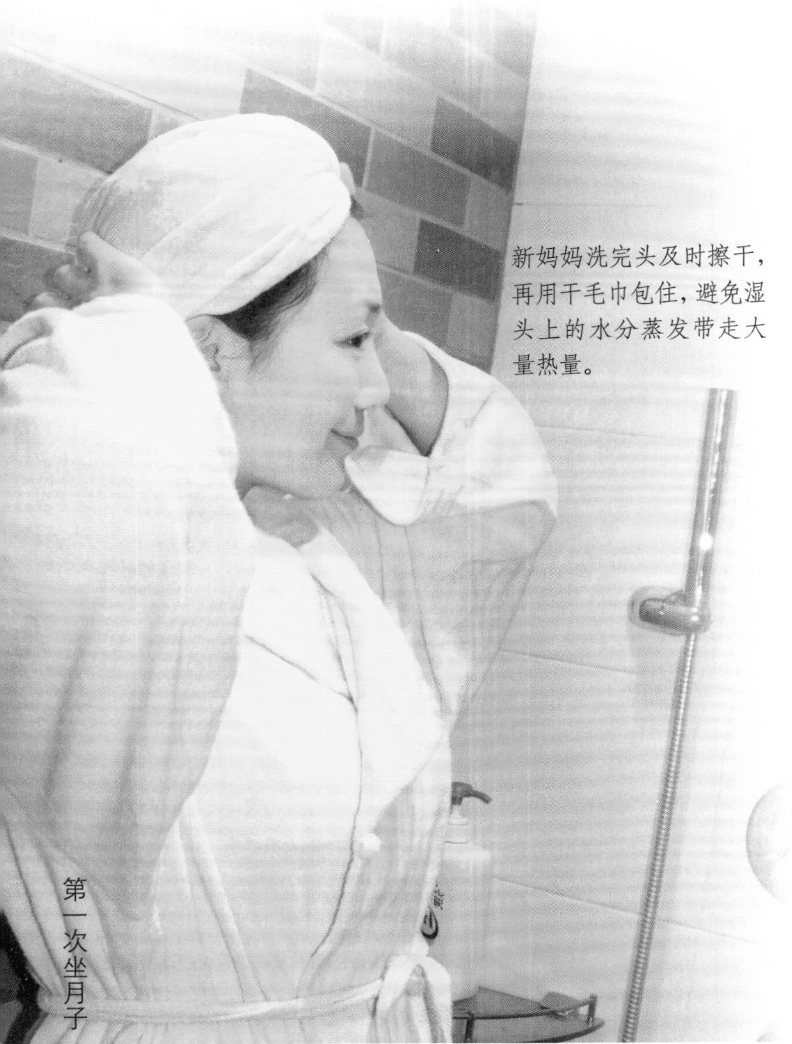

新妈妈洗完头及时擦干，再用干毛巾包住，避免湿头上的水分蒸发带走大量热量。

随时照护伤口

剖宫产妈妈伤口的护理必须遵循两个原则：一是保持干爽；二是在手术隔天视情况换药。此外，要特别注意翻身的技巧。术后 24 小时后就应该练习翻身，坐起并下床慢慢活动，以增强胃肠蠕动并尽早排气，防止肠粘连及血栓形成。

第 1 周内不可使冷水接触伤口，洗澡需采用擦澡方式。必要的话可贴上防水胶布。在咳嗽、笑、下床前，应用手或束腹带固定伤口部位。

睡不着，产后失眠要注意

过度担心宝宝或其他原因使有些新妈妈常常失眠，这不仅对新妈妈的健康造成危害，还会影响新妈妈泌乳。如果新妈妈经常失眠，不妨试试下面的方法。

1. 睡前半小时里，可以做一些轻松的事情，比如听听舒缓的音乐，敷敷面膜等，利于睡眠。

2. 每天保持半个小时的运动量，对改善睡眠质量效果极佳。

3. 多吃含大量维生素的蔬菜，晚餐不要过饱，不喝茶和咖啡，睡前喝杯牛奶。

4. 每晚用热水泡泡脚。

用醋熏空气可防感冒

新妈妈和宝宝的免疫力较低，若家中有人患了感冒，应立即采取隔离措施，房间里还应及时用食醋熏蒸法进行空气消毒，以每立方米 5~10 毫升食醋的比例，加水将食醋稀释两三倍，关紧门窗，加热使食醋逐渐蒸发掉即可。这样可以预防新妈妈和宝宝被传染上感冒病菌。

好老公手账 护理剖宫产妈妈伤口　家里多备温水　开窗通风　每晚备一杯牛奶

夏天坐月子不要贪凉

夏天坐月子的新妈妈为了降暑，不可过度“贪凉”，否则会引起产后各种不适症状。

第一，洗澡忌用凉水

产后触冷会使气血凝滞，导致恶露不能顺畅排出，还会导致日后身痛或月经不调。洗澡的水应该与体温接近，以37℃左右为宜。

第二，不可贪食冷饮

吃冷饮冷食会造成胃肠道黏膜血管收缩，胃液分泌功能降低，影响食物的消化，引起消化不良，腹泻严重者会影响新妈妈的母乳质量。

第三，不可坐在风口

新妈妈坐月子乘凉时最好不要坐在风口，使用风扇时不要直吹，风速宜缓或将电扇摇头。如果是空调，温度不可过低。

每天用温水洗脸、热水泡脚

产后新妈妈洗脸最好用温水，尤其是油性或干性皮肤的人。因为对油性皮肤者来说，温水能使皮肤的毛细血管扩张、毛孔开放，促进代谢物排出，利于清洁皮肤；干性皮肤的人用温水可使其避免过冷或过热对皮肤的刺激。

每晚舒舒服服地用热水泡泡脚，会疏散新妈妈一天的疲惫。对坐月子的新妈妈来说，热水洗脚既保健又解乏，在经历了分娩过程以后已筋疲力尽了，每天用热水泡泡脚，对恢复体力，促进血液循环，缓解肌肉和神经疲劳大有好处。在洗脚的同时，可以不断地按摩足趾和足心，效果会更好。

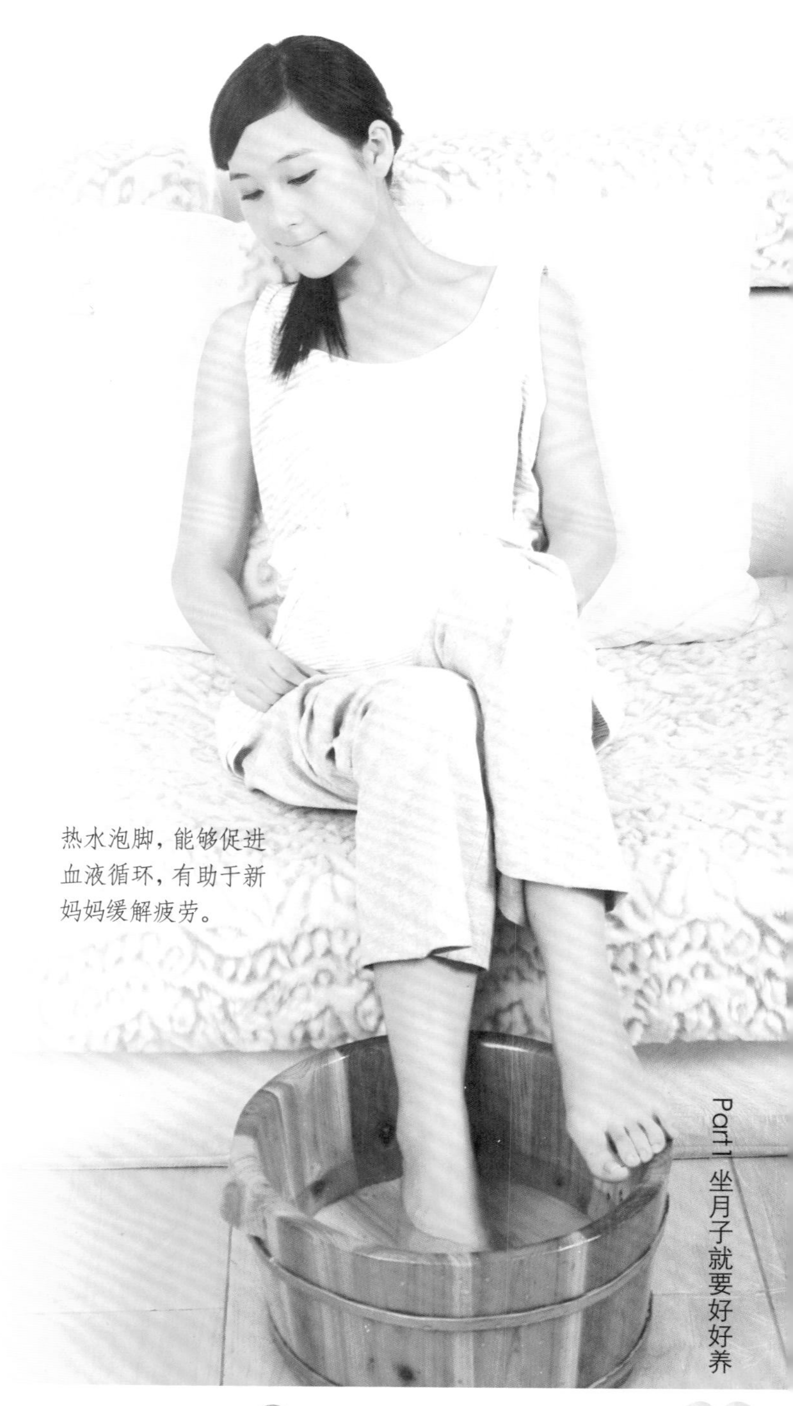

热水泡脚，能够促进血液循环，有助于新妈妈缓解疲劳。

备热水泡脚　经常醋熏房间　不在妻子面前吃冷饮　陪妻子散步

产后刷牙要讲究方法

旧习俗说:“新妈妈在坐月子时，不能刷牙漱口。”从今天的医学角度来看，这种说法毫无科学根据。坐月子不刷牙、不漱口，会给新妈妈和宝宝的健康带来危害。

新妈妈在月子里一定要刷牙、漱口，因为在妊娠期牙齿就已面临很多健康问题，变得脆弱。如果月子期间不刷牙、不漱口，那么口腔内细菌会大量繁殖，食物的残渣经过发酵、产酸会腐蚀牙齿，导致各种牙病，如龋齿、牙周炎、齿龈脓肿等。所以，新妈妈刷牙、漱口时需要采用以下方法：

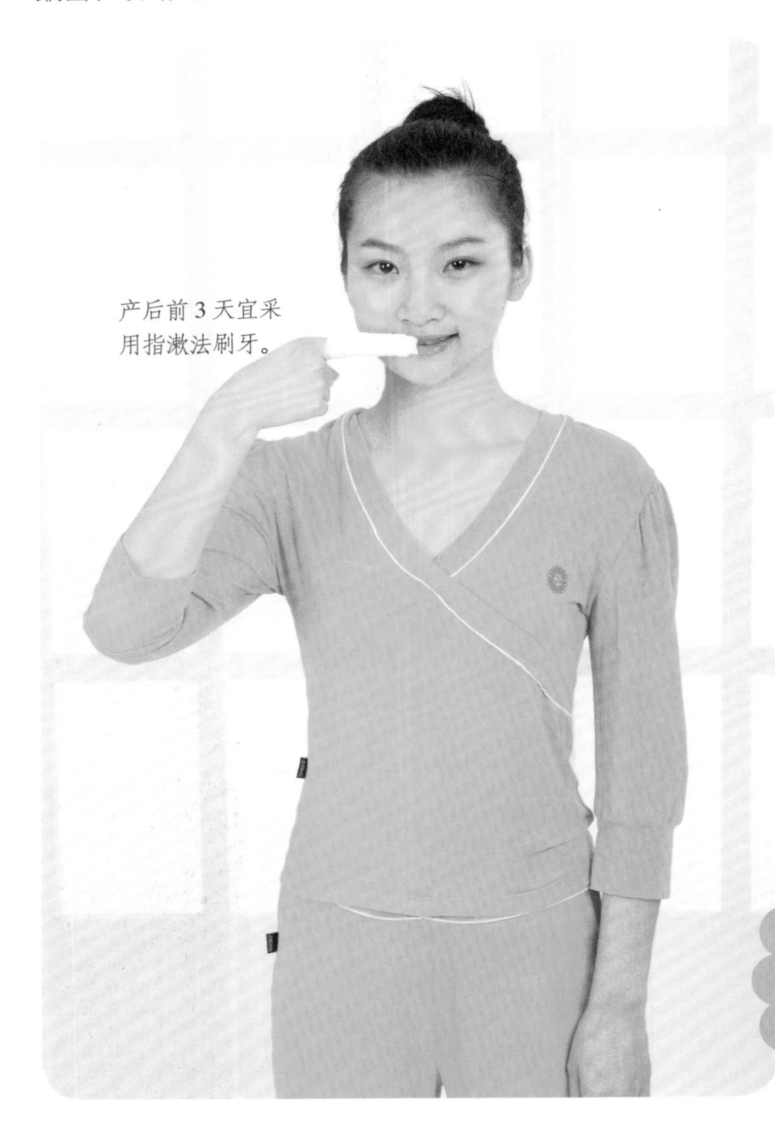

产后前 3 天宜采用指漱法刷牙。

产后前 3 天采用指漱

指漱就是把食指洗净或在食指上缠上纱布，然后把牙膏挤于手指上，用手指充当刷头，像正常刷牙一样在牙齿上来回、上下擦拭，最后再用手指按压齿龈数遍。

产后第 4 天可使用牙刷刷牙

新妈妈最好选用软毛牙刷，使用时不会伤害牙龈。刷牙动作要轻柔，宜采用“竖刷法”。

刷牙最好用温开水

产后新妈妈身体较虚弱，对寒冷刺激较敏感，宜用温开水刷牙，以防对牙齿及齿龈冷刺激过大。早晚各刷 1 遍，每次吃完东西要及时漱口。

夏天可以用凉水洗脚吗？

不管什么季节，洗脚绝不能用凉水，以免患上月子病。

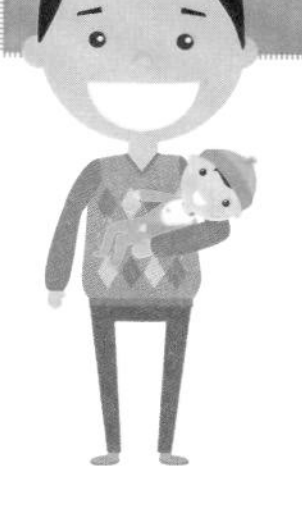

教你速成新爸爸

1 月子里给新妈妈买软毛牙刷，每天早晚给妻子准备刷牙用的温开水，饭后准备好开水督促妻子漱口。

2 如果新妈妈自己绑腹带有困难，新爸爸可以帮妻子绑腹带。

3 腹带到底绑好还是不绑好？绑的话需要绑多久？新爸爸可以根据新妈妈的情况有针对性地咨询医生。

腹带，学会自己绑和拆

不少新妈妈会选择绑腹带，其实是否用腹带要因人而异。对哺乳的新妈妈来说，使用腹带会勒得胃肠蠕动减慢，影响食欲，造成营养失调，乳汁减少；如果绑得太紧还会使腹压增高，盆底支持组织和韧带的支撑力下降，从而造成子宫脱垂、阴道膨出、尿失禁等症状，危害新妈妈的健康。

剖宫产的新妈妈在手术后的 7 天内最好使用腹带包裹腹部，可以促进伤口愈合，腹部拆线后不宜长期使用腹带。另外，如果新妈妈内脏器官有下垂症状，最好绑上腹带，有对内脏进行举托的功效。一旦复原，就要松开腹带。

但是，经常有很多新妈妈面对眼前的腹带面露难色，无从下手，其实，自己绑、拆腹带很简单，一点都不麻烦。选择腹带时尽量选择长约 3 米，宽 30~40 厘米，有弹性、透气性好的腹带。可以准备两三条，以便替换。

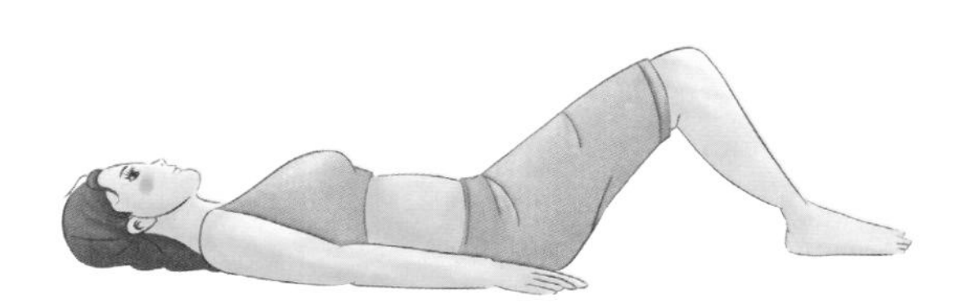

1 仰卧、平躺、屈膝，脚底平放在床上，抬高臀部。

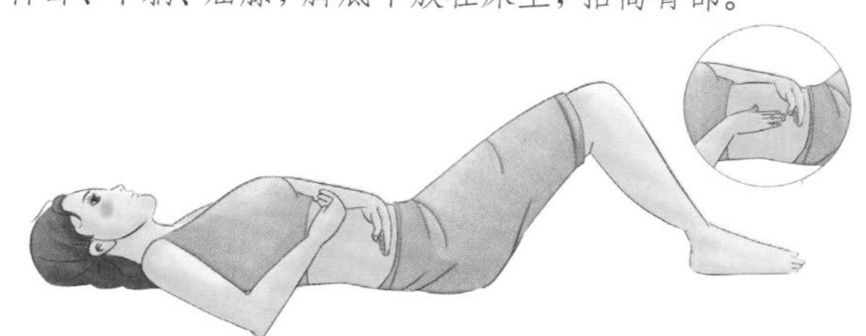

2 将双手放在下腹部，手心向前往心脏处推、按摩。

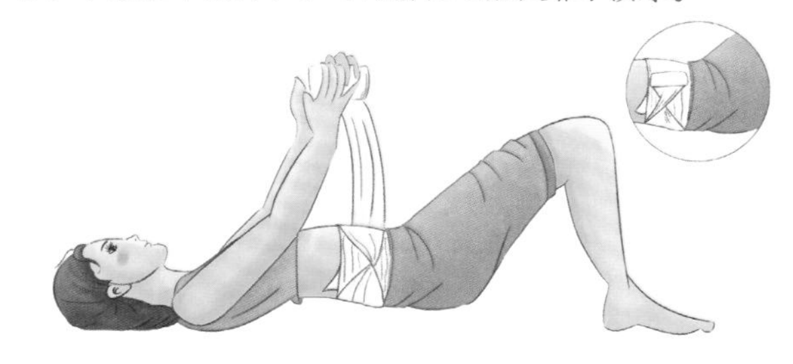

3 推完，拿起腹带从髋部耻骨处开始缠绕，前 5~7 圈重点在下腹部重复缠绕，每绕一圈半要斜折一次；接着每圈挪高大约 2 厘米，由下往上环绕，直到盖过肚脐，用回形针固定。

戴尺寸适合的胸罩，可以起到支持和扶托乳房的作用。
戴尺寸过大的胸罩，容易使新妈妈的乳房下垂。
戴尺寸过小的胸罩，不利于新妈妈乳房的血液循环。

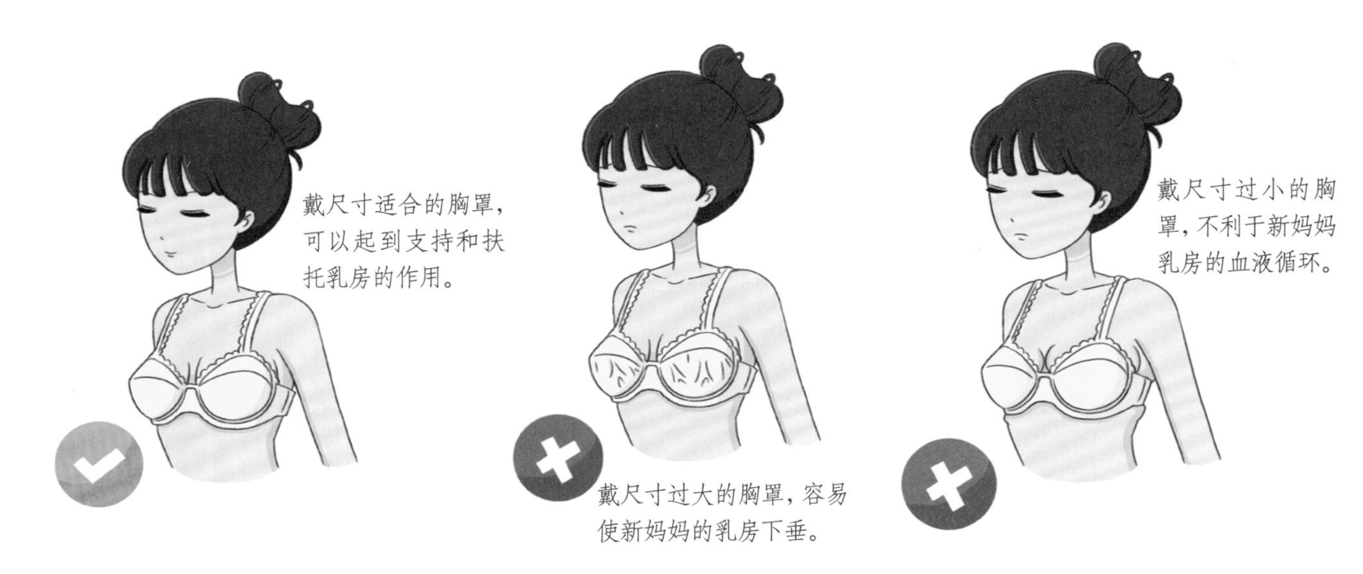

托起乳房，哺乳期也要戴胸罩

月子期间，不少新妈妈嫌麻烦，经常不戴胸罩。其实，胸罩能起到支持和扶托乳房的作用，有利于乳房的血液循环。对新妈妈来讲，良好的血液循环不仅能使乳汁量增多，而且还可避免乳汁淤积而得乳腺炎。胸罩能保护乳头免受擦碰，还能避免乳房下垂。

新妈妈应根据乳房大小调换胸罩的大小和杯罩形状，并保持吊带有一定拉力，将乳房向上托起。胸罩应选择透气性好的纯棉布料，可以穿着在胸前有开口的哺乳衫或专为哺乳期设计的胸罩。

母乳喂养，不要轻易言弃

如果新妈妈流出的乳汁量少的话，新妈妈更应该多让宝宝吮吸乳房。因为宝宝的吮吸动作会刺激泌乳，这称为“泌乳反射”，千万不要轻易放弃哺乳。产后1周后可以多吃一些帮助下奶的食物、多休息、保持心情舒畅等，都可以帮助新妈妈泌乳。

经常“清空”乳房防胀奶

在胀奶时间很长，宝宝又吸不出来奶的时候，新妈妈可以及时用吸奶器吸空乳房，防止奶汁积聚，引发乳房不适或乳腺炎。也可以试试站着洗个热水浴，帮助新妈妈“清空”乳房。

按时哺乳还是按需哺乳

“喂奶看孩子，别看钟。”这是国际母乳协会一句著名的格言，意为母乳要按需喂养，而不是按时喂养。新妈妈分泌乳汁后24小时内应该哺乳8~12次。哺乳时让新生儿吸空一侧乳房后再吸另一侧乳房。如果宝宝未将乳汁吸空，新妈妈应该自行将乳汁挤出或者用吸奶器把乳汁吸出，这样才有利于保持乳汁的分泌及排出通畅。

在宝宝形成哺乳规律前，宝宝啼哭或要吃奶时不论何时都应哺乳，即使母乳分泌不足，也应该坚持给宝宝哺乳。因为宝宝吮吸乳头时会促进新妈妈的激素分泌，促进母乳分泌和子宫的康复。

外出回家后不要马上授乳

很多哺乳新妈妈，外出回家后就迫不及待地授乳，这么做是不合适的。一则，刚进家门，家里与室外环境不一样，新妈妈体温会有差别，冬天时一身冷气，夏天一身热气，马上抱起宝宝会使宝宝感到不适。二则，新妈妈最好歇一会儿，调整下呼吸，呼吸平稳了再授乳，这样宝宝吮吸时不容易呛着。三则，迫不及待想给宝宝哺乳的新妈妈应先把穿了一天的外衣脱去，洗干净双手，选个舒服的姿势坐好，再给宝宝哺乳，以免双手和衣服上的细菌危害宝宝的健康。

轻度发炎不可停止哺乳

新妈妈在发生急性乳腺炎时，最好不要停止母乳喂养，因为停止哺乳不仅影响宝宝的喂养，而且还增加了乳汁淤积的机会。所以，在感到乳房疼痛、肿胀甚至局部皮肤发红时，不但不要停止母乳喂养，而且还要勤给宝宝哺乳，让宝宝尽量把乳房里的乳汁吃干净。而当乳腺局部化脓时，患侧乳房应停止哺乳，并以常用挤奶的手法或吸奶器将乳汁排尽，促使乳汁通畅排出。与此同时，仍可让宝宝吃另一侧健康乳房的母乳。只有在感染严重时，才应完全停止哺乳，并按照医嘱积极采取回乳措施。

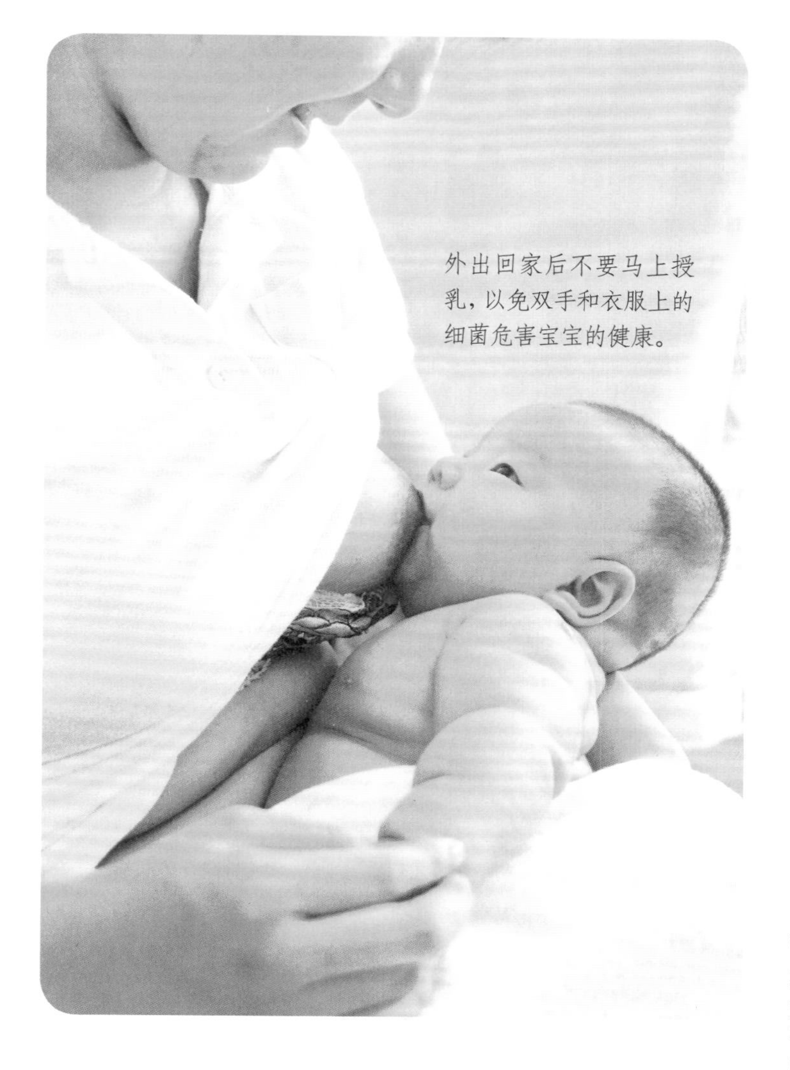

外出回家后不要马上授乳，以免双手和衣服上的细菌危害宝宝的健康。

哺乳期禁吃口服避孕药

避孕是产后新妈妈很关心的一个话题。口服避孕药简单方便，是新妈妈很青睐的一种避孕方法。但产后哺乳妈妈不应服用，以免影响乳汁质量，如果宝宝喝了含有避孕成分的乳汁，会影响身体的发育，甚至出现一些异常，如乳房增大、恶心呕吐、女婴阴道出血、男婴睾丸萎缩等。不哺乳的新妈妈，可在产后21天后开始服用。

选择最舒服的姿势哺乳

舒服的姿势会让哺乳时刻变得分外美妙，让哺乳成为一种享受，而且不会让自己和宝宝感觉到劳累。舒服的喂奶姿势有很多种，新妈妈和宝宝一起选择最适合自己的吧。

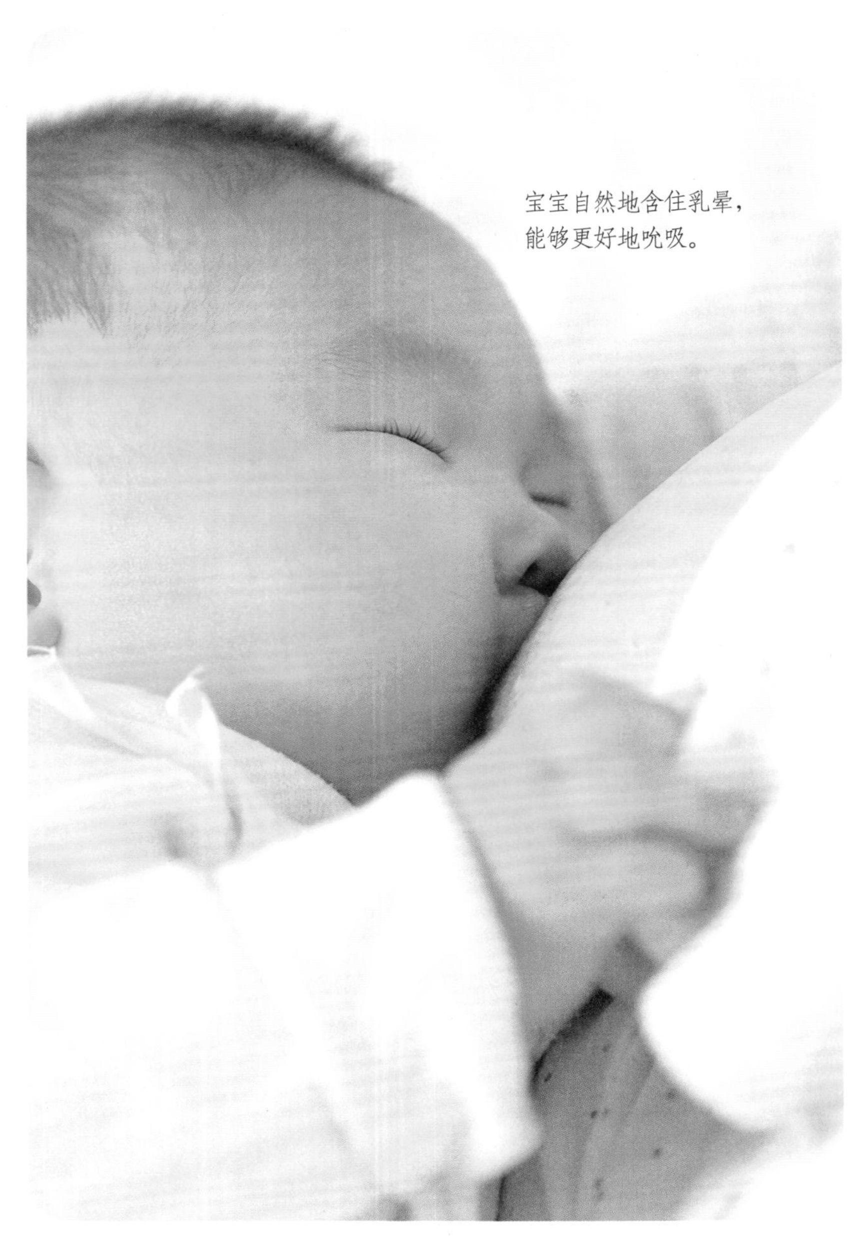

宝宝自然地含住乳晕，能够更好地吮吸。

妈妈要舒服

妈妈全身肌肉放松，不用费力抱着宝宝，也不需要保持僵硬的姿势，宝宝自然含住乳晕。

宝宝躺得舒服

宝宝横躺在妈妈怀里，整个身体对着妈妈的身体，脸对着妈妈的乳房，他的头、背、小屁股都牢牢地靠在妈妈的手臂或者垫子上。

宝宝身体面对妈妈

宝宝整个身体都对着妈妈，而不仅仅是头。如果妈妈坐在椅子上，可在脚下踩只脚凳，可以辅助靠垫和枕头，让宝宝吸吮妈妈的乳晕。

妈妈和宝宝侧卧

妈妈和宝宝都侧卧，使宝宝的脸朝向妈妈，妈妈可用身体下侧胳膊搂住宝宝的头、颈、背，用身体上侧胳膊扶住宝宝臀部。这个姿势适合剖宫产或坐着喂奶不舒服的妈妈。

教你速成新爸爸

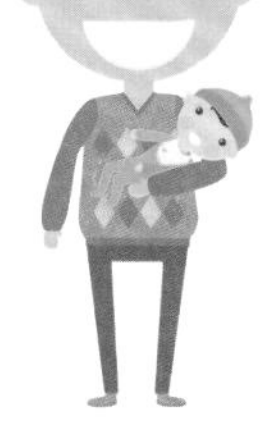

1 新爸爸无论工作有多忙，都要适当抽出时间来侍候月子，尽到做丈夫和爸爸的责任。

2 无微不至地关怀、体贴入微地照顾妻子，让她感受到做母亲的幸福和伟大。

3 多承担家务活，如扫地、做饭、刷碗、收拾屋子、洗尿布等，尽量多干一些力所能及的家务。

要避免食物过敏

如果是孕前或孕期没有吃过的东西，尽量不要给新妈妈食用，以免发生过敏。在食用某些食物后若出现全身发痒、心慌、气喘、腹痛、腹泻等现象，应考虑到食物过敏，立即停止食用，情况严重时应就医。食用肉类、动物内脏、蛋类、奶类、鱼类应烧熟煮透，避免出现过敏。

全家要同心协力照顾好新妈妈

生孩子，是女性一生之中最重要的事情。刚生完孩子是她们最虚弱、最需要照顾的时候。在坐月子这段时间，家人应同心协力照顾好新妈妈，要科学、要专业、要精细，并保证新妈妈有充足、安静的休养时间。坐月子并非都是一个月，自然生产的新妈妈需休养 42 天，剖宫产则需延长至 56 天，甚至更长时间。

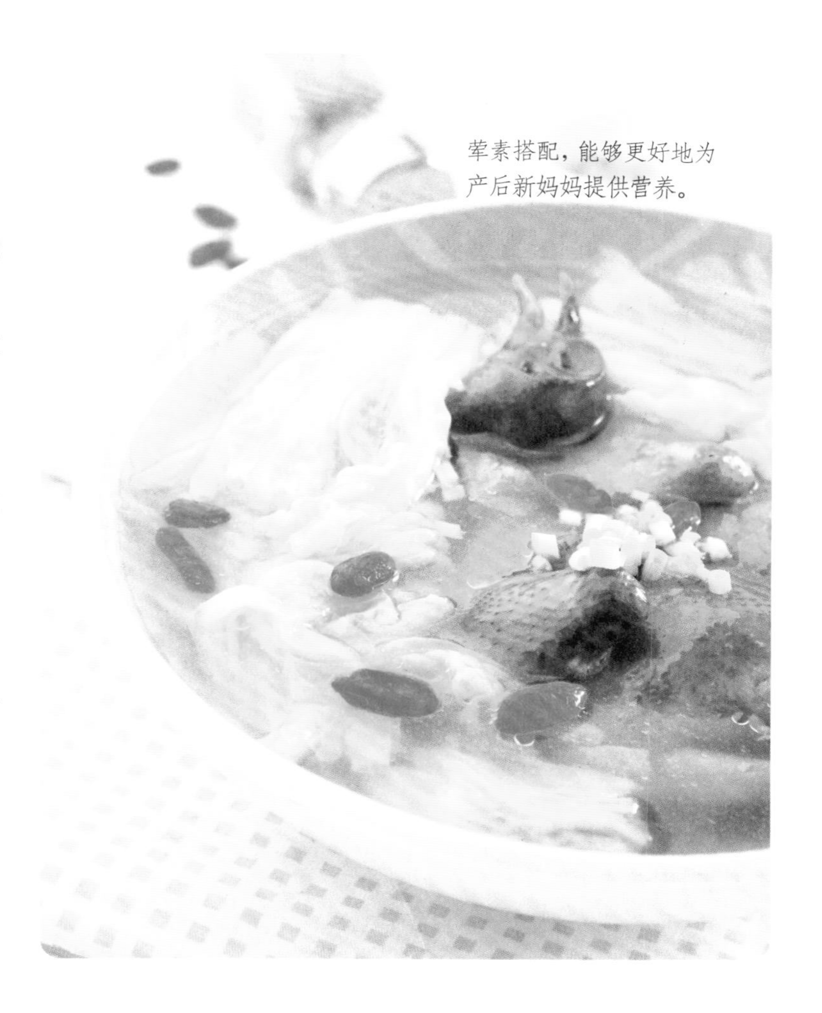

荤素搭配，能够更好地为产后新妈妈提供营养。

新妈妈乳房护理

乳房是哺乳的重要部位，哺乳期间对乳房进行护理是哺乳成功的重要保证。产后新妈妈的乳房护理不当，不仅会影响宝宝的母乳喂养，让新妈妈遭遇乳腺炎的困扰，还会对哺乳后的乳房恢复造成影响。

产后新妈妈的乳房变化

当孕妈妈升级成为新妈妈后，随着雌激素和孕激素骤降，泌乳素增加，新妈妈的乳房开始充盈、变硬，触之有硬结，随之有乳汁分泌。

产后大多数新妈妈会面临没有乳汁或乳汁过少的尴尬。其实，这是正常的现象，产后头几天，新妈妈的乳汁大多数都较少，此时的乳汁称为初乳，新妈妈一定要哺喂给宝宝。产后 7 天内，新妈妈一定不要着急喝催乳汤，那样会导致乳腺管堵塞而引起乳房胀痛。产后半月，乳房开始变得比较饱满，肿胀感也在减退，清淡的乳汁渐渐浓稠起来。此时要勤给宝宝喂奶，让宝宝尽量把乳房里的乳汁吃干净。同时要讲究戴胸衣，注意乳房卫生，防止发生感染。

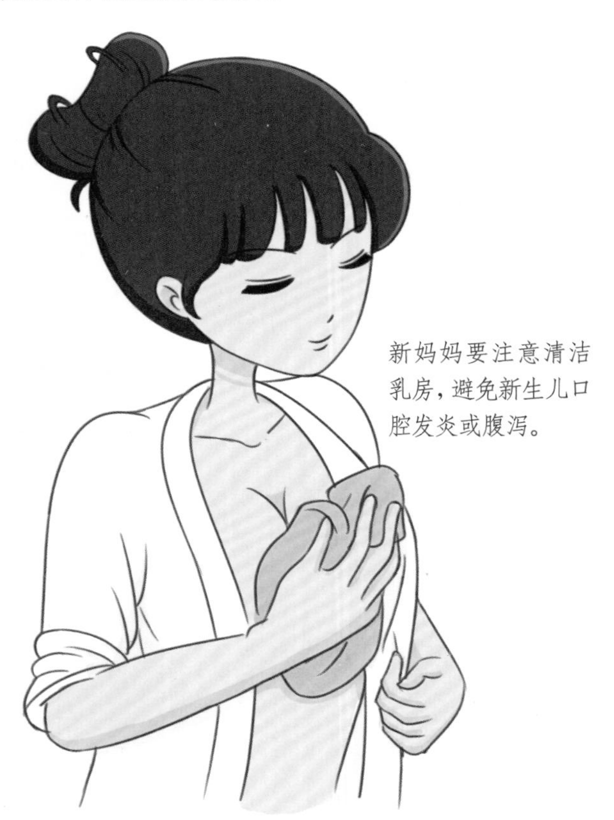

新妈妈要注意清洁乳房，避免新生儿口腔发炎或腹泻。

哺乳前要洗干净乳房

哺乳前，新妈妈先别急着给宝宝喂奶，请先检查一下自己的乳房是否清洁。

孕期或产后乳房可能会分泌出一些乳汁，加上出汗等原因，乳头上会积有垢痂。在第一次给宝宝哺乳前，应该用食用植物油涂抹在乳头的干垢痂上，使垢痂变软，然后用温开水洗净乳头。

如果没有垢痂，也最好先用纱布蘸清洁的淡盐水清洁，避免新生儿口腔发炎或腹泻。

哺乳前后要按摩乳房

新妈妈哺乳前和哺乳后对乳房进行按摩，不仅可以促进乳汁分泌，还能让乳房更加健美。每次哺乳前，妈妈可以用热毛巾敷乳房两三分钟，然后按顺时针方向轻轻拍打两三分钟，用手大鱼际或小鱼际顺时针方向按摩乳房两三分钟，这样可增加乳房血液循环，预防乳房疼痛。

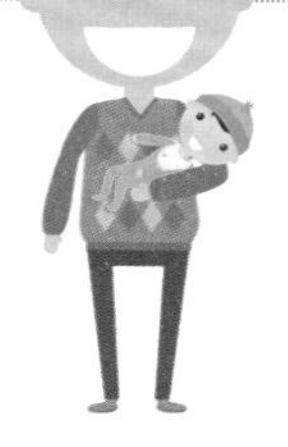

教你速成新爸爸

1 新妈妈哺乳之前，为她准备温水和专用毛巾，让新妈妈清洗乳房。

2 哺乳前后为妻子按摩乳房，随时提醒妻子戴胸罩，陪妻子做扩胸运动。经常为新妈妈揉揉腰背，轻轻按摩乳房，疏通乳腺管。

正确按摩，打通乳腺管

如果新妈妈在开奶的时候，乳腺管还没有完全畅通，一定要注意以下几个问题，防止发生胀奶，影响母乳喂养。

产后不能马上进补催乳的补品，最好等到乳腺管都正式打通开奶了，再慢慢吃鱼汤、排骨汤这些下奶的食物。

可以在护士或专业按摩师的帮助下疏通乳腺管，也可以用吸奶器吸出奶，帮助畅通乳腺管。

通过按摩疏通乳腺管的方法如右。

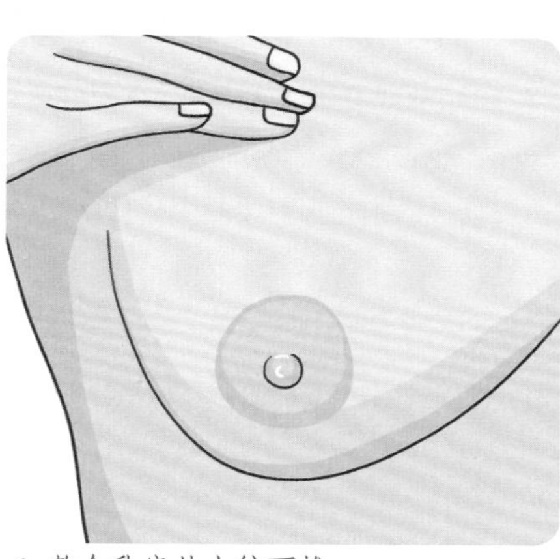

1 整个乳房从上往下推。

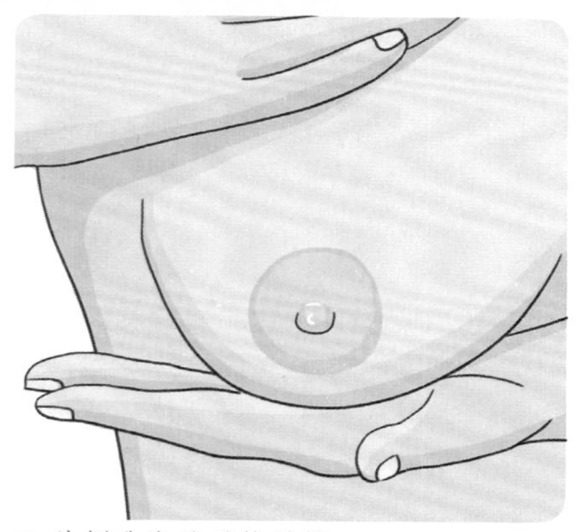

2 外侧乳房从后往前推。

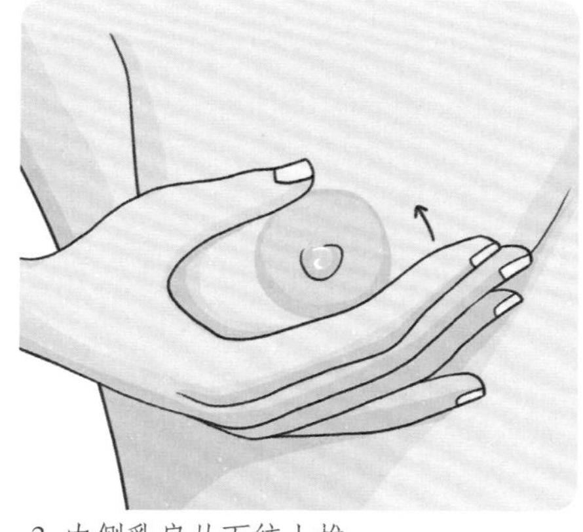

3 内侧乳房从下往上推。

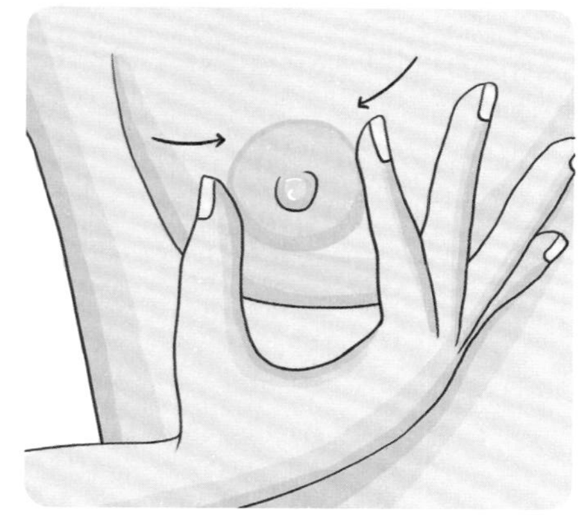

4 底部乳房按摩是用手指从后往前赶。

六招让新妈妈远离乳腺炎

初次哺乳，新妈妈很容易发生乳腺炎，发病时主要表现为乳腺红肿、疼痛，严重者会化脓，并形成脓肿，还常伴有发热、全身不适等症状。乳腺发炎还会影响宝宝吃奶。因此，积极预防乳腺炎也就显得相当有必要了。

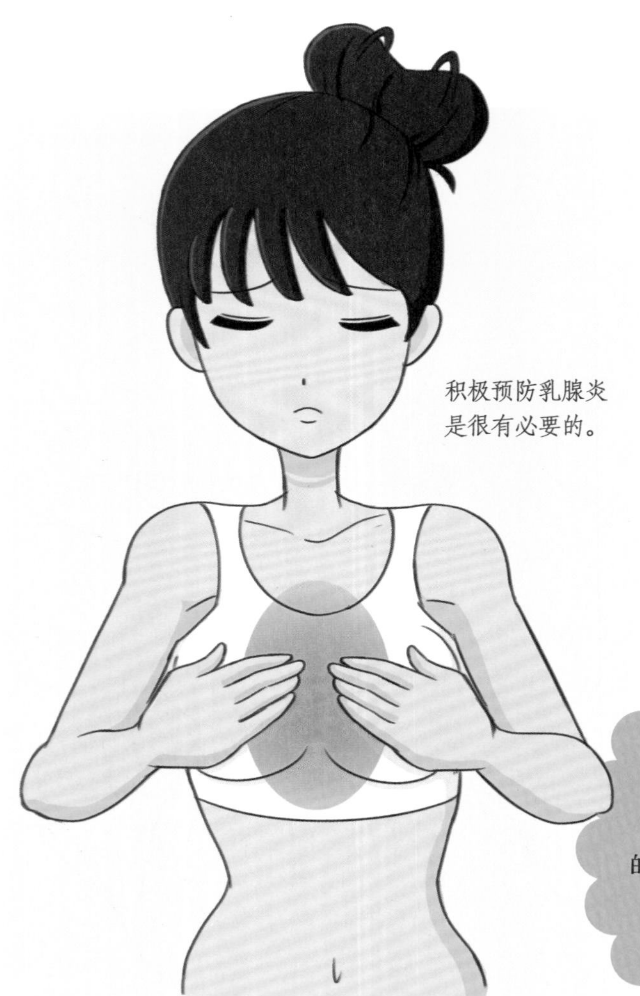

做好以下 6 点，可以有效预防乳腺炎。

1. 哺乳期乳汁淤积引起的急性乳腺炎早期要积极治疗。做好乳房按摩，对疏通乳腺管、排出腐乳、消肿散结起到重要作用。伴有乳头破裂感染的要及时就医治疗。

2. 病程超过 10 天，乳房皮色鲜红，壮热不退，疼痛加重，硬块中央变软，按之有波动感，则已化脓。要及时引流，以免恶化。

3. 孕妈妈在孕晚期应用 75% 的酒精擦拭乳头，或用温水洗，以增强乳房皮肤的柔韧性和抵抗力。乳头内陷者，怀孕前需用手挤出乳头，按摩牵拉纠正。

4. 养成定时哺乳习惯，每次喂奶时间不宜过长，10~15 分钟为宜。新妈妈乳汁过多，哺乳后尚未排尽时，可用吸奶器或用手挤压按摩，使乳汁排出，防止淤积。

5. 如有乳头擦伤、皲裂或身体其他部位有化脓性感染时，应及时治疗；如果已化脓则需切开排脓。另外还可以结合中药疏肝通乳、清热解毒等方法治疗，效果会更佳。

6. 产后饮食宜清淡且富有营养，注意蛋白质、多种维生素、微量元素的摄入。忌吃辛辣、刺激、油腻的食物。多喝水，保持心情舒畅，不宜过度劳累。同时保证充足睡眠，这些都对预防乳腺炎有帮助。

哺乳期间需要戴胸罩吗？

胸罩能起到支持和扶托乳房的作用，有利于乳房的血液循环，能使乳汁量增多，而且还可避免乳汁淤积而得乳腺炎。

好老公手账

给妻子按摩乳房　提醒妻子戴胸罩　让妻子多喝水　保证妻子睡眠

矫正有招，不要挤压乳房

乳房受外力挤压，乳房内部软组织易受到挫伤，使内部引起增生等，且外部形状易改变，使上耸的双乳下塌、下垂等。新妈妈睡觉时最好仰卧和侧卧交替，不要长期向一个方向侧卧，否则不但易挤压乳房，也容易引起两侧乳房发育不平衡。

母乳喂养会导致乳房下垂吗？

哺乳促进了催产素的分泌，而催产素会增强乳房悬韧带的弹性。只要正确护理乳房，经常按摩乳房，戴大小适合的胸罩，是不会引起乳房下垂的。

胸部健美操，摆脱乳房下垂

怀孕期间由于激素的作用，乳腺生长迅速，乳房内的血管也变得较为粗大，不仅向前推高，同时也向两腋扩大。但是分娩后，乳房虽然有一定的自我复原的能力，但其支撑乳房的韧带和皮肤因为长时间的拉扯很难一下复原，再加上新妈妈哺乳期不注意乳房的保护，致使乳房不再挺拔，松弛下垂。此时，新妈妈可以利用胸部健美操来让乳房恢复往昔的美丽。

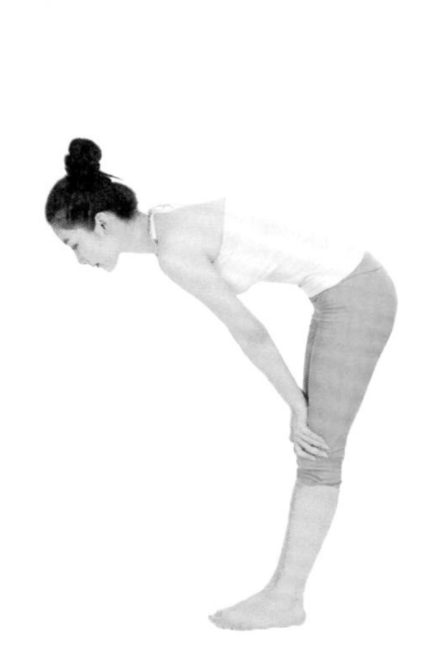

1 向前弯腰，双手放在膝上，上身尽量向前，背部保持挺直并收缩腹部，保持15秒。

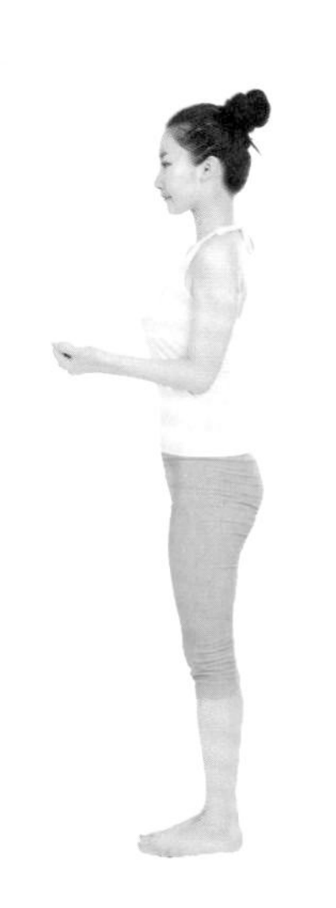

2 双手握拳，贴紧身体，屈双臂成90°，并尽量提高，保持20秒。

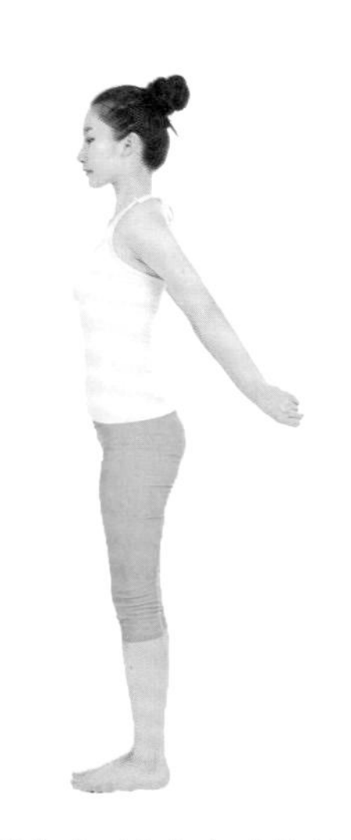

3 双臂伸直，用力向后伸展，保持15秒。

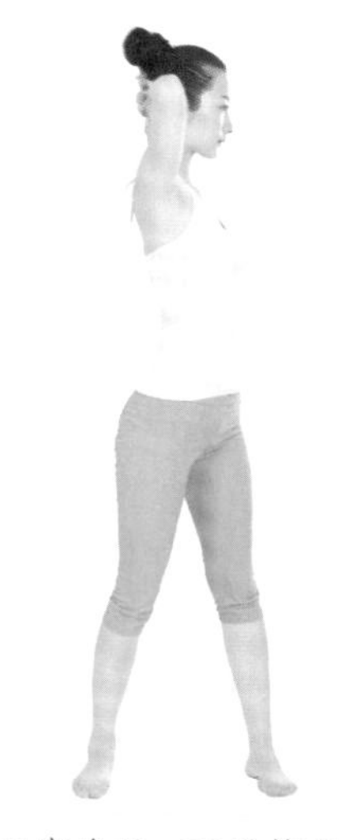

4 双脚分开，两手抱住后脑勺，身体向左右各转90°，重复20次。

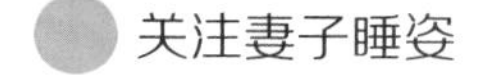

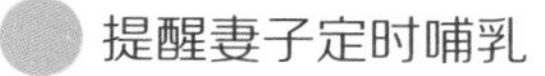

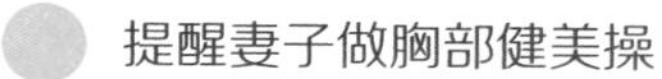

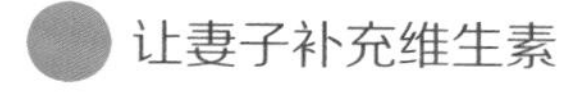

产后抑郁要留神

产后半年是抑郁症发生的高危期，宝宝的到来不仅给新妈妈带来了欢乐，更带来了责任和劳碌。月子里，新妈妈不要让悲伤、沮丧、忧愁、茫然等不良情绪影响自己，而应该以乐观、健康的心态去对待新环境、新身份。

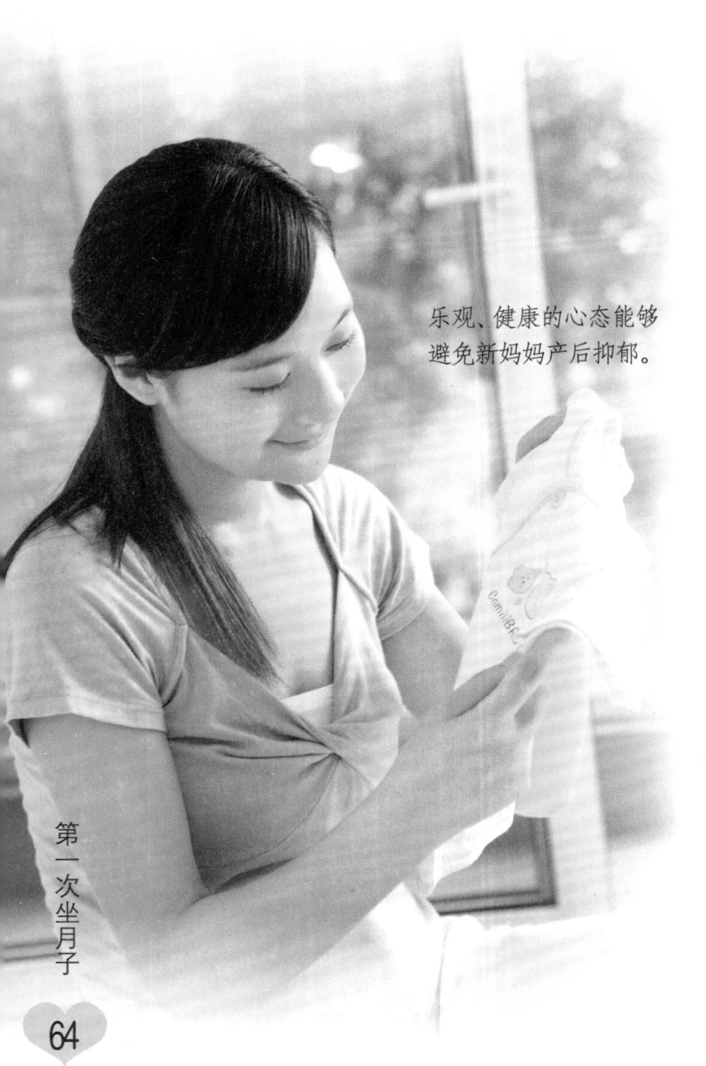

乐观、健康的心态能够避免新妈妈产后抑郁。

产后抑郁的八大表现

一些新妈妈容易在产后有某些心理和生理变化，比如出现空虚、失落、激动、失眠、焦虑、头痛、食欲减少、注意力涣散等，一般称为“产后抑郁症”。但并不是所有的产后坏心情都是产后抑郁，新妈妈可以通过产后抑郁的八大表现来判断自己。

1. 胃口差，什么都不想吃，体重明显下降或增加。

2. 晚上睡眠不佳或严重失眠，白天昏昏欲睡。

3. 经常莫名其妙地对丈夫和宝宝发火，事后有负罪感，不久后又开始发火，如此反复。

4. 几乎对所有事物失去兴趣，感觉生活没有希望，甚至不止一次有轻生的念头。

5. 精神焦虑不安，常为一点小事而恼怒，或者几天不言不语、不吃不喝。

6. 认为永远不可能再拥有属于自己的空间。

7. 思想不能集中，语言表达紊乱，缺乏逻辑性和综合判断能力。

8. 有明显的自卑感，常常不由自主地过度自责，对任何事都缺乏自信。

高学历，更要当心抑郁

学历越高的新妈妈，越容易产后抑郁。一方面是由于生活、角色和体内激素的变化；另一方面是由于面临的社会压力和精神压力较大，考虑问题多。新妈妈可以尝试以下方法来转移自己的注意力。

1. 可以和别的妈妈多多交流育儿心得和产后恢复心得。

2. 请月嫂或家人一起照顾宝宝，不要一个人应对这些杂事。

3. 把宝宝的变化和坐月子的感想记录下来，当你翻阅或记录这些的时候，你的心情会随之平静下来。

4. 给宝宝做做早教，重温以前美好的胎教时光。

让你远离产后抑郁症的九大妙招

产后抑郁症的发生率相当高，对家庭的危害很大。产后抑郁症最初表现为情绪不稳、失眠、暗自哭泣、郁闷、注意力不集中、焦虑等，严重的症状会出现郁郁寡欢、食欲不振、无精打采，甚至常常会无缘无故地流泪，或对前途感觉毫无希望，更有甚者会有罪恶感产生、失去生存欲望。在此，心理专家为新妈妈提供九大妙招，让新妈妈远离产后抑郁。

1. 生育和养育是家庭事件而非女性一人的职责，因此整个家庭每一位成员都必须调整自己，共同经历角色的转换。

2. 强化夫妻彼此间的沟通，多一点关怀、坦诚、倾听和赞美，避免互相埋怨。新妈妈产后应有一个安静、舒适、方便的环境休养，丈夫和家人要多给予情感上的支持以及精神上的爱抚。

3. 珍惜每一个睡眠机会。新妈妈要学会创造各种条件，让自己睡觉。当宝宝安然入睡时，新妈妈不要去洗洗涮涮，而是要抓紧时间闭目养神。

4. 用正确态度面对问题。如果新妈妈出现产后抑郁的症状，要科学地治疗，必要时在医生的指导下服用抗抑郁类药物，不要轻视抑郁症的危害性。

5. 多寻求他人帮助。不要什么事情都亲自去做，向家人和朋友，尤其是丈夫寻求帮助，比如，夜里让他帮你给宝宝换纸尿裤等。

6. 要注意心理上的调整，不要过分地苛求自己，室内乱些、脏点没关系，只是暂时的，不要过于要求与责怪你的丈夫和家人，因为大家都需要一个习惯的过程。

7. 笑口常开。遇到挫折，可以找信赖的亲人和好友充当倾诉的对象，适时发泄、吐吐苦水，不要把坏情绪积存心中。等到可以外出时，不妨多散散步，见见朋友，新妈妈要善于发现更多的快乐。

9. 享受好时光与度过坏日子。新妈妈肯定会遇上困难与烦恼，但在坏日子时也要保持好心情，相信一切都会变好的，努力做好每件事，享受和宝宝在一起的美好时光。

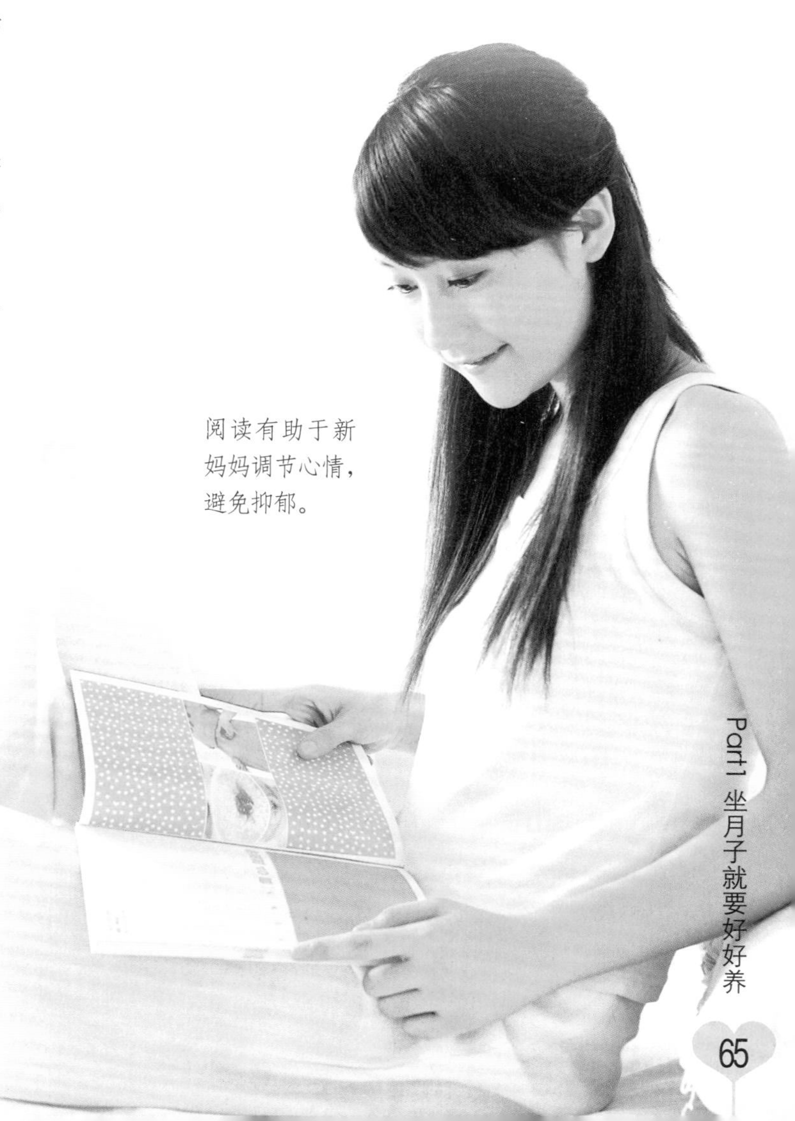

阅读有助于新妈妈调节心情，避免抑郁。

家人多体谅新妈妈

分娩后的新妈妈常常会焦虑、烦躁，甚至对家人也可能有过分的语言或行为，严重者可变成产后抑郁症。这种状态大约有半数以上的新妈妈都可能出现。新爸爸和家人可能认为新妈妈实在娇气、事儿多，不理解，从而产生家庭矛盾。

其实这种反常行为是身体激素变化的结果，并不是娇气所造成的。家人也应该多多体谅，毕竟此阶段的新妈妈比较劳累，产后不适、哺乳宝宝会导致神经比较敏感。因此对新妈妈应该理解，避免不必要的精神刺激，体贴地照顾新妈妈，以维护新妈妈良好的情绪，保持欢乐的气氛，这也是为宝宝创造一个良好家庭环境的重要条件。

产后心理减压法

产后新妈妈可通过心理减压法从自身彻底摆脱忧郁的困扰。

自我调整

新妈妈要学会自我调整、自我克制，树立哺育宝宝的信心，并试着从可爱的宝宝身上寻找快乐。

休息和饮食调整

新妈妈要尽可能地多休息，多吃水果和蔬菜，不要吃太多巧克力和甜食，少吃多餐，身体健康可使情绪稳定。

多活动

尽可能地多活动，如散步、做较轻松的家务等，但避免进行重体力运动。

学会放松

不要过度担忧，应学会放松。不要强迫自己做不想做或可能使自己心烦的事。把自身的感受和想法告诉新爸爸，让他与你共同承担和分享。这样新妈妈会渐渐恢复信心，增强体力，愉快地面对生活。

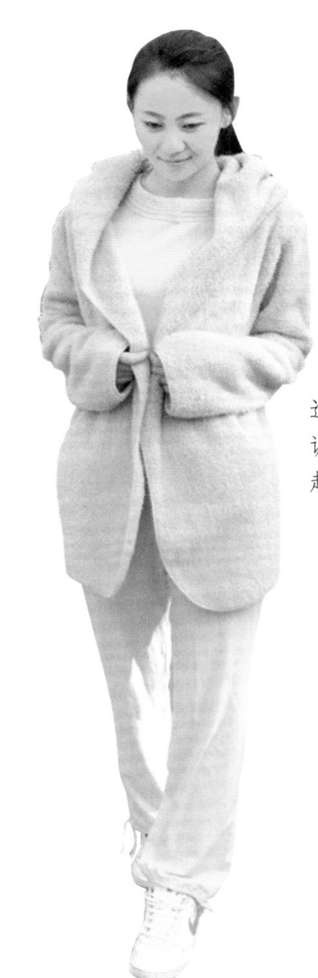

适当的散步，有助于调节新妈妈的情绪，起到减压效果。

新爸爸全力伺候好月子

坐月子是新妈妈的特权，所以新爸爸要积极地协助，伺候好月子。不管是否有工作在身，只要回到家里，都要承担大部分的家务活和照顾宝宝的工作。以下细则供参考，看看新爸爸是否可以胜任。

1. 新爸爸要贴心地照顾新妈妈。新妈妈在哺乳期内的休息、情绪、营养等都很重要。

2. 新爸爸在“月子”里应尽量避免应酬，积极主动给小宝宝洗澡、换尿布，并承担其他家务。

3. 小宝宝夜里经常会哭闹，新爸爸应帮助照料，避免新妈妈产生委屈情绪。

4. 在哺乳期时，新爸爸要经常为新妈妈揉揉腰背，轻轻按摩乳房，适时鼓励和赞美，准备温水擦拭宝宝吮吸后的乳房，或者帮宝宝换洗尿布，这些事都会让新妈妈从心里感到温暖。

5. 日用品的摆放需要新爸爸多留心，要便于新妈妈的使用和拿放。

听音乐可稳定情绪

音乐作为一种艺术，反映的是人类的思想，好的音乐会净化人的灵魂，使情感得到升华。好的音乐也会稳定人的情绪，驱散心中的不快，忘记身体的疲劳。音乐在医学和心理学治疗领域取得的惊人效果，让人们相信音乐有祛病健身的效果。

新妈妈在感到情绪焦躁不安的时候，不妨听一首或是抒情、或是平静、或是欢快的音乐，让自己放松，并采取一种自己感觉最舒服的姿势，静静地聆听，忘掉烦恼和不快，让自己的情感充分融入到音乐的美妙意境中去。

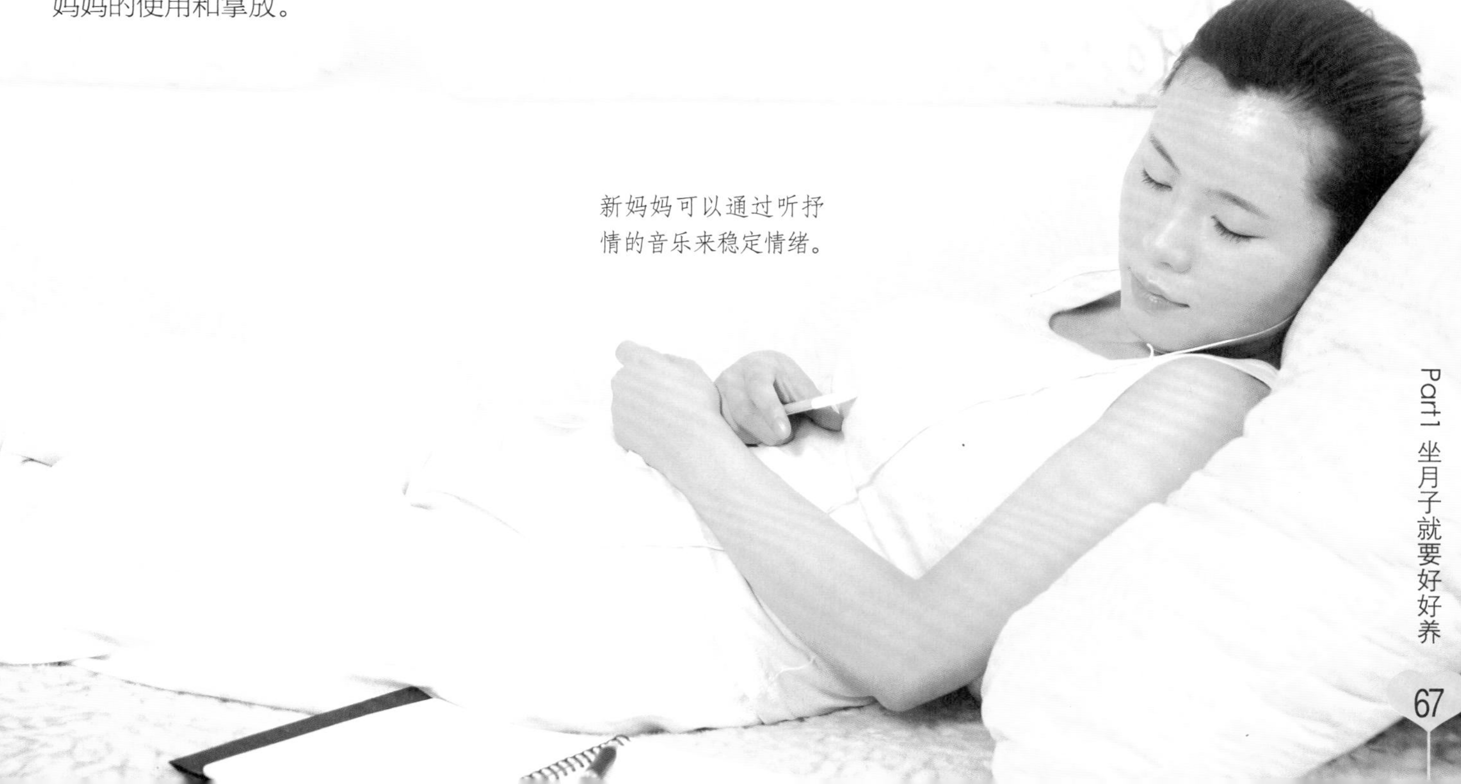

新妈妈可以通过听抒情的音乐来稳定情绪。

产后性生活那点事儿

品尝了为人父母的喜悦之后，很多夫妻开始盼望重新找回往日的“性福”。对新妈妈来说，因为分娩，生理和心理都发生了很大的变化，这些变化让她们对性生活非常担心和忧虑。

什么时候可以性生活

产后到底什么时候可以性生活，很多夫妻都会考虑这个问题，这需要看女性性器官在分娩后的恢复状况。正常分娩后的 56 天内不能过性生活。产钳及有缝合术者，应在伤口愈合、瘢痕形成后，约产后 70 天再过性生活。剖宫产最好在分娩后 3 个月才能过性生活。总之，在这些器官组织复原前，要绝对禁止性生活。

为什么新妈妈会惧怕“性”

终于熬到产后可以同房的时间，细心的新爸爸却发现，妻子似乎有点“性冷淡”了。丈夫对妻子的爱抚，妻子总是推三阻四，是她对我不感“性”趣了吗？其实，新妈妈或多或少会有些惧怕“性”。

产后同房丈夫需要注意什么？
每次过性生活的时间不宜太长，要多施爱抚行为，不可行动过猛，注意保护妻子的乳房。

哺乳、照顾婴儿的疲倦

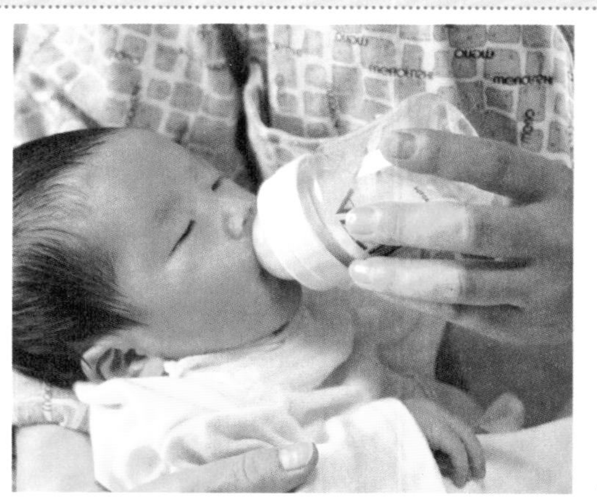

新妈妈生活的重心转移了，注意力集中在孩子身上，整天忙于照顾小宝宝，常常身心疲惫；再者，新妈妈体内的催乳素分泌上升，使性激素下降，性欲降低，此时夫妇应该好好地交流沟通，丈夫要体贴关心妻子。

对产后首次性生活疼痛的惧怕

产后首次性生活疼痛主要是由于产褥期激素水平仍低，阴道比较干涩引起的。另外，在妊娠晚期至产褥期有较长一段时间没有性生活，所以产后首次性生活可能出现疼痛甚至出血情况，这会让新妈妈内心产生恐惧。

好老公手账
耐心等待妻子恢复
多关怀体恤妻子
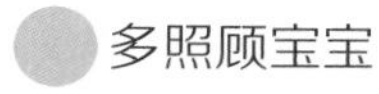
多照顾宝宝
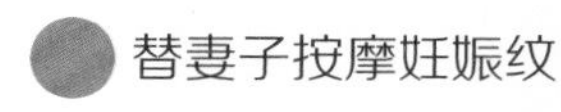
替妻子按摩妊娠纹

产后性生活需要避孕吗

理论上来说，在分娩后的第 3 周开始，新妈妈就有再次怀孕的可能了，此时同房就要采取有效的避孕措施了。使用避孕药物可能会对卵巢功能的恢复有不良影响。另外，由于避孕药中的雌激素可使乳汁分泌减少、质量降低，还可能进入乳汁对新生儿产生不良影响，因此哺乳期的新妈妈不宜使用短效口服避孕药。

避孕套避孕在产后夫妻的性生活中被列为首选。单孕激素长效避孕针注射避孕可在新妈妈产后6周进行，这也是一种不错的避孕措施。

如果月经正常来过两三次后，可去医院检查，情况正常可考虑放置宫内节育器（即放环），但月经量多者不宜放环。

如何消除产后“性障碍”

丈夫需要和妻子沟通，双方互相体谅，克服心理障碍。在同房时注意循序渐进，在新妈妈身体彻底康复后再进行性生活，同房时要注意动作轻柔，可适当增加前戏或使用润滑剂。

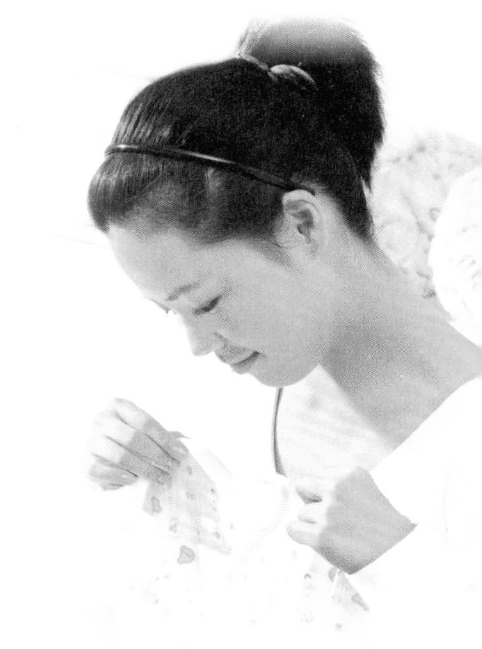

偶尔将宝宝转手，享受做妻子的权利

新妈妈在想到自己是母亲的时候，也别忘了自己同时也是妻子和女人，享受性爱和付出母爱并不冲突。所以，可以让家人帮忙照顾孩子，让自己与丈夫之间有更多的交流。

学会调整自己的情绪

照顾新生的宝宝，对不少新妈妈来说都会显得手忙脚乱甚至是烦躁不安，所以，新妈妈应该寻找方法安抚自己的情绪，比如睡前泡个澡，听听音乐。当女性在安静的心情中，会更容易产生对爱的渴望和性的渴求。

创造机会，重新熟悉彼此的身体

有些夫妻由于很久没有真正的融合，产后初次性爱时，彼此可能会觉得陌生，所以新妈妈应创造更多的独处机会，寻回以前的亲密感觉，然后引导丈夫重新熟悉你身体的各部分，并与丈夫分享心中真实的想法。

会阴不适的感觉

阴道分娩后由于存在盆底组织结构损伤和会阴伤口，会阴不适并不奇怪。另外，会阴伤口的缝线吸收需要数月之久，随着时间的推移，这些情况会慢慢消失的。

赘肉、妊娠纹

有些新妈妈由于肚子脂肪多，有赘肉、妊娠纹而不想见丈夫，这些可以通过适当的运动和坚持保健操的锻炼来改善。

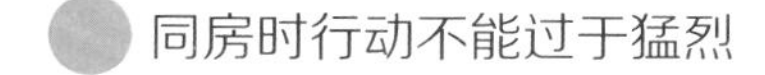
同房时行动不能过于猛烈
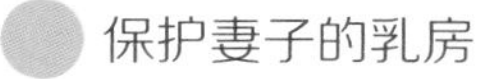
保护妻子的乳房
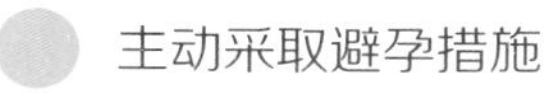
主动采取避孕措施
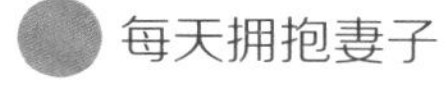
每天拥抱妻子

产后同房又见红，怎么回事

产后同房出血主要是伤口出血，包括以下几个原因：同房时间过早，伤口并未完全恢复，产妇自身炎症导致伤口恢复缓慢，个体手术缝合情况等。产后同房时，丈夫动作激烈也是出血原因之一。

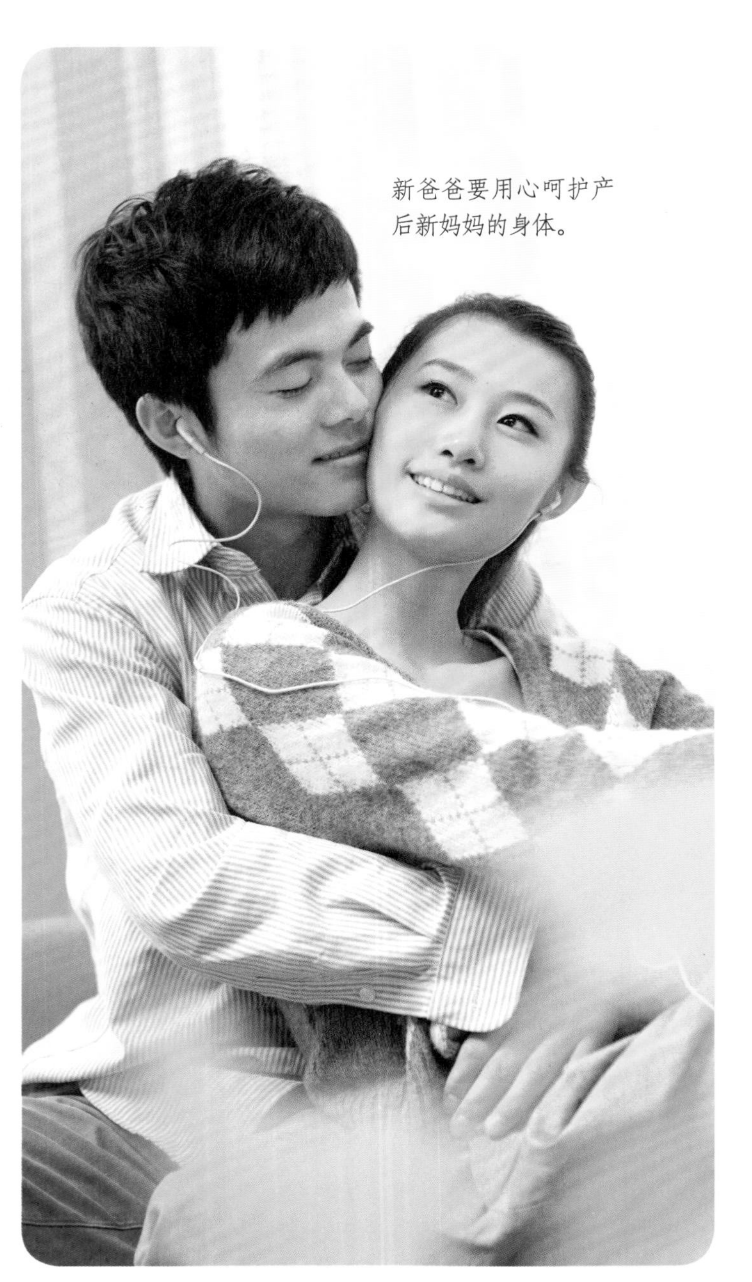

新爸爸要用心呵护产后新妈妈的身体。

与恢复同房的时间有关

会阴切口的伤口一般需7天才能愈合，并将缝线拆除。此时，会阴表面组织虽已愈合，但是深部肌层、筋膜需6~8周才能得以修复。如果过早开始同房，会导致伤口裂开、出血。

与新妈妈全身情况有关

新妈妈患有贫血、营养不良或阴道会阴部发生炎症时，均可延迟会阴伤口的愈合。

与伤口缝合情况有关

除了会阴部表皮层用丝线缝合外，内层肌肉、皮下脂肪层均用羊肠线缝合。由于人体组织对羊肠线的吸收有明显的个体差异，加上羊肠线的质量、会阴部是否严格消毒等问题，也会影响人体组织的吸收。

与丈夫有关

由于男方在妻子处于怀孕晚期、产褥期时禁欲时间较长，一旦恢复夫妻生活，往往动作激烈，这样也很容易引起会阴组织损伤、出血、裂开。

与身体病变有关

剖宫产后同房出血可能是身体有病变，如子宫颈发育不全、衣原体感染、患有妇科炎症、宫颈息肉、子宫内膜异位症、宫颈癌等，所以不要单纯地以为是来月经了。

教你速成新爸爸

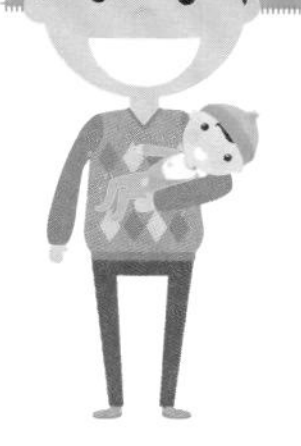

1 体贴关爱妻子，产后性生活次数不宜过频，并且每次性生活主动采取可靠的避孕措施，最好是使用避孕套避孕。

2 性生活前，应该仔细清洗外阴和生殖器官；性生活之后，应第一时间提醒妻子冲洗下身。同房时动作轻柔、温和，不要太粗暴，不可剧烈抽动，以免引起妻子伤口的疼痛。

享受产后“性”福生活

不少侧切的新妈妈都反映阴道松弛，性生活不如以前完美了。其实，多做阴道括约肌锻炼和盆底肌肉的锻炼，就能更快、更好地恢复到以前的状态。不过，这个锻炼最好在产后 2 周之后再做。

耻骨尾骨肌收缩练习：提升阴道收缩力。女性可仰卧于床上，尽量将身体放松，然后再主动收缩阴道及肛门部位肌肉，收缩时吸气，放松时呼气。每次肌肉持续收缩 3 秒钟，然后放松 3 秒钟。大约几周后就能达到收紧的目的。此运动宜在自然分娩 2 周后才能进行。

收肛提气：先深吸一口气，然后闭气，同时，如忍大小便一般收缩肛门，如此反复，盆腔肌肉的张力就会大大改善。

中断排尿：小便时，中断，稍停，几秒后继续，如此反复。一段时间之后，阴道周围肌肉的张力就会提高，慢慢变得紧实。

其实，性生活的和谐除了跟生理有关外，还与夫妻间的感情有很大的关系，感情甜蜜有助于“性”福生活。

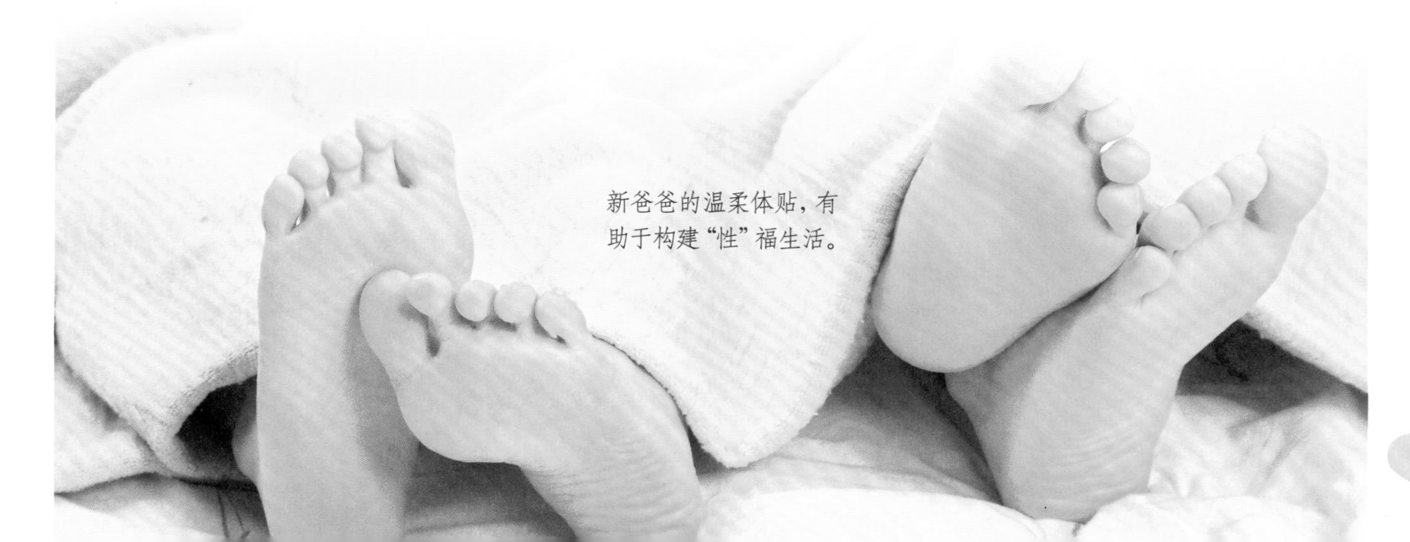

新爸爸的温柔体贴，有助于构建“性”福生活。

产后要瘦，更要美

怀胎十月，一朝分娩，爱美的妈妈终于可以在照顾到宝宝的同时，来顾及自己的美丽了。怀孕过程中出现的斑点、妊娠纹、脱发、体重增加等都亟待解决。只要新妈妈掌握技巧，每天抽出 10~30 分钟锻炼，就可以变回那个漂亮苗条的自己了。

产后如何合理控制体重？

新妈妈适量补充营养就好，不要暴饮暴食，而且还要注意多活动、多运动，这是合理控制体重的有效方式，有利于促进血液循环，也为新妈妈体形恢复奠定良好的基础。

产后瘦身运动要循序渐进

怀孕期间，为了让宝宝发育得更好，孕妈妈往往大吃特吃，时间在不知不觉中流逝，赘肉也在不知不觉中增长。产后适度的运动不仅有助于健康，还能帮助新妈妈早点找回昔日曼妙的身姿。

不得不信！哺乳才是最健康的瘦身方法

有些新妈妈觉得哺喂宝宝就得多吃、多补，这样更不利于体形恢复，所以干脆就放弃哺乳，这是极不正确的。专家提醒新妈妈，产后最佳的瘦身秘方就是哺乳了。因为喂母乳有助于消耗母体的热量，其效果比起节食、运动，丝毫不逊色！

在哺乳期的前 3 个月，新妈妈怀孕时在体内储存的脂肪，可以借助哺乳，每天以 418.4~627.6 千卡的数量消耗掉，由于哺乳妈妈所消耗的热量较多，自然比不哺乳的新妈妈更容易恢复产前的身材。同时，哺乳还可加强母体新陈代谢和营养循环，将体内多余的营养成分输送出来，减少皮下脂肪的堆积。

产后还需防止胸部下垂

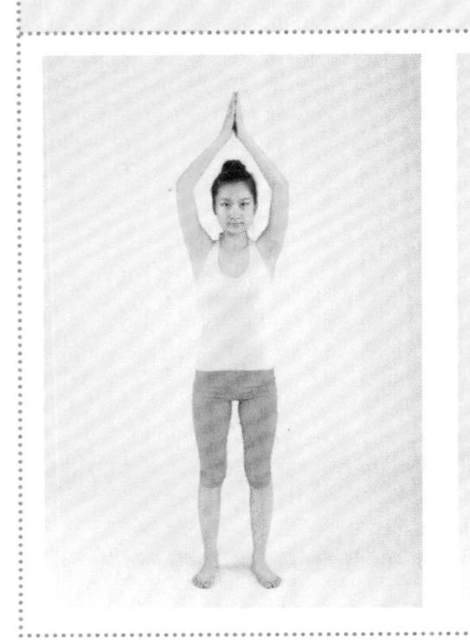

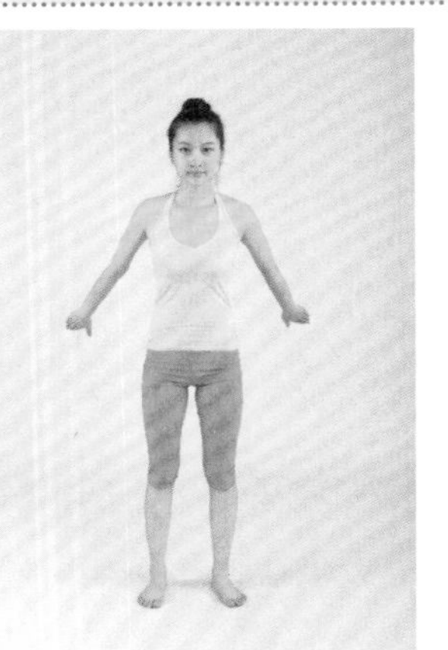

一般来说，新妈妈乳房都会松弛下垂，为恢复乳房弹性，防止胸部下垂，新妈妈可以在产后第 3 天做做这个动作，能帮助维持胸部肌肉。

手平放身体两侧，将两手向前直举，双臂向左右伸直平放，然后上举至两掌相遇，再将双臂向后伸直平放，再回前胸后回原位，重复 5~10 次。

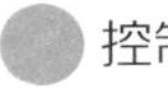

好老公手账

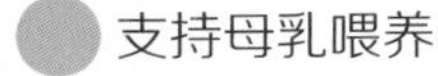

控制饮食 支持母乳喂养

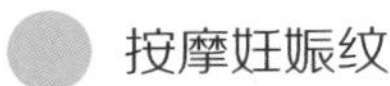

按摩妊娠纹

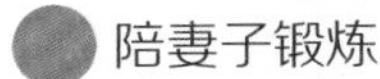

陪妻子锻炼

顺产妈妈产后第 1 天就应适当运动

顺产的新妈妈，在产后第 1 天就可以开始活动，有助于产后早日恢复，例如在床上做一些翻身、抬腿、缩肛运动。尤其是缩肛运动，对产后盆底的肌肉和肌膜的恢复非常有益。顺产妈妈 6~12 个小时就能起床做轻微活动。

剖宫产妈妈应产后 4 周再运动

剖宫产妈妈在产后运动上一定要跟顺产妈妈区分开来，千万不能按照顺产妈妈的运动和瘦身方案来进行，这是因为手术的刀口恢复起来需要一定的时间，剖宫产妈妈腰腹部比较脆弱，强行用力锻炼，会对身体造成伤害。一般来说，剖宫产妈妈产后 24 小时可以做翻身、下床走动这些轻微的动作；2 周后可以做些简单的运动，帮助新妈妈提早恢复肌力，增强腹肌和盆底肌肉的功能；等产后 4 周伤口基本愈合了，再实行进一步的瘦身运动。

忌过早做剧烈运动

新妈妈在产后适当运动，对体力恢复和器官复位有很好的促进作用，但一定要根据自身状况适量运动。有的新妈妈为了尽快减肥瘦身，就加大运动量，这么做是不合适的。大运动量或较剧烈的运动方式会影响尚未康复的器官恢复，尤其对于剖宫产的新妈妈来说，激烈运动还会影响剖宫产刀口的愈合。再则，剧烈运动会使人体血液循环加速，使肌体疲劳，运动后反而没有舒适感，不利于新妈妈的身体恢复。

产后新妈妈什么时候可以跟孕前一样减肥？

产后 6 个月后，新妈妈就可以像孕前一样进行减重了，可以适度节食、增加运动量等，不会对身体恢复造成影响。

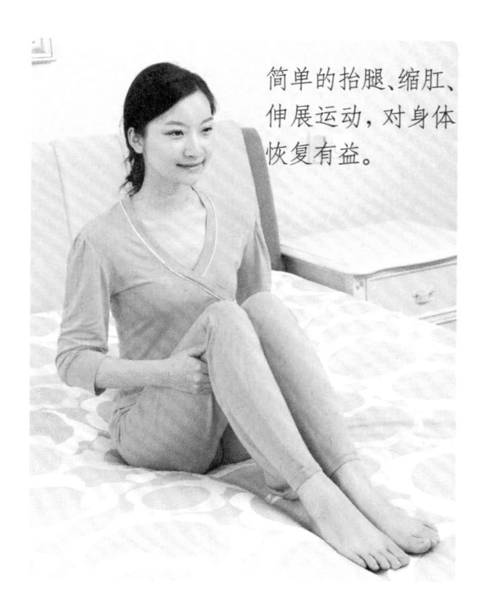

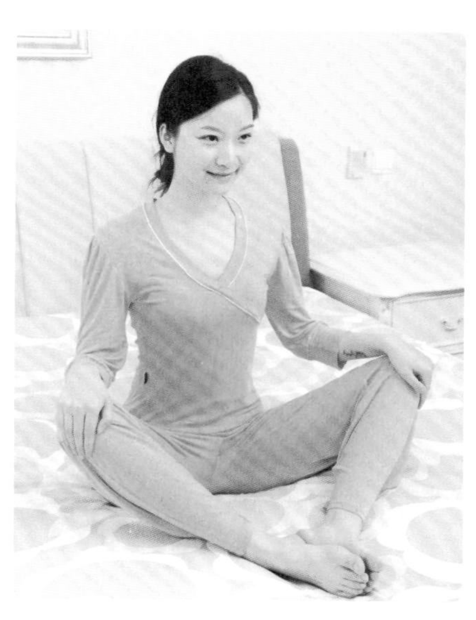

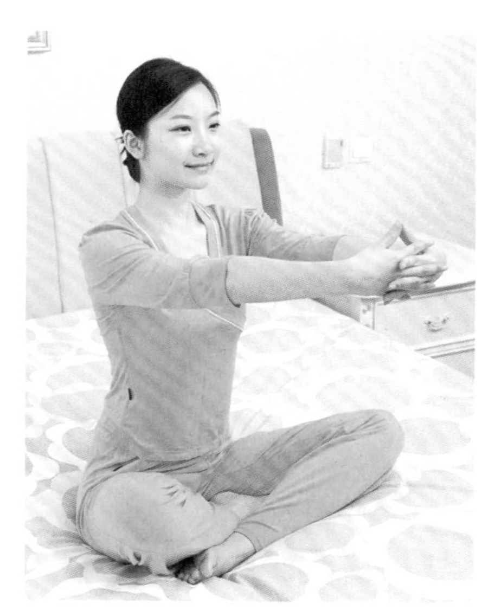

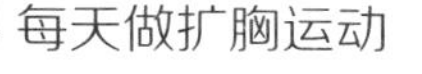
每天做扩胸运动　均衡营养　帮妻子制订瘦身方案　提醒妻子运动要适度

新妈妈运动时不可缺水

新妈妈由于易出汗、身体虚弱等特殊的身体状况，在运动时一定要注意补充水分。首先，运动前新妈妈应该喝适量温开水；其次，运动 20~30 分钟后也要休息并补充水分，最好补充温开水，以 40~50℃的温开水最合适，因为这种温度的水最易由胃部流至小肠，被新妈妈吸收；另外，需要水分的多少，取决于新妈妈的运动量及四周的环境因素，比如气候、温度及阳光的强度等。

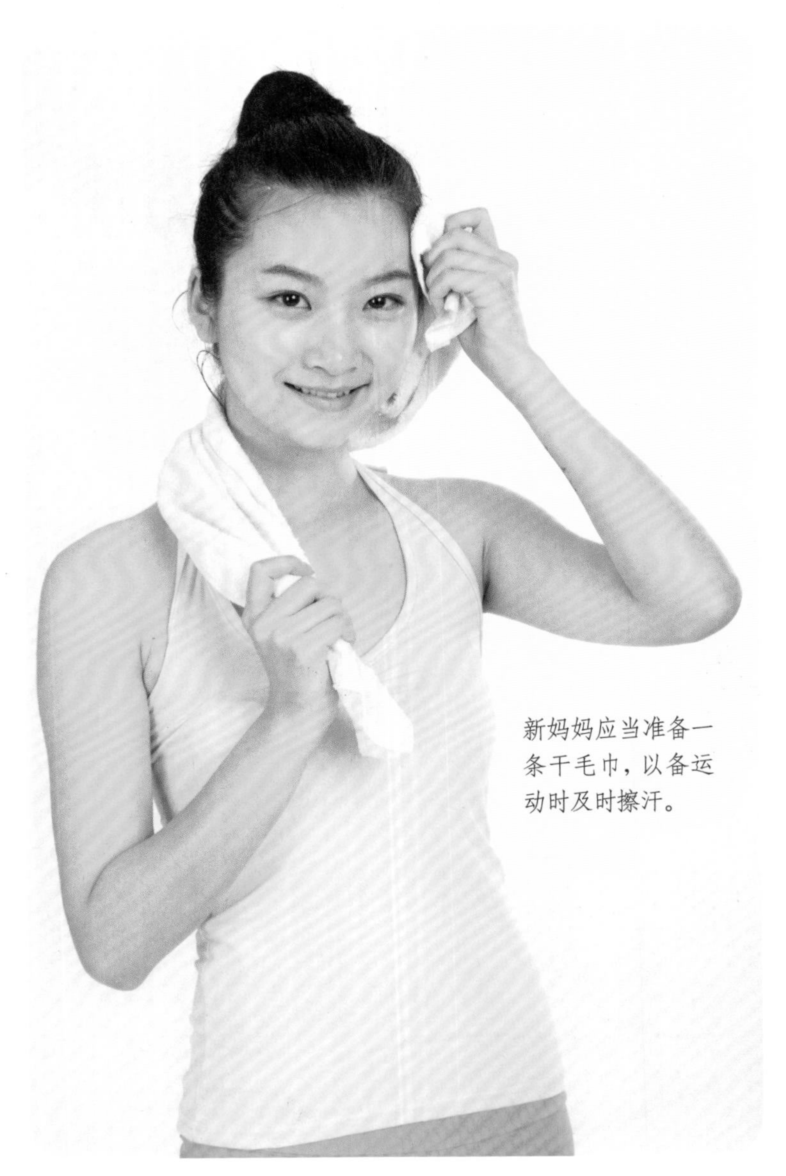

新妈妈应当准备一条干毛巾，以备运动时及时擦汗。

新妈妈运动前的准备

因为新妈妈的身体比较虚弱，在分娩过程中一些器官可能会受到不同程度的损伤，所以不能贸然开始运动，做好充足的准备才能达到产后运动的目的，否则会适得其反。

❤ 与医生沟通

新妈妈可以就产后运动事宜与医生提前沟通，看是否适合运动、适合做什么运动、什么时间适合做运动等，让医生帮助新妈妈制订一个产后运动计划。

❤ 饮食准备

空腹运动容易发生低血糖。所以，如果新妈妈选择在早晨运动，建议早起 30 分钟为自己准备适合的早餐。运动前应以摄入优质蛋白质的食物为主，这样可以帮助新妈妈在运动中消耗更多的脂肪。鸡蛋、脱脂牛奶、鱼、豆腐等都是蛋白质的上好来源。

❤ 衣着准备

最好穿纯棉的宽松衣裤，另外准备一条干毛巾，以备运动时及时擦汗。

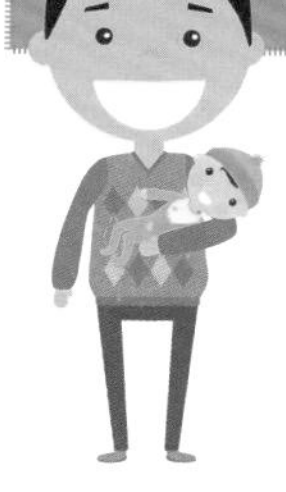

教你速成新爸爸

1 新妈妈准备运动时，新爸爸提前准备适量温开水，每隔20分钟提醒新妈妈休息并补充温开水。

2 根据妻子的实际情况，与医生沟通，确定适合做哪些运动，哪个时间段适合运动，帮妻子制订产后运动计划。

3 每天早起30分钟为妻子准备适合的早餐，以鸡蛋、脱脂牛奶等优质蛋白质的食物为主。

超简单的子宫恢复操

产后第2周是内脏收缩至孕前状态的关键时期，也是产后瘦身的主轴。下面这套子宫恢复操虽然简单，但对子宫和骨盆腔的收缩有很大助益，可早晚各做3~5分钟，能防止子宫后位，促进子宫回到正常位置上。

1. 新妈妈俯卧在床上，双腿伸直并拢，双手自然放于身体两侧。

2. 将脸侧向一边，保持自然呼吸。

3. 这套恢复操只有在较硬的床上进行才能起到很好的效果，太软的床不利于子宫恢复。

交替蹬腿减赘肉

双腿运动可促进血液流通，缓解腿部疲劳，减少腿部赘肉，能让腿重新变得修长。

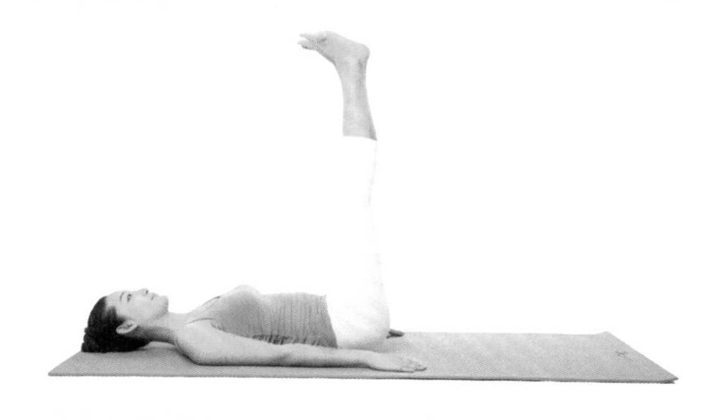

1 平躺于床上，双腿、双臂自然伸直。双腿同时向上慢慢抬起，再放下，不可过于向上用力抬起。每天2次，每次2分钟。

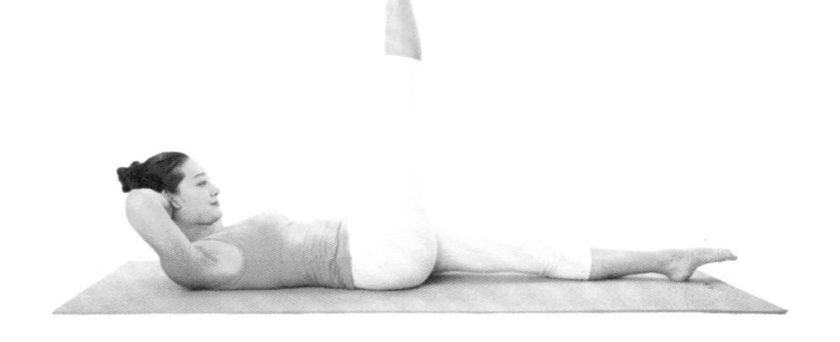

2 平躺于床上，交替举起左右腿，使腿与身体呈直角，然后再放下。重复10次左右。

边散步边瘦身

出了月子，天气晴朗的时候，新妈妈可以带着宝宝走出房间，呼吸一下室外的新鲜空气。空闲的时候，也可以自己出去就近散散步，对健康大有好处，也有利于让自己尽快调整到怀孕前的状态。

脂肪和肌肉细胞都有记忆功能，经常使之保持在某种状态，它们就会记住并自然表现这种状态。所以新妈妈在走路、站立时都稍稍收紧腹部，不但腹部会趋于平坦，走姿、站姿也会优雅许多。

懒妈妈瘦身小妙招

有的新妈妈平时就不爱运动，产后更是不愿意运动了。那么，不妨试试下面介绍的瘦身法。

靠墙站站就能瘦

晚饭后半小时，夹紧臀部，把整个背部紧贴在墙壁上，臀部、背部、腿部、腰部、头、脖子都尽量贴紧墙面。坚持 15 分钟，每天做 1 次，一周就可以见到效果，不仅瘦腰，而且腿、脖子、脸部也能变瘦。

穴位按摩轻松瘦

中医认为，人体有十二经络和 300 多个穴位，通过疏通人体经络，打通人体经脉，刺激人体相关穴位，将体内多余脂肪从脂肪库里游离出来，经分解、消耗，通过大小便、汗腺排出体外，从而达到排出毒素、塑形瘦身的效果。新妈妈可以在产后空闲的时间有意识地按摩相关穴位，轻松瘦身。

睡好美容瘦身觉

对于产后瘦身来说，除了瘦身运动之外，睡眠质量的好坏也起着很重要的作用。因为睡眠的质量直接影响着激素的分泌量，长时间、优质的睡眠可以让激素的分泌增加，这样就可以促进身体的新陈代谢，让脂肪快速地被分解和消耗。

所以说，睡眠对于产后瘦身和养成易瘦体质有一定的功效。因此，新妈妈要保证充足的睡眠，这样既有充沛的精力照顾宝宝，又可以养成易瘦体质，早日恢复苗条。

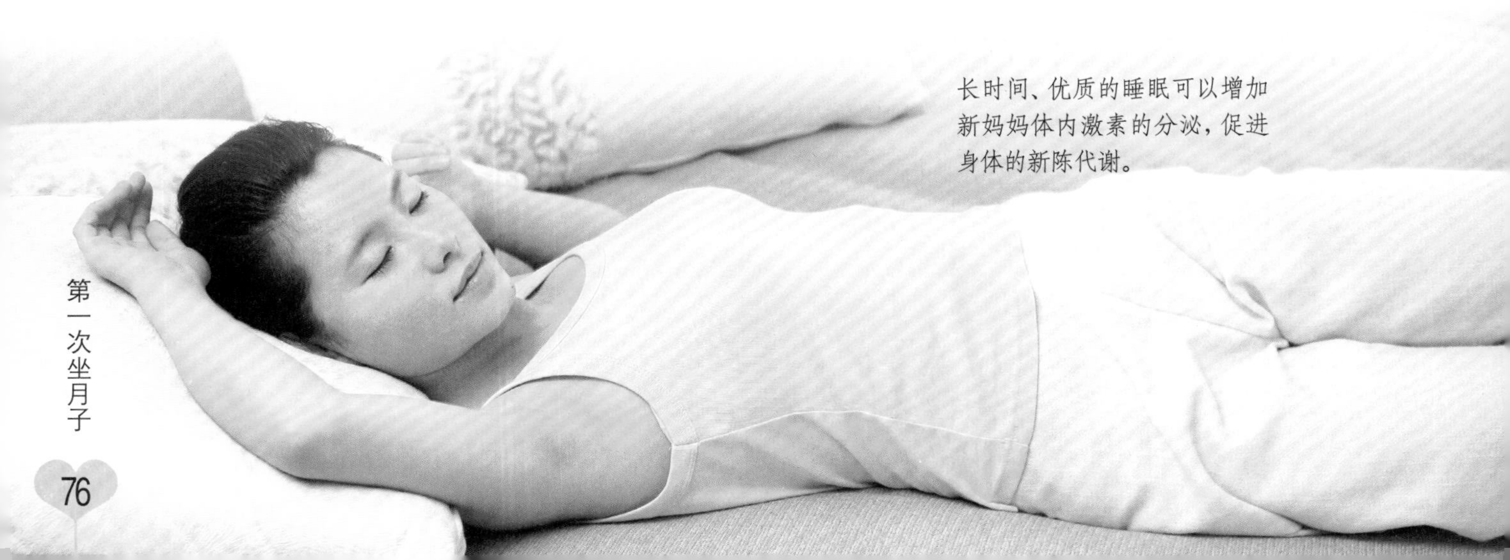

长时间、优质的睡眠可以增加新妈妈体内激素的分泌，促进身体的新陈代谢。

产后 6 个月瘦身方案

随着产后身体的恢复，新妈妈终于有精力和体力来关注体重问题了。产后 6 个月是体重管理的关键期，新妈妈可不要错过这段时间。为了能更好地给宝宝哺乳，顺其自然地瘦下去，新妈妈先制订一个产后 6 个月的瘦身方案吧。

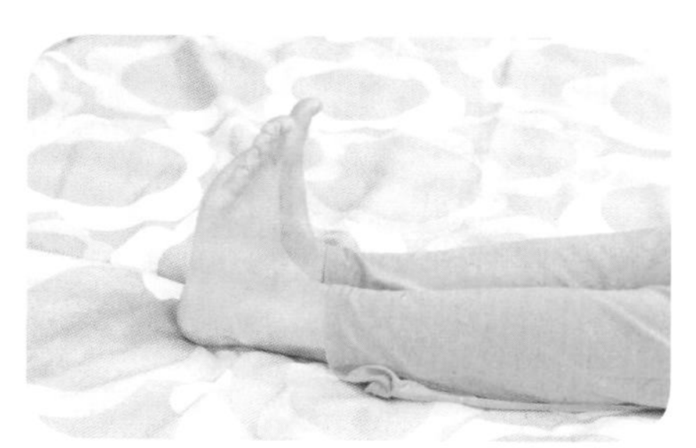

1 **产后第 1 周**：此时的运动并不是单纯为了瘦身，而是使气血畅通，让新妈妈尽快恢复元气，可下床活动，轻微活动手腕、手指、脚踝等末梢部位，以促进血液循环。

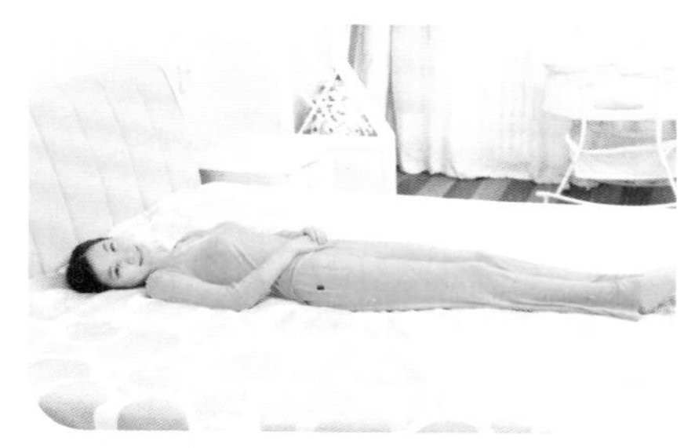

2 **产后第 2 周**：开始建立体重管理计划，按摩腹部，巧排恶露。

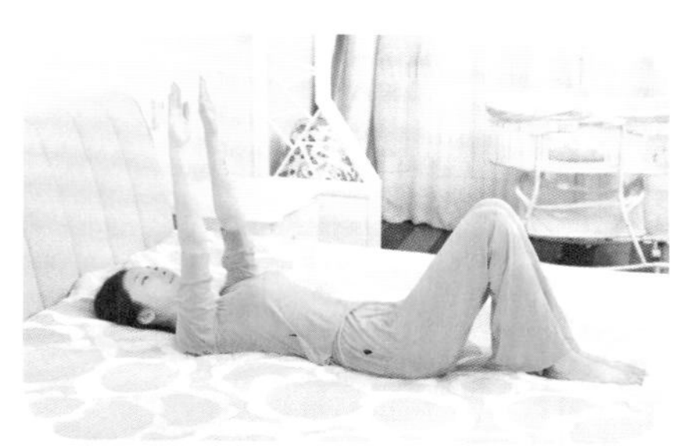

3 **产后第 3 周**：顺产妈妈可以持续上周锻炼，并开始恢复骨盆、腰部肌肉的训练。剖宫产妈妈还不适宜进行全面、系统的瘦身锻炼。

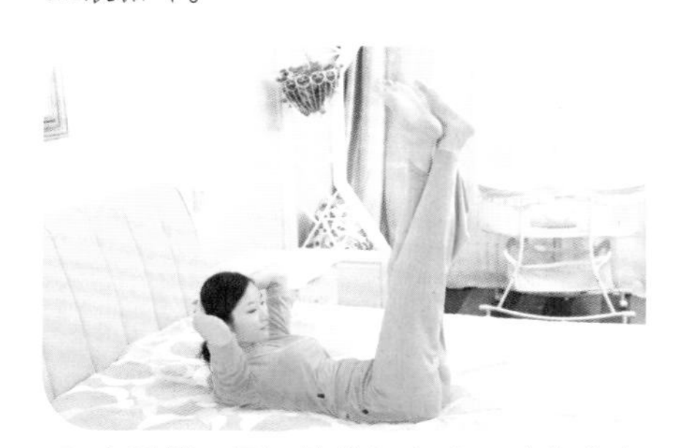

4 **产后第 4 周**：是进行产后运动和瘦身的好时候。可适当增加运动量，开始全身瘦身，并重点关注胸部、颈部、盆底、腰肌等部位的锻炼。

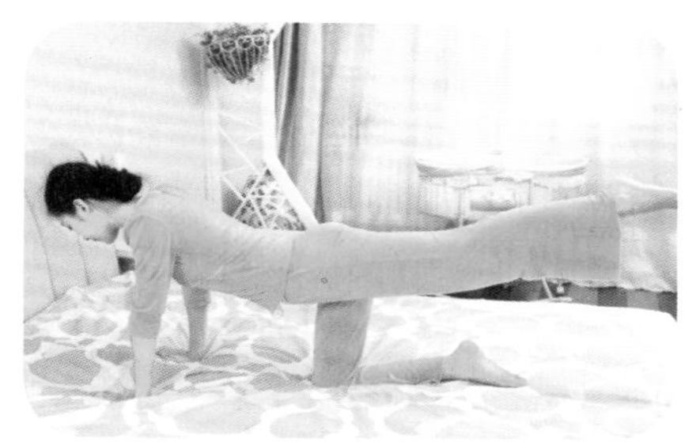

5 **产后 2 个月**：可以适当加大运动量，并采取适当减少饮食的量、提高食物的质等方法来调整和改善饮食结构，不宜大量食用高热量、高脂肪的食物。

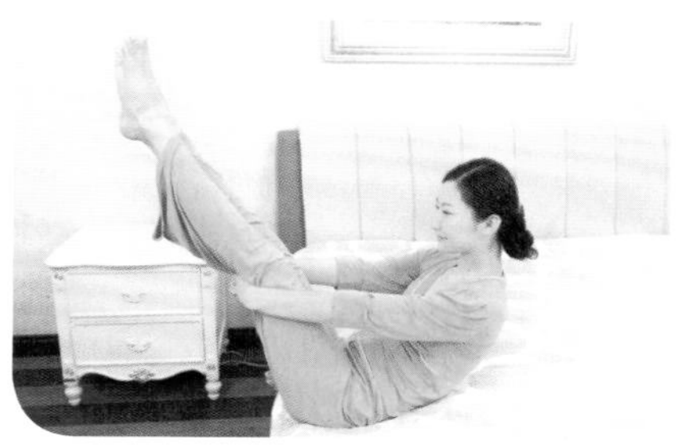

6 **产后 4 个月**：可加大减肥力度。非哺乳新妈妈在产后满 4 个月后就可以像产前一样减肥了，母乳喂养的新妈妈还是要坚持循序渐进的原则。

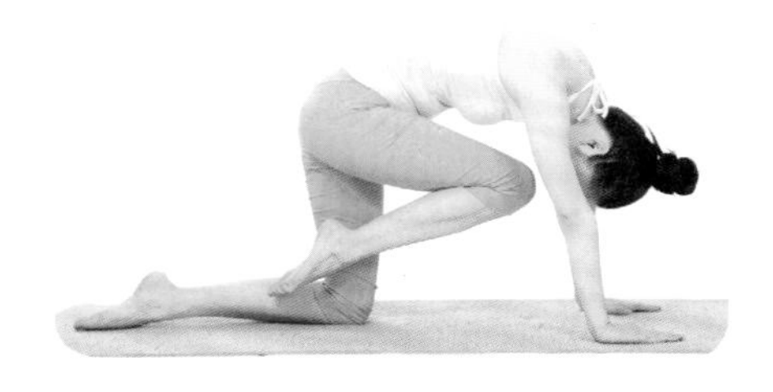

7 **产后 6 个月**：必须进行减重锻炼了，新妈妈可采取有效的运动瘦身方式，比如游泳、产后瑜伽等。

顺产妈妈的塑臀好时机

产后如果太过懒散，不爱运动，想恢复窈窕身材，可就没那么容易了。产后运动，最好从产后第 1 天开始进行。

很简单，只要深呼吸即可，时常深呼吸，可促进血液循环、细胞代谢、增加氧气量，还能促进燃烧脂肪；产后第 2~3 天，体力稍微恢复时，则可以开始做一些扩胸运动；到了产后第 7~10 天，阴道伤口已结痂，疼痛逐渐减轻，就可以进行塑臀运动了。

下面就介绍两个简单的塑臀运动，让臀部肌肉恢复弹性，新妈妈赶紧来试试吧！

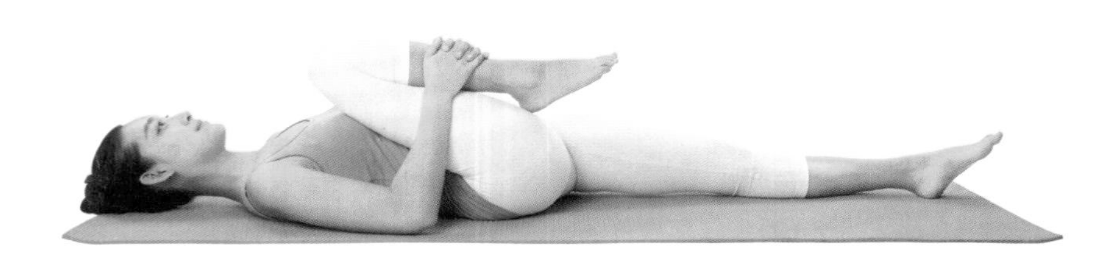

❤方式一：美臀运动

1. 平躺于地面，双手抱左膝，将左膝靠向腹部，再换右腿。

2. 或以手抱双膝，同时靠向腹部。

诀窍：两腿可交换做，也可以同时做，可美化臀部及收缩小腹。

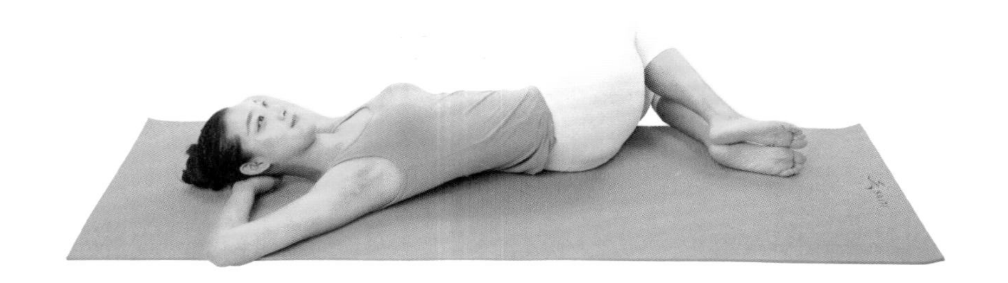

❤方式二：转臀运动

1. 身体躺卧，双脚合并，屈膝。

2. 手肘平放于地，双膝向左下压地板，并左右来回做。

诀窍：下压双膝时，脚尖应尽量定住不动，这样塑臀效果会更好些。

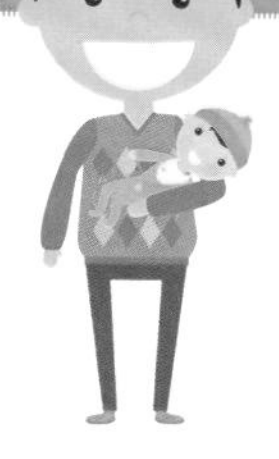

教你速成新爸爸

1 给新妈妈制订一个全面的、可行的瘦身方案，并尽可能地陪妻子一起运动。

2 督促妻子做做简单的塑臀运动，让妻子的臀部肌肉恢复弹性，保持信心满满。

3 根据妻子的身体恢复情况，督促妻子逐渐增加运动量，但应以不疲劳为准。

新妈妈产后健美瘦身操

产后适当的运动可以预防或减轻因分娩造成的身体不适及器官功能失调，还可协助恢复以往健美的体形。

下面专门介绍一套产后健美瘦身操，顺产妈妈可从产后第7天开始锻炼；会阴有侧切口的新妈妈可从产后第15天开始；剖宫产妈妈可从产后第42天开始锻炼。新妈妈可根据自己的身体情况，逐渐增加运动量，以不疲劳为限。

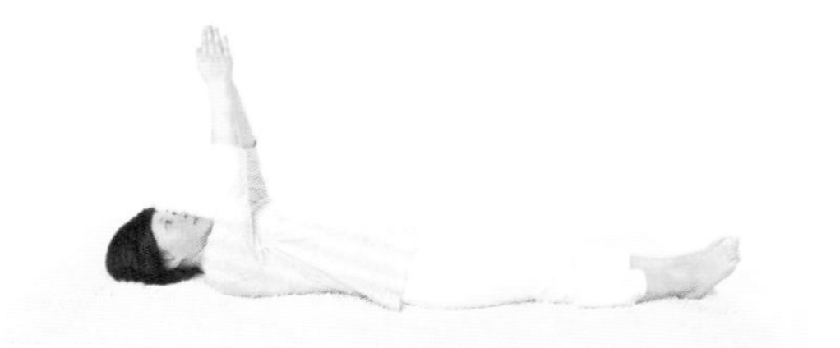

1 **上肢运动**：平躺，两手臂左右平伸，上举至胸前，双掌合拢，然后保持手臂伸直放回原处。每日做2遍。

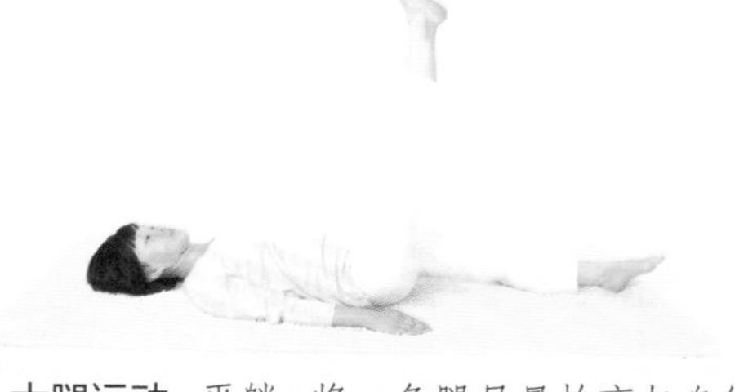

2 **大腿运动**：平躺，将一条腿尽量抬高与身体垂直，放下后另一条腿做相同动作。以后可练习将双腿同时举起。每日做2遍。

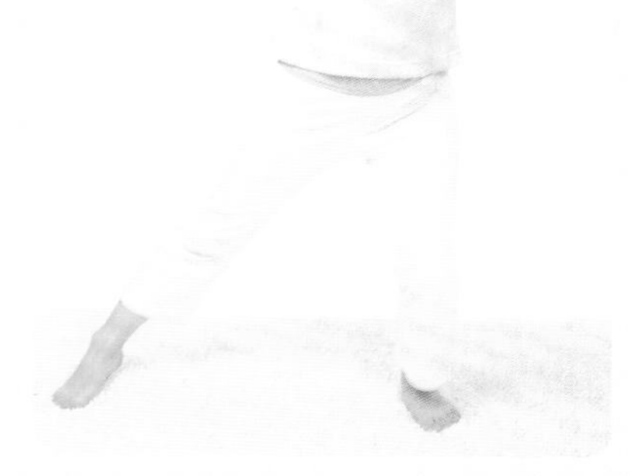

3 **小腿运动**：将双腿并拢站好，双手放于脑后，弯曲左腿，右腿向外侧伸直，左右腿交替进行各5次。

懂保养，才是真正的美妈

大多数新妈妈在分娩后，肌肤会显得干燥、松弛，整个人看起来都没有生机和活力。这就需要新妈妈尤其重视皮肤的保养和护理。不过，新妈妈最好根据自己皮肤的类型，选择适合自己的护肤方式。

产后美肤三部曲：清洁、保湿、防晒

油脂分泌旺盛、缺水是产后妈妈最常出现的皮肤问题，这是由于怀孕期间激素分泌改变引起的，随着产后内分泌回归正常，新妈妈适时护理，皮肤就能变得水嫩、光滑。

产后新妈妈因为孕期丰富营养的滋养，皮肤虽然会出现斑点、妊娠纹，但本质其实并不差，所以不需要烦琐的护理方式，只要注意清洁、保湿、防晒这 3 个基本步骤就可以了。

产后新妈妈是可以洗脸的，而且要每天洗，只要注意用温水就可以了。产后新妈妈内分泌变化很大，皮肤容易干燥，保湿就是恢复皮肤屏障功能的手段之一。对于干性皮肤和中性皮肤的新妈妈来说，单纯喝水或者通过饮食来保湿是不够的，还需要适当使用一些保湿护肤品。考虑到新妈妈还要哺乳，建议选择原料天然、成分简单、性质温和的保湿护肤品。

另外，防晒也是新妈妈不能忽视的，否则会加重脸部色素沉着，使怀孕时就出现的黄褐斑、蝴蝶斑等更为严重。

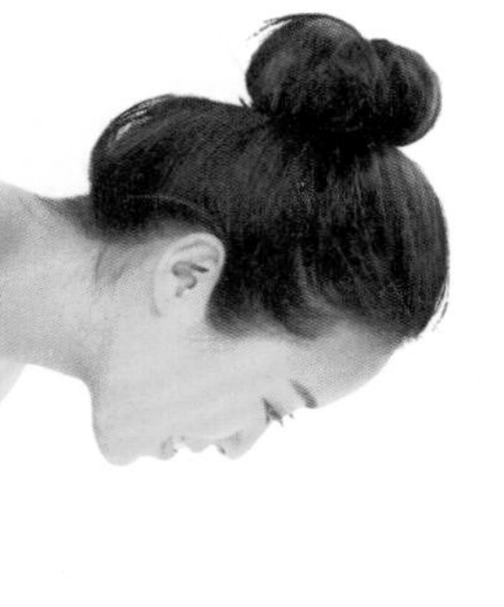

如果新妈妈觉得自己的角质层比较厚，可将 7~10 滴米醋放入洗脸水中洗脸，坚持每周 1 次，有助于去除角质。

新妈妈油脂分泌旺盛，经常会觉得脸上油光光的，这也是皮肤缺水的表现。新妈妈平日要多喝水，吃些补充水分的蔬果，少吃油腻的食物。还可以选用天然成分的保湿护肤品来保养皮肤。另外，每晚睡觉前做几分钟的脸部按摩，可以让过剩的皮脂腺活动得到抑制，减少油脂分泌。

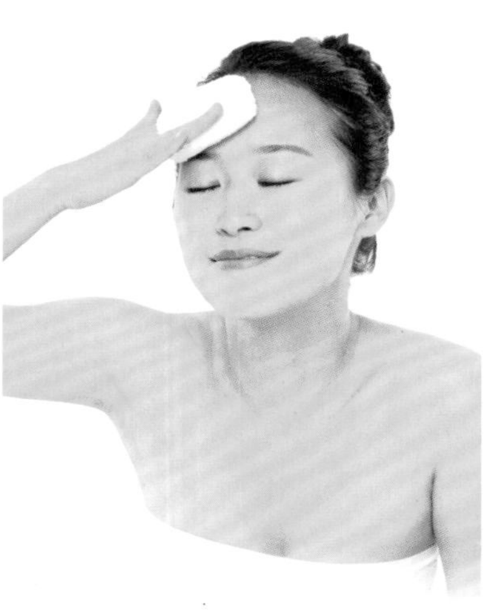

新妈妈尤其要重视皮肤的保养和护理。

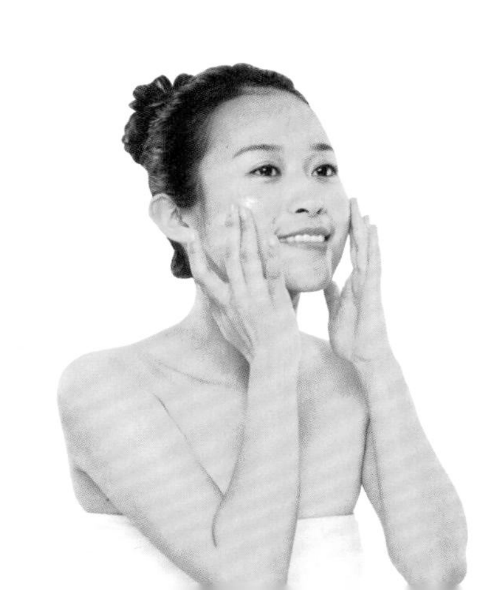

哺乳先拒绝美白祛斑

产后祛斑美白不宜过早进行，因为随着产后身体的恢复，大部分新妈妈的妊娠斑都能慢慢淡下来。不过，对于需要使用祛斑美白产品的新妈妈，最好选用原料天然、成分简单的美白祛斑产品。有的美白祛斑产品中添加了铅、汞等重金属成分，会进入乳汁危及宝宝的健康。所以新妈妈哺乳期应该避免使用这类美白祛斑产品，不确定成分的美白产品最好也不用。

青春还在，所以痘痘也在

不少新妈妈坐月子期间脸上会长痘，有些以前没长过痘痘的新妈妈也不例外。这是由于体内激素的变化造成的，另外，睡眠不好或者情绪不佳也会长痘，这只是暂时现象。新妈妈应该用性质温和的洗面奶和 37℃左右的温水洗脸，并且多喝水，多吃水果蔬菜，保持睡眠充足，一般半个月左右皮肤就会有很大改善。

另外，新妈妈还要注意饮食平衡，不要在产后进行大补，否则也容易长痘痘。

颈部保养的小秘密

颈部是最容易暴露女性年龄的部位，同脸部比起来，也更容易出现皱纹，这是因为颈部皮肤角质层较薄，脂肪较少，而且每天活动频繁的缘故。月子里新妈妈经常低头看宝宝，如果不注意颈部保养，很容易出现颈部疲劳甚至疼痛，还会增长皱纹。所以说产后应及时护理颈部，做个年轻新妈妈。

保持良好的姿势。新妈妈平时需要保持良好的坐姿和站姿，另外还要有良好的睡姿，过高的枕头会让颈部弯曲，容易产生皱纹，因此月子期间最好用较薄的枕头。

加强颈部的锻炼。空闲的时候，可以做一做颈部前后、侧向的活动，将脖颈充分地向前后弯曲，向前要达到胸部，向后时也要让颈部深深地弯曲，还可以左右交替扭动脖颈，每天锻炼 10 分钟，可以锻炼颈部肌肉，令颈部皮肤紧致、饱满。

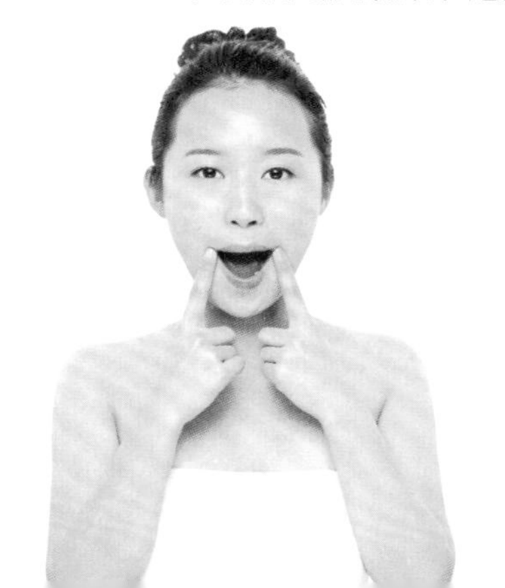

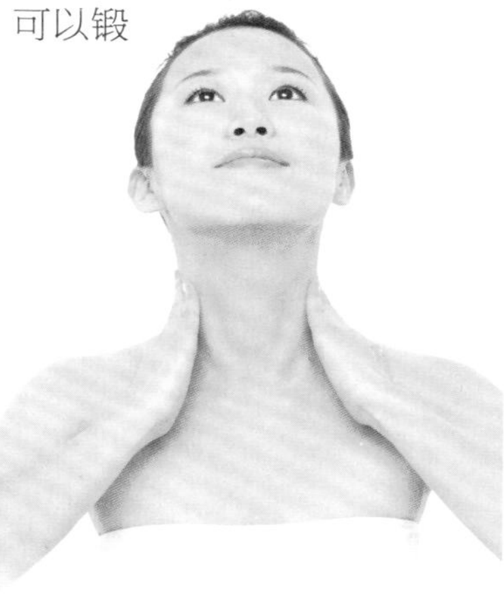

用心呵护你的手和脚

手部、脚部的皮肤是新妈妈皮肤护理最容易漏掉的部位，常常导致手、足部位皮肤干皱、粗糙，这在抱宝宝或给宝宝做按摩时，会带给宝宝不舒服感，而且还会伤害到宝宝娇嫩的肌肤，所以新妈妈从产后就要开始护理手和脚了。

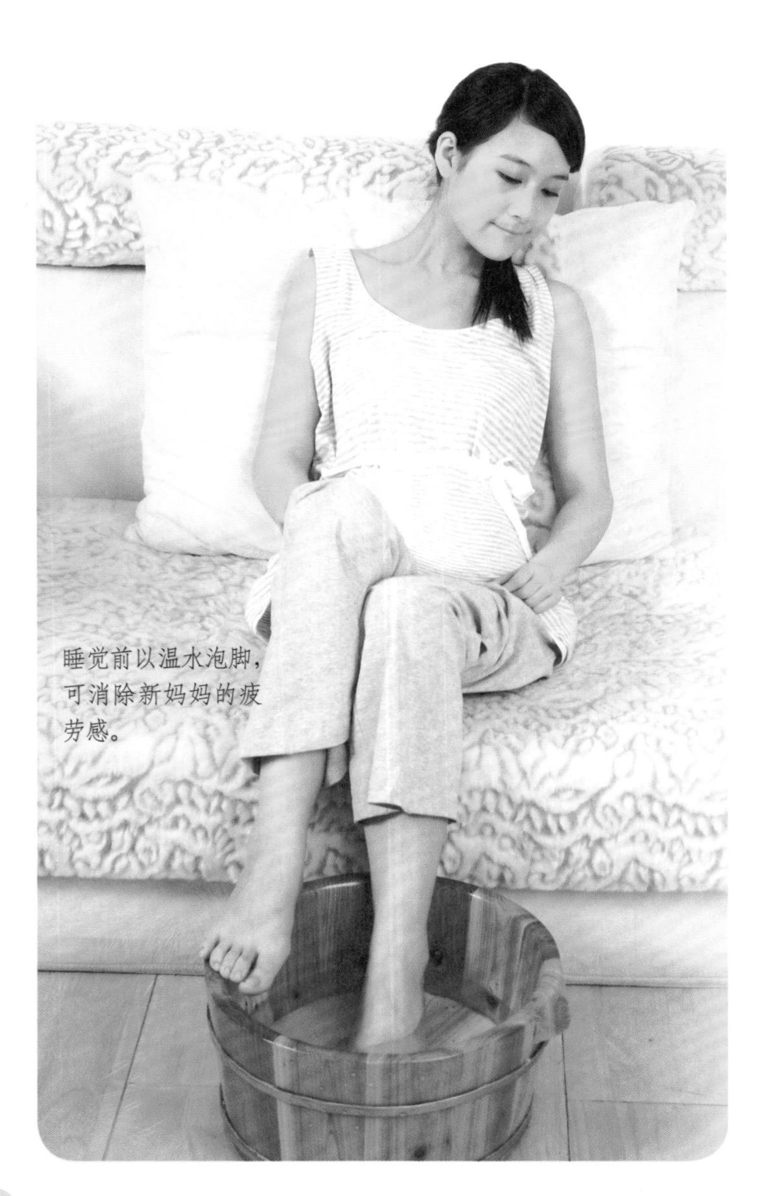

睡觉前以温水泡脚，可消除新妈妈的疲劳感。

温水洗手

洗手时要用温水洗，也可以将柠檬切成片来擦手背，这样可以消除手部的粗糙角质层，肌肤就会随之变得光泽润滑。养护手部不可忽略手掌的保养，因为手掌不但汗腺多，而且易脏，新妈妈可以用煮面条的汤水来擦拭，能够使手掌光滑、清爽。

温水泡脚

出月子后，新妈妈会用更多的时间照顾宝宝和做家务，足部容易疲劳。除了每天睡觉前用温水泡脚外，新妈妈也可以试试按摩脚底，消除脚底疲劳。

做脚部操

新妈妈可仰卧在床上，把脚底心放在床的围栏上，磨蹭似地滑动。开始时可以稍微弯曲双脚来进行，再慢慢地伸直双脚，等动作熟练后，抬起腰部来进行这一动作。

睡前护理

每天新妈妈临睡前，洗净手、脚后，可在手脚部位涂上厚厚的润手霜，然后用保鲜袋包好，睡一晚，早上再取下、清洗，几天以后新妈妈的手、脚皮肤就柔嫩得像公主一样了。

教你速成新爸爸

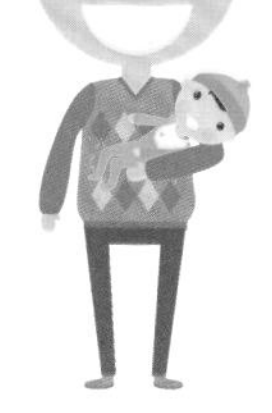

1 新妈妈在活动时，不要让她长时间保持同一个姿势，久站或者久坐都会形成水肿。

2 新妈妈休息时，让她适当抬高腿部，给她在腿部垫一个枕头或者小凳子，这样可以有利于缓解水肿。

3 做菜少放盐，因为吃盐过多会使体液浓度增加，让水分难以排出体外。

告别“游泳圈”，运动按摩双管齐下

产后肚子上的“游泳圈”可能是个很大的困扰，新妈妈可以试试运动加按摩双管齐下，为身材塑形。

❤ 日常运动方法

1. 每天晚饭后稍稍休息 20 分钟，然后做弯腰但不弯腿的动作，每晚 100 次。

2. 站立并左右扭腰 80 下左右（就像肚皮舞的扭腰动作，要借助腰部用力，而不是腿部或者背部力量），每天坚持。

3. 饭后散散步或者做简单的家务，等到完全恢复后，可以增加运动强度。

❤ 日常按摩方法

轻拍法：手指自然放松张开，轻轻拍打自己小腹最肥胖的地方。轻柔地拍，就像吃饱饭拍宝宝的背部一样。

画圈法：稍稍吸气后收小腹，双手顺时针揉 36 圈，可以帮助肠胃蠕动，摩擦时会感觉到手掌和腹部微热。

龙爪抓：双手微微张开如龙爪状，轻轻揉捏自己小腹最肥胖的区域。

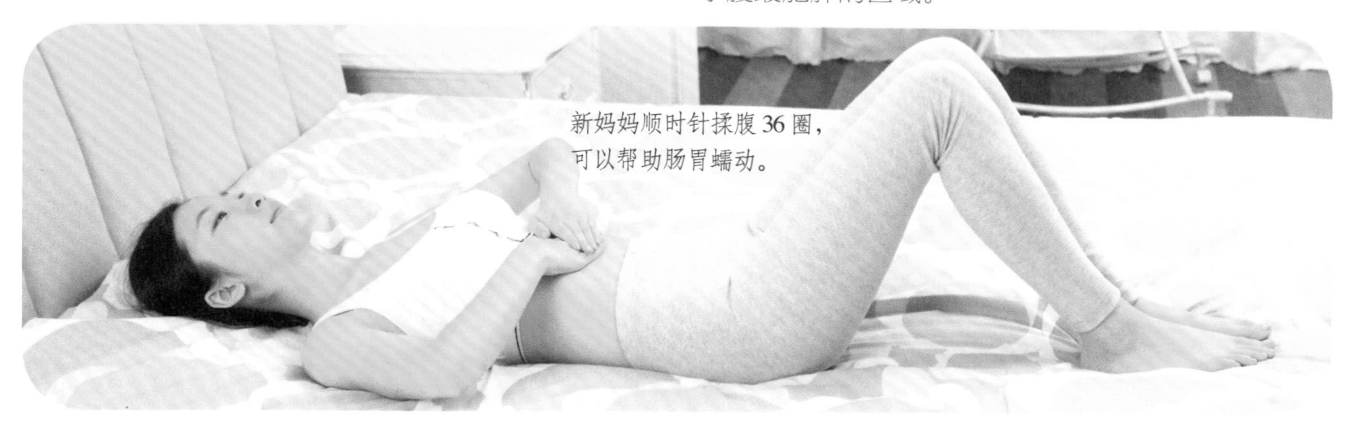

新妈妈顺时针揉腹 36 圈，可以帮助肠胃蠕动。

产科医生有问必答

坐月子，除了分娩后在医院住的那几天之外，一般新妈妈是很少接触到产科医生的，有些关于坐月子的疑惑基本都是自查资料或者询问长辈，不管哪种方式，都不如跟产科医生直接交流来得专业和靠谱。下面我们就汇总了一些由医生集中解答的新妈妈常见问题。

分娩后多久可以哺乳

产后30分钟后，医生会将小宝宝带到妈妈身边，放到妈妈的胸上，这时宝宝的吸吮反射最为强烈，新妈妈可以让宝宝吸吮乳头，进行哺乳，有助于开奶。如果错过了这个时间，宝宝的吸吮反射在此后的一天半之内会有所减弱。

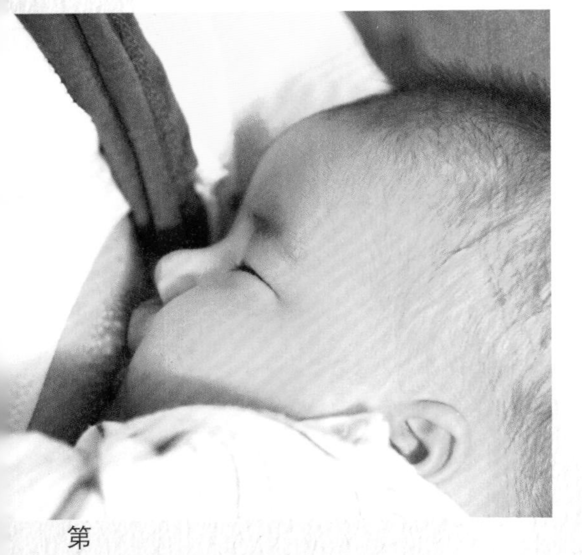

侧切伤口出现硬结怎么办

当会阴部伤口出现肿胀、疼痛、硬结，并在挤压时有脓性分泌物时，应在医生的指导下服用抗生素，拆除缝线，以利于脓液流出；或者局部采用1∶5 000高锰酸钾温水坐浴，每天2次，每次10~15分钟；或用清热、解毒、散结的中药煎液清洗伤口。

侧切后想要大便怎么办

侧切缝合后，新妈妈往往会有想大便的感觉，其实这是正常的。因为产后2小时，新妈妈子宫还偶有宫缩，伴随着恶露排出，侧切伤口缝合后，也有轻微伤口血肿，如果此时新妈妈的膀胱充盈，压迫会阴部位肌肉之间互相牵拉，就会令新妈妈产生想要大便的感觉。

只要新妈妈排尿，充盈的膀胱压迫消失后，想大便的感觉就会消失了。

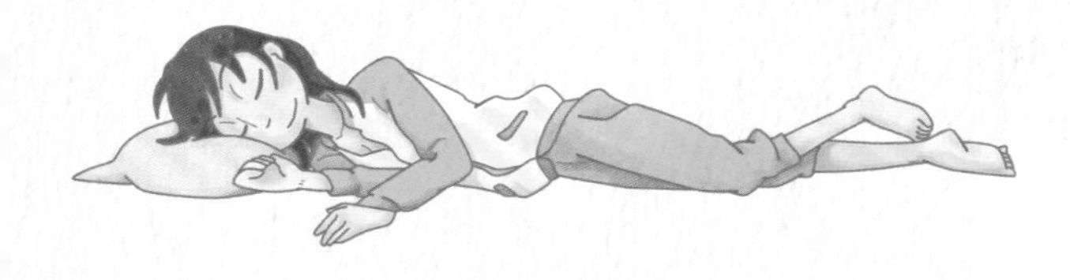

如何避免伤口发生血肿

产后最初几天，侧切妈妈宜采取右侧卧位，促使伤口内的积血流出，避免内积而形成血肿，也可防止恶露流入伤口、减少日后患子宫内膜异位症的概率；待四五天后伤口长得较为牢固，恶露难以流入时，便可采取左右轮换卧位。

产褥期体温略高正常吗

分娩后，因宫缩而引起的下腹部阵发性疼痛，会让新妈妈感觉非常不舒服。此时，一个热水袋就能帮助新妈妈缓解腹部的疼痛。家人也可以用手掌稍微施力，帮新妈妈做环形按摩，一直到感觉该部位变硬即可，以促进宫腔内残余物排出。新妈妈还可以自检宫缩状况，用手触及腹部，如果总是像个硬球，就说明宫缩良好。

怎样自行缓解宫缩痛

新妈妈在产后一定要定时量体温，如果发现体温超过 38℃就要当心。分娩之后的 24 小时内，由于过度疲劳，可能会发热到 37.5~38℃，但这以后，体温都应该恢复正常。如有发热，必须查清原因，及时处理。

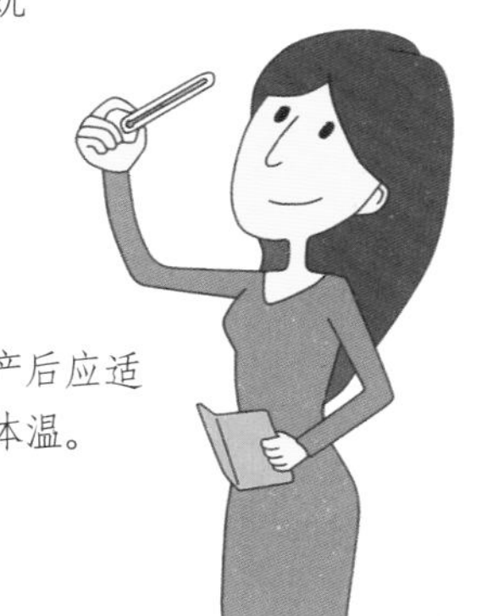

新妈妈产后应适时地量体温。

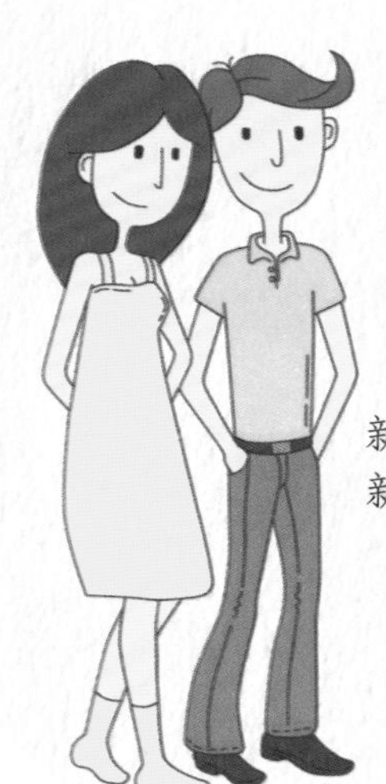

新爸爸要时刻关注新妈妈产后的恢复。

剖宫产后多久能喝水

术后6~8小时内，如果新妈妈觉得口干，可用棉签蘸温开水擦拭一下干裂的嘴唇。术后8小时后，即使没有排气，新妈妈也可以饮温开水，但要注意，只能少饮，不宜一次饮用过多。可适当饮用清亮的米汤、萝卜汤等，有助于排气。

侧切多长时间能长好

侧切伤口就像剖宫产的伤口一样，一般3天就能长好。但皮下组织、肌肉愈合后要与周围的组织重新生长在一起，就需要花点时间了。如果一切正常，没有感染等，一般在产后3个月左右会完全恢复，所以在产后3个月内，小心呵护伤口就行了。

术后8小时后，新妈妈可适当饮用温开水。

侧切真的会影响以后性生活吗

正常情况下，阴道和会阴部的伤口都能在2周之内愈合。经过一段时间的调理，完全可以恢复正常的状态，阴道仍能保持良好的弹性，不会影响性生活。有的新妈妈担心性生活会使伤口撕裂，从而对性生活感到恐惧，这种担心是多余的。因为性生活不会使正常愈合的伤口再次裂开。只不过产后性生活时，丈夫的动作应该轻柔、温和，不可过度用力。

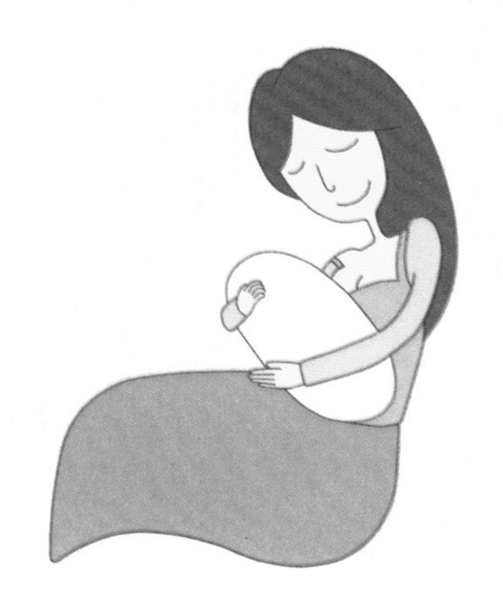

我没有侧切，会阴疼痛怎么回事

其实，只要是顺产的新妈妈，不管有没有侧切，都会感觉会阴部位有些疼痛。有些没有侧切的新妈妈感觉会阴部疼，就觉得患病了，担心不已，其实这只是因为会阴肌肉还没有完全恢复好，过几天就会好转。

是否需要找催乳师

所谓催乳师催乳，就是用乳汁或者特定的橄榄油，加上专业的手法，配合相应的穴位，疏通 15~20 根乳腺管，从而达到催乳的目的。如果新妈妈的确有催乳的需要，最好直接找医院的医护人员或者有资质的催乳师来给自己催乳。因为不当的催乳按摩可能会导致乳腺管堵塞，严重的话还会引起炎症。

剖宫产后月经不规律怎么回事

由于剖宫产手术对新妈妈的子宫有一定创伤，所以剖宫产妈妈产后前几次的生理周期都不是很规律，月经来的间隔时间、来的量等，都可能和怀孕前不太一样，不过几次过后就会趋于稳定。如果新妈妈产后生理周期长期都很紊乱，必须咨询妇科医生，以免忽略了其他的生理问题。

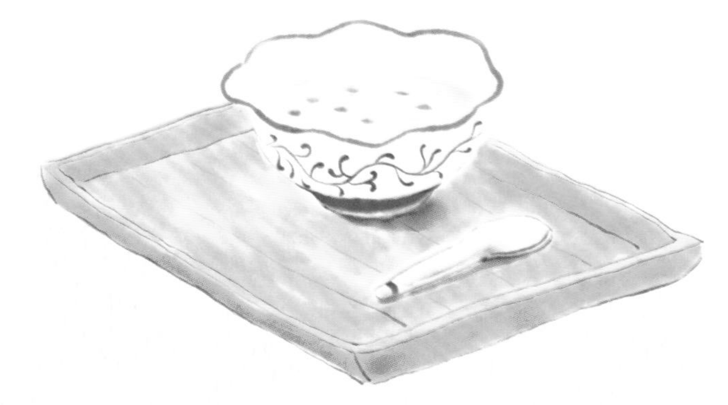

真

√月子里要经常运动

√剖宫产两年内不能怀孕

√多吃蔬菜水果能预防便秘

√月子里不能哭

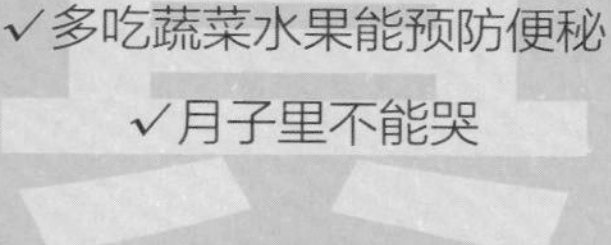

假

× 月子里不能洗澡

× 剖宫产妈妈没有奶

× 最好开着柔和的灯睡觉

× 侧切影响性生活

× 术后输液不能喂母乳

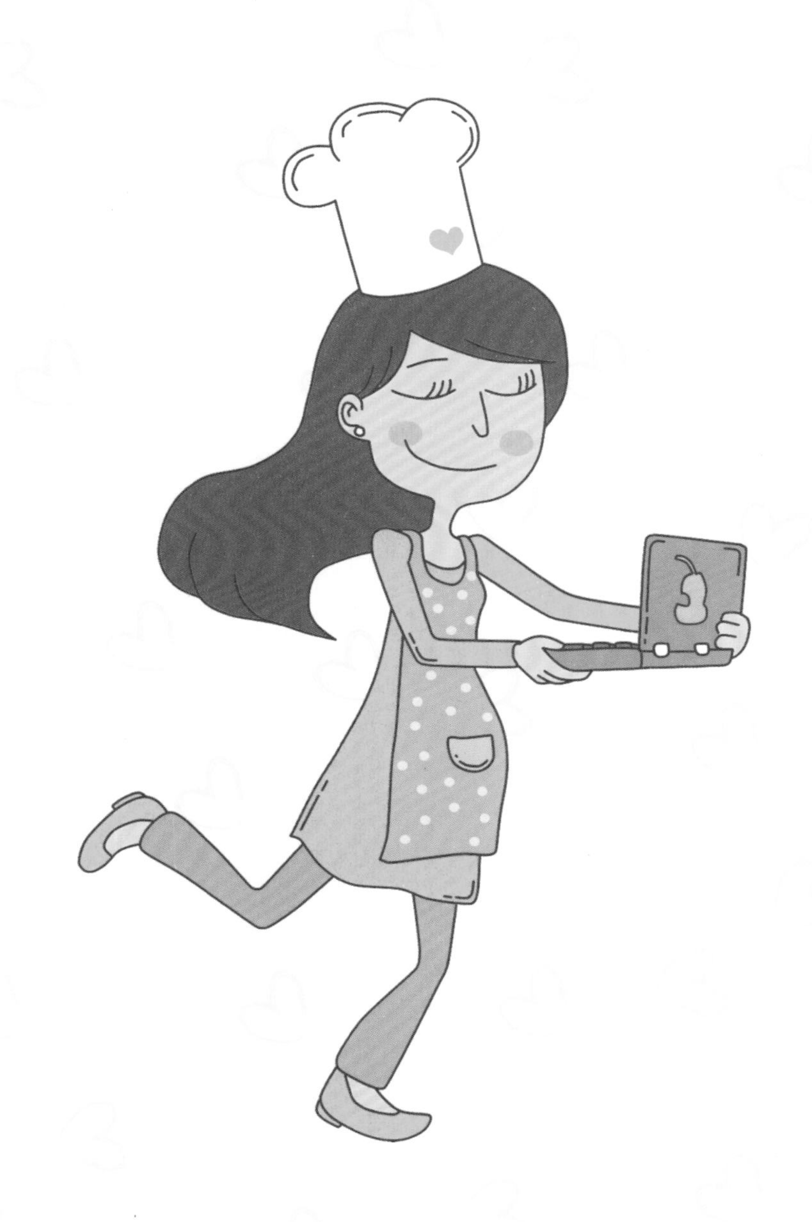

坐月子就要好好吃

新妈妈知道吗？坐月子是女人一生中改变体质、调理身体的最佳时机。新妈妈分娩时会消耗大量体力，产后往往出现气血两虚、体质下降的症状。新妈妈无须担心，我们可以根据体质、季节进补，只补营养不长胖，让新妈妈的月子吃得对，吃得好，吃出健康，吃出女人魅力。

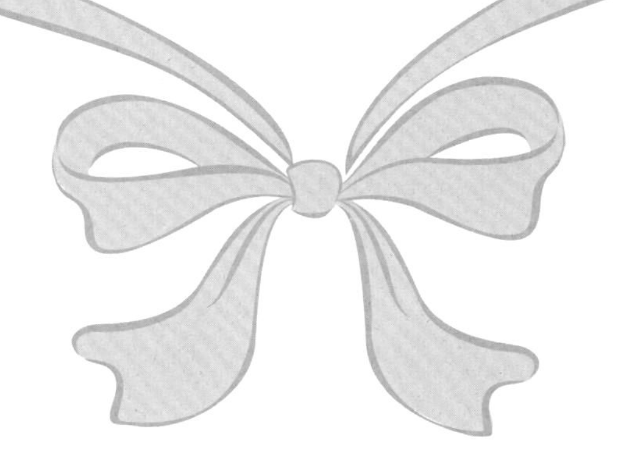

坐月子饮食

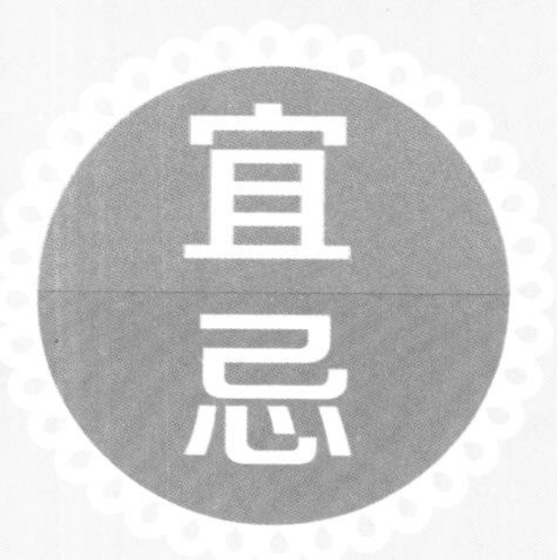

刚刚经历难忘的分娩，新妈妈身体变得异常脆弱，急需通过饮食调理，将身体虚耗的能量补回来。但是月子里吃什么、怎么吃，成了新妈妈面临的最大困扰，新妈妈不必顾虑重重，下面为你全面、科学地解读坐月子饮食宜忌。

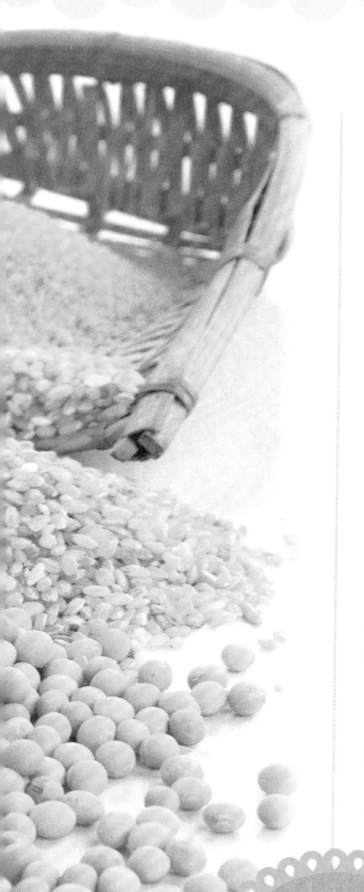

宜将水果温热后再吃

产后新妈妈的胃肠功能受到抑制，而且牙齿也正处于松动期，所以老辈人通常不让新妈妈在月子里吃生、冷、硬的水果。但现代新妈妈月子里的营养、环境都有了很大改变，为了保证营养的均衡，建议新妈妈适当吃水果、蔬菜。

新妈妈月子里吃水果，宜选择苹果、香蕉、葡萄、猕猴桃、火龙果等，不宜吃西瓜、梨等性凉水果。食用水果时，新妈妈每次不要吃太多，适量即可。如果怕凉，可以使水果在室温下放几个小时或用温水泡一下再食用。如果非常想吃梨等凉性水果，可以将梨蒸一蒸食用，既满足了口福，还能润燥养肺。

宜少吃多餐不长胖

坐月子期间，新妈妈的胃口容易不佳，所以在一日三餐的正常饮食外，可以在两餐之间适当加餐。新妈妈的胃肠功能尚未完全恢复，一次进食过多也会给虚弱的胃肠造成负担，少食多餐还有助于新妈妈胃肠功能的恢复。

另外，少吃多餐还能防止新妈妈长胖，每天能够保证六餐，三顿主餐，三顿副餐，既保证了充足的营养，又不会因为营养过剩而导致发胖。

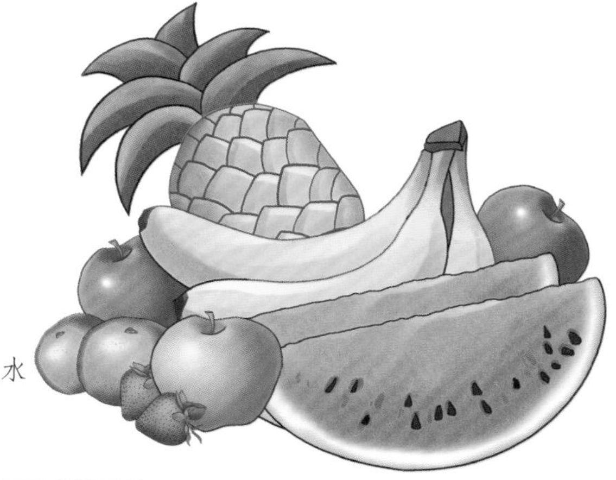

新妈妈适当食用蔬菜、水果，可以均衡营养。

宜

宜保持饮食多样化

很多新妈妈觉得好不容易生下了宝宝，终于可以不用在吃上顾虑那么多了，赶紧挑自己喜欢吃的进补，殊不知，不挑食、不偏食比大补更重要。因为新妈妈产后身体的恢复和宝宝营养的摄取均需要大量各类营养成分，新妈妈千万不要偏食和挑食，要讲究粗细搭配、荤素搭配等。这样既可保证各种营养的摄取，还可提高食物的营养价值，对新妈妈身体的恢复很有益处。

宜吃些补血和益智的食物

新妈妈分娩后半个月，伤口基本愈合了，此时是进补的最好时机，多吃一些补血食物，调理气血，如黑豆、紫米、红小豆、红枣、西红柿、苋菜、木耳、荠菜等。

哺乳期妈妈还要多吃些有利于宝宝健脑益智的食物，如燕麦、小米、大豆、黑豆、红枣、核桃、莲子、松子、桂圆、芝麻、花生、虾、贝类、海带等。

宜适量补充膳食纤维

膳食纤维是人体所必需的营养成分，产后新妈妈易出现便秘的问题，月子里补充膳食纤维可以促进新妈妈胃肠的蠕动，帮助排毒，缓解排便困难。因此，产后新妈妈月子里可以适当摄入芹菜、油菜、油麦菜、白菜、圆白菜、玉米、燕麦等富含膳食纤维的蔬菜和粮食，以补充体内的膳食纤维，帮助解决产后排便困难问题。

宜按体质进补

按体质进补的新妈妈才是最聪明的妈妈。新妈妈生产后，身体很虚弱，需要适当进补，但是新妈妈进补不能盲目进行，应讲究科学性。体质较好、体形偏胖的新妈妈，月子期间应减少肉类的摄取，肉和蔬果的摄取比例宜维持在 2:8 左右；体质较差、体形偏瘦的新妈妈，可根据情况将这个比例调整到 4:6 左右；患有高血压、糖尿病的新妈妈则应多食用蔬果、瘦肉等低热量、高营养的食物。

宜吃五谷杂粮补能量

不少新妈妈以为主食是次要的，而且容易长胖，不利于产后瘦身。事实上，主食是产后新妈妈餐桌上不可缺少的一部分，是碳水化合物、膳食纤维、B 族维生素的主要来源，而且是热量的主要来源。对产后新妈妈，尤其是母乳喂养的新妈妈来说，从谷类食物中可以得到更多的能量、维生素及蛋白质等。

因此产后新妈妈不仅不能抛弃主食，而且还宜适量多食用五谷杂粮来补充 B 族维生素，均衡营养。家人可以将谷物、豆类等熬成软饭或粥，给新妈妈食用。

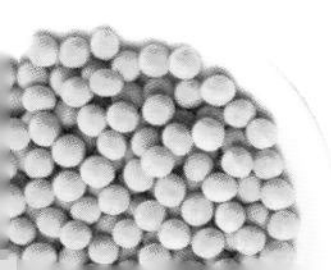
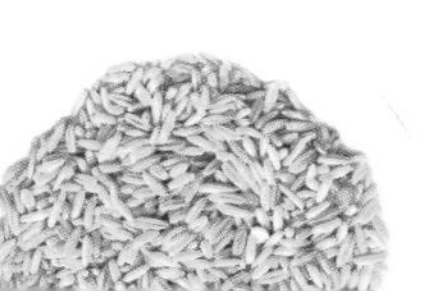
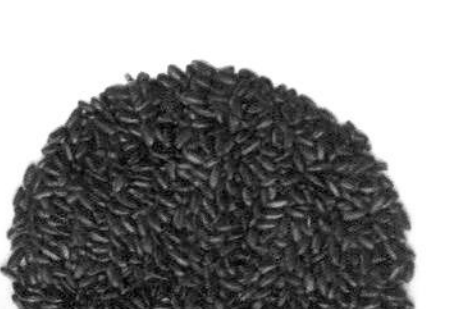
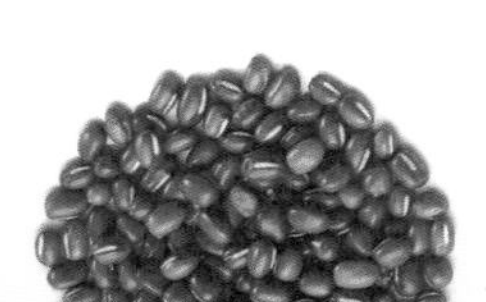
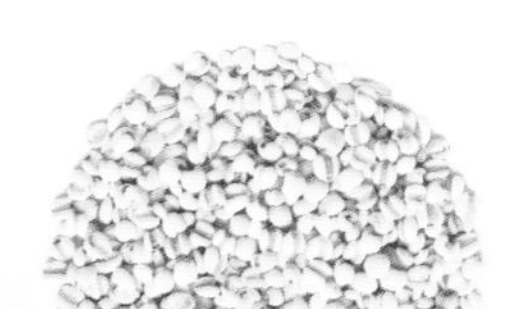

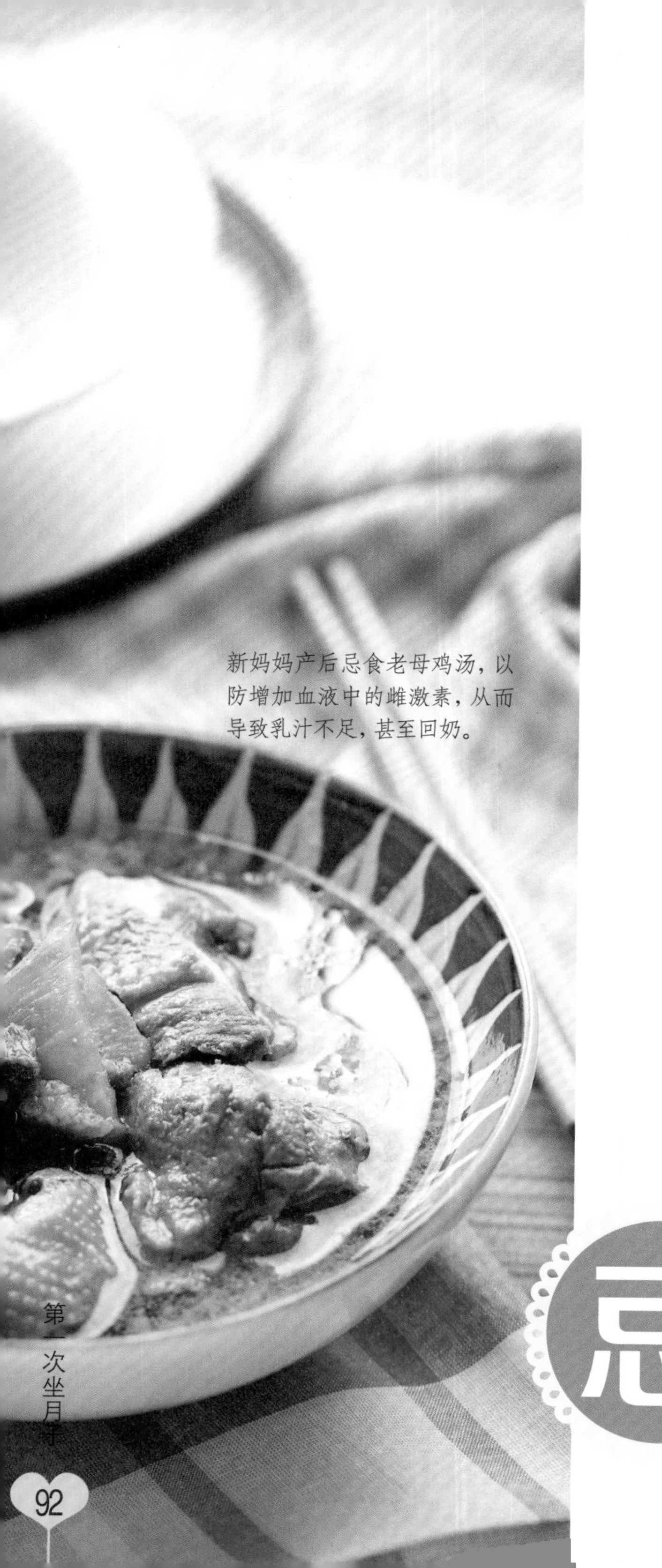

新妈妈产后忌食老母鸡汤，以防增加血液中的雌激素，从而导致乳汁不足，甚至回奶。

不宜生完宝宝就猛喝补汤

母乳是新妈妈给宝宝最好的礼物。为了尽快下乳，许多新妈妈产后第1天就开始喝催乳汤。但是，过早喝催乳汤，乳汁下来过快过多，宝宝又吃不了那么多，容易造成浪费，还会使新妈妈乳腺管堵塞而出现乳房胀痛。

若喝催乳汤过迟，乳汁下来过慢过少，也会使新妈妈因无奶而心情紧张，泌乳量会进一步减少，形成恶性循环。一般在分娩后1周再给新妈妈喝鲤鱼汤、猪蹄汤等下乳的食物。

喝红糖水不宜超过10天

坐月子喝红糖水是我国的民间习俗，红糖既能补血，又能供给热量，是两全其美的佳品。红糖水非常适合产后第1周饮用，不仅能活血化瘀，还能补血，并促进产后恶露排出。但红糖水也不能喝的时间过长，久喝红糖水对新妈妈子宫复原不利。新妈妈喝红糖水的时间，一般控制在产后7~10天为宜，之后就要停止喝红糖水了。

不宜着急喝老母鸡汤

炖上一锅鲜美的老母鸡汤，是很多家庭给新妈妈准备的滋补品。其实，产后哺乳的新妈妈不宜立即吃老母鸡。因为老母鸡肉中含有一定量的雌激素，产后马上吃老母鸡，就会使新妈妈血液中雌激素的含量增加，抑制催乳素发挥作用，从而导致新妈妈乳汁不足，甚至回奶。此时最好选择用公鸡炖汤。

忌

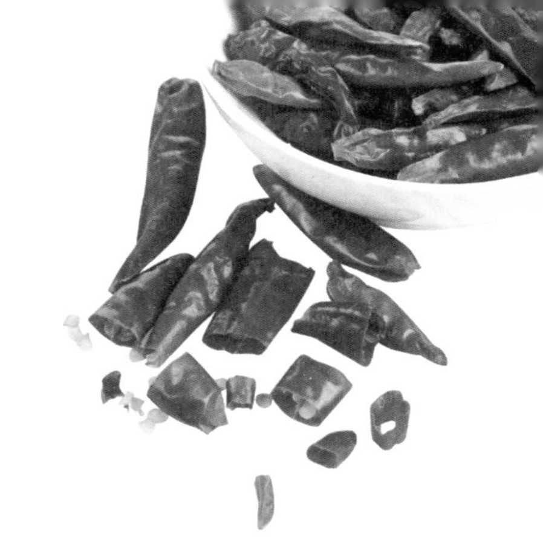

不宜食用辛辣燥热的食物

产后新妈妈大量失血、出汗，加之组织间液也较多地进入血液循环，故机体阴津明显不足，而辛辣燥热食物均会伤津耗液，使新妈妈上火、口舌生疮、大便秘结或痔疮发作，而且会通过乳汁使宝宝内热加重。因此，新妈妈应少食或忌食韭菜、蒜、辣椒、胡椒、小茴香、酒等。

不宜完全忌盐

过去坐月子，不能在菜和汤里放盐，要忌盐，认为放盐就会没奶，这是不科学的。盐中含有钠，如果新妈妈限制钠的摄入，影响了体内电解质的平衡，就会影响新妈妈的食欲，进而影响新妈妈泌乳，甚至会影响到宝宝的身体发育。但盐吃多了会加重肾脏负担，对肾脏不利，使血压升高。因此，月子里的新妈妈不能过多吃盐，也不能完全忌盐。

不宜喝茶、咖啡和碳酸饮料

茶中的鞣酸被胃黏膜吸收，进入血液循环后，会产生收敛作用，从而抑制乳腺的分泌，造成乳汁的分泌障碍；咖啡会使人体的中枢神经兴奋，同样会引起宝宝神经系统兴奋；碳酸饮料不仅会使哺乳妈妈体内的钙流失，它含有的咖啡因成分还会使宝宝吸收后烦躁不安。

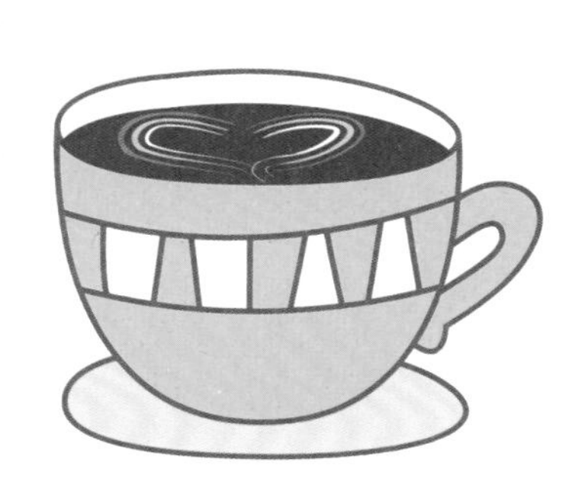

不宜食用鸡精、味精

鸡精、味精的主要成分是谷氨酸钠，会通过乳汁进入宝宝体内，与宝宝血液中的锌发生特性结合，生成不能被吸收利用的谷氨酸，随尿液排出体外。这样会导致宝宝缺锌，出现味觉减退、厌食等症状，还会造成智力减退、生长发育迟缓、性晚熟等不良后果。新妈妈在整个哺乳期或至少在产后 3 个月内应少食用或不食用鸡精、味精。

不宜吃煎蛋和生蛋

食用鸡蛋要讲究方法，才能使营养被充分吸收。生鸡蛋不宜吃，因为它难消化，易受细菌感染，有损健康；鸡蛋煮得过老会使蛋白质结构紧密而不易消化，吃了这样的鸡蛋会使新妈妈脾胃不适，产生打嗝、烦躁不安的情况；煎鸡蛋最好不要吃，因为高温会使蛋白质变性，破坏鸡蛋的营养成分。

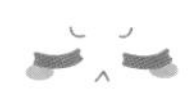

新妈妈超爱的月子餐

月子里，新妈妈吃得好，吃得多，加上活动量不够，是导致新妈妈体重持续增加的重要原因。其实，月子餐也可以只增营养不增重。下面推荐的营养月子餐，可以让新妈妈吃得好，吃得舒服，多分泌乳汁，还不长胖。

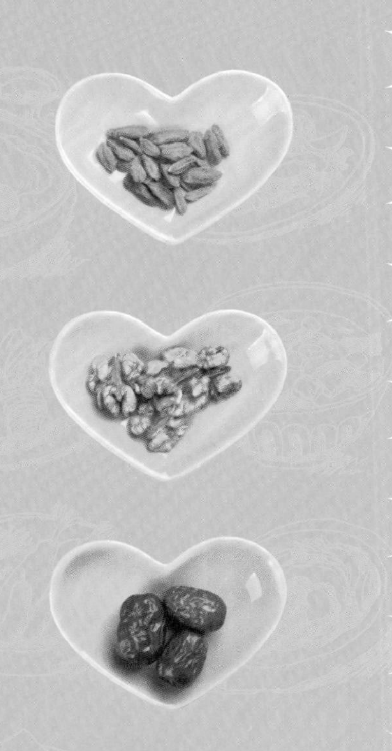

第1周

不论是哪种分娩方式，新妈妈在最初的一周里都会感觉身体虚弱、胃口比较差。而且，第1周是新妈妈排恶露的黄金时期，同时产前的水肿以及身体多余的水分，也会在此时排出。因此，本周的重点是开胃排毒，而不是滋补。

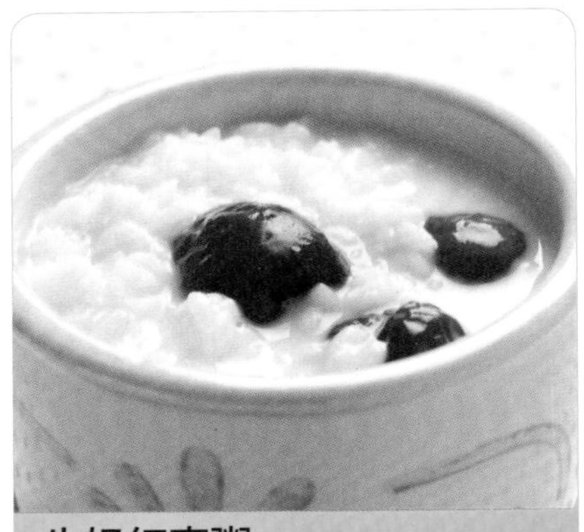

牛奶红枣粥

【原料】大米50克，牛奶250毫升，红枣3颗。

【做法】

1. 红枣洗净，取出枣核备用。
2. 大米洗净，用清水浸泡30分钟。
3. 锅内加入清水，放入淘洗好的大米，大火煮沸后，转小火煮30分钟，至大米绵软。
4. 再加入牛奶和红枣，小火慢煮至牛奶烧开，粥浓稠即可。

【功效】牛奶含有丰富的蛋白质、维生素和矿物质，特别是含有较多的钙，对产后初期的新妈妈来说，这是一道既营养又美味的粥品。

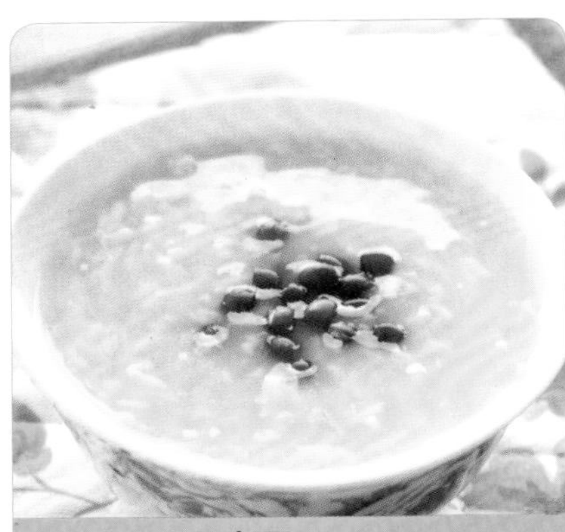

红小豆酒酿蛋

【原料】红小豆50克，糯米酒酿200毫升，鸡蛋1个，红糖适量。

【做法】

1. 红小豆洗净，用清水浸泡1小时；鸡蛋打散成蛋液。
2. 将浸泡好的红小豆和清水一同放入锅内，用小火将红小豆煮烂。
3. 糯米酒酿倒入煮烂的红小豆汤内，烧开。
4. 倒入鸡蛋液，待鸡蛋凝固熟透后，加入适量红糖即可。

【功效】这是南方新妈妈坐月子的一道当家补品，鸡蛋、红小豆与酒酿同食，既滋补身体又有通乳功效。

生化汤

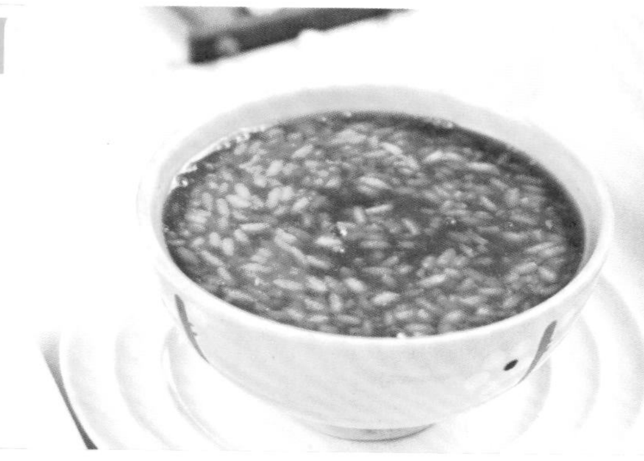

【原料】当归、桃仁各15克，川芎6克，黑姜10克，甘草3克，大米100克，红糖适量。

【做法】

1. 大米淘洗干净，用清水浸泡30分钟，备用。
2. 将当归、桃仁、川芎、黑姜、甘草和水以1:10的比例小火煎煮30分钟，去渣取汁。
3. 将大米放入锅内，加入煎煮好的药汁和适量清水，熬煮成粥，调入红糖，温热服用，服用1周。

【功效】这款生化汤具有活血散寒的功效，可缓解产后血瘀腹痛，对于脸色青白的虚弱新妈妈有很好的调养温补功效。

胡萝卜小米粥

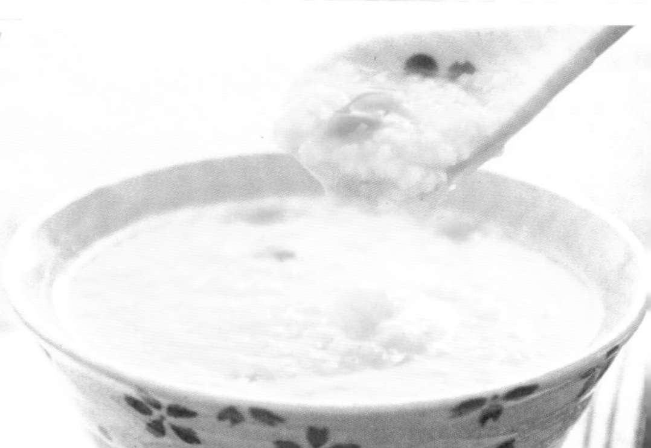

【原料】小米50克，胡萝卜半根。

【做法】

1. 小米淘洗干净；胡萝卜洗净，切小丁。
2. 将小米和胡萝卜放入锅中，加适量清水，大火煮沸，转小火煮至胡萝卜绵软，小米开花即可。

【功效】小米熬粥营养价值丰富，有“代参汤”之美称，与胡萝卜同食，可滋阴养血，同时，胡萝卜和小米同煮后特有的甜香能令没有食欲的新妈妈胃口好转。

香菇红糖玉米粥

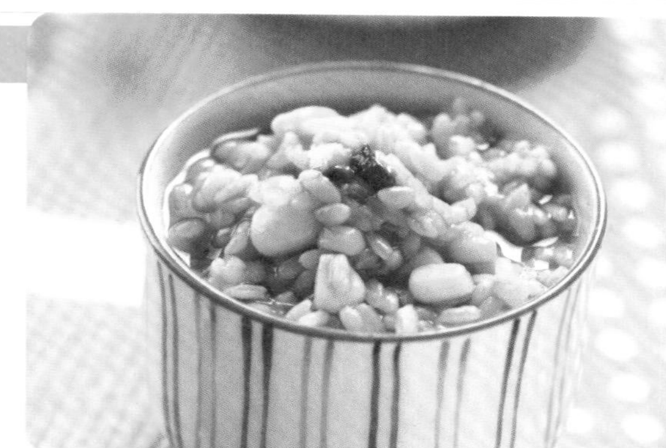

【原料】鲜香菇、玉米粒各50克，大米100克，红糖适量。

【做法】

1. 鲜香菇洗净，切丁；玉米粒洗净；大米洗净，浸泡30分钟。
2. 锅置火上，放入大米和适量水，大火烧沸后改小火。
3. 放入香菇丁、玉米粒、红糖继续熬煮，煮至粥黏稠即可。

【功效】香菇能够促进新妈妈的新陈代谢，配上玉米粒，还可排出体内瘀血。

平菇小米粥

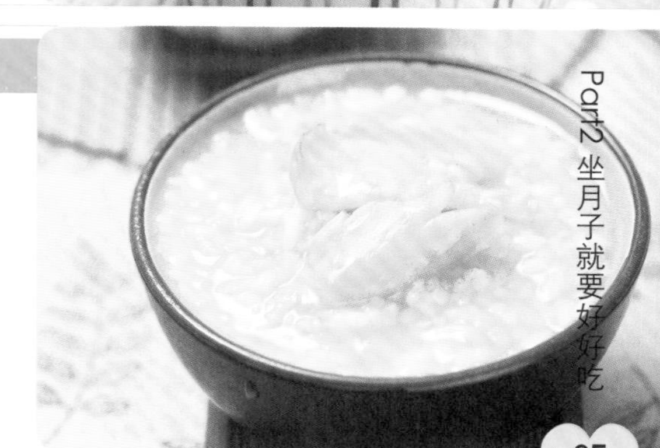

【原料】大米、小米各50克，平菇30克，盐适量。

【做法】

1. 平菇洗净，焯烫后撕成条；大米、小米分别洗净。
2. 将大米、小米放入锅中，加适量清水大火烧沸，改小火熬煮。
3. 待米煮烂时放入平菇，下盐调味，稍煮即可。

【功效】此粥能改善人体新陈代谢，增强新妈妈的体质。

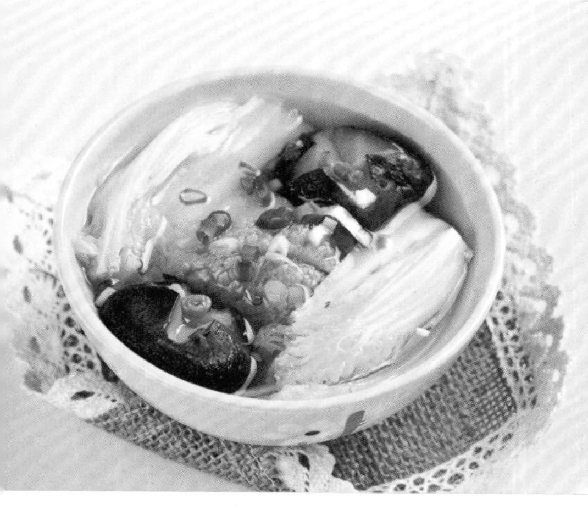

什菌一品煲

【原料】猴头菇、草菇、平菇、鲜香菇各 2 朵，白菜心 1 个，葱花、盐各适量。

【做法】

1. 鲜香菇洗净，切去蒂部，切花刀；平菇洗净，切去根部；猴头菇和草菇均洗净，切开；白菜心掰成小棵。
2. 锅内放入葱花，加清水或素高汤大火烧开，再放入香菇、草菇、平菇、猴头菇、白菜心，转小火炖煮 10 分钟并加盐调味即可。

【功效】这款汤有利于放松产后新妈妈因疼痛而变得异常敏感和紧绷的神经，具有很好的开胃作用。

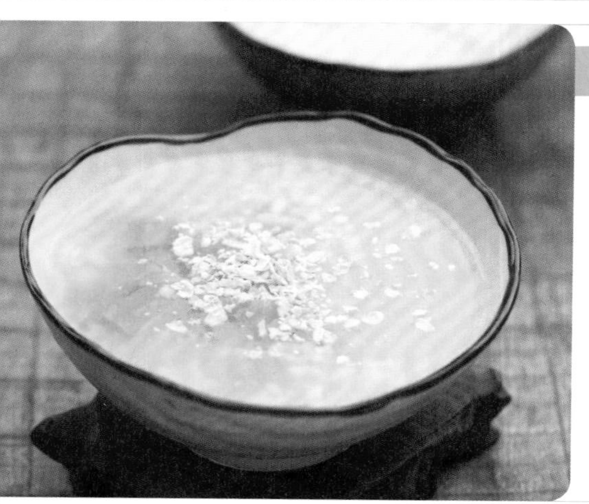

燕麦南瓜粥

【原料】燕麦片 30 克，大米 50 克，南瓜 40 克。

【做法】

1. 南瓜洗净削皮，切块；大米洗净，清水浸泡半小时。
2. 大米放入锅中，加适量水，大火煮沸后换小火煮 20 分钟；然后放入南瓜块，小火煮 10 分钟；再加入燕麦片，继续用小火煮 10 分钟即可。

【功效】燕麦营养全面，能帮助新妈妈开胃，还能促进肠胃蠕动，预防便秘。

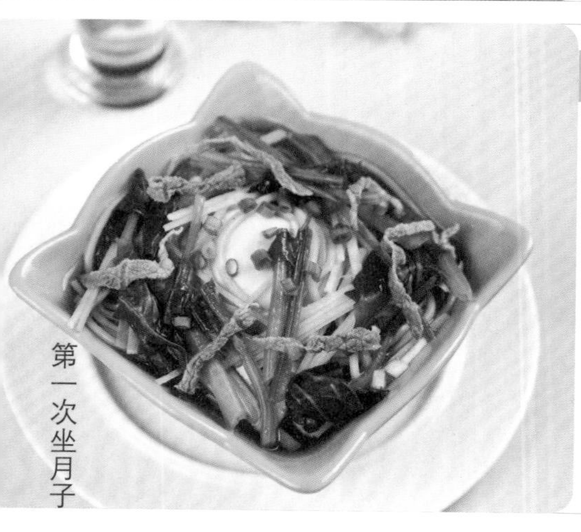

卧蛋汤面

【原料】挂面 100 克，羊肉 50 克，鸡蛋 1 个，菠菜叶、葱花、姜丝、香油、盐各适量。

【做法】

1. 羊肉切丝，并用盐、葱花、姜丝和香油拌匀腌渍。
2. 水烧开，下入挂面，待水将开时，将鸡蛋卧入汤中并转小火。
3. 待鸡蛋熟、挂面断生时，加入羊肉丝和菠菜叶略煮。

【功效】挂面是北方新妈妈坐月子必备的食物，搭配鸡蛋和羊肉能补充体力，荤素搭配能唤起新妈妈的食欲。

肉末蒸蛋

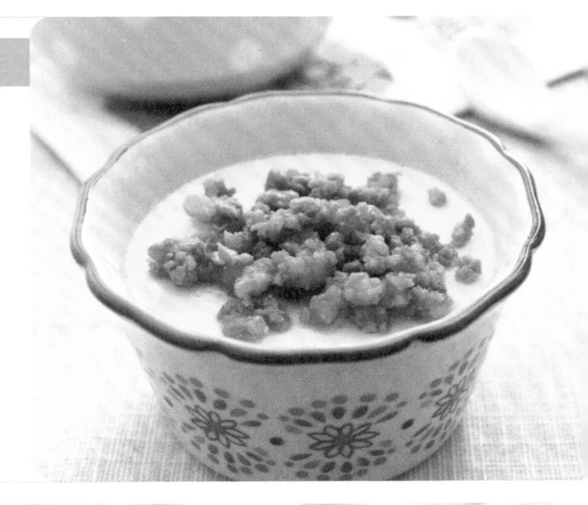

【原料】鸡蛋 2 个，猪肉 50 克，水淀粉、酱油、盐各适量。

【做法】

1. 将鸡蛋搅散，放入盐和适量清水搅匀，上笼蒸熟。
2. 选用三成肥、七成瘦的猪肉剁成末。
3. 油锅烧热，放入肉末，炒至松散出油时，加入酱油及水，用水淀粉勾芡后，浇在蒸好的鸡蛋上即可。

【功效】肉末蒸蛋有很好的滋补作用，其稀软的口感也非常适合新妈妈食用。

豆浆莴苣汤

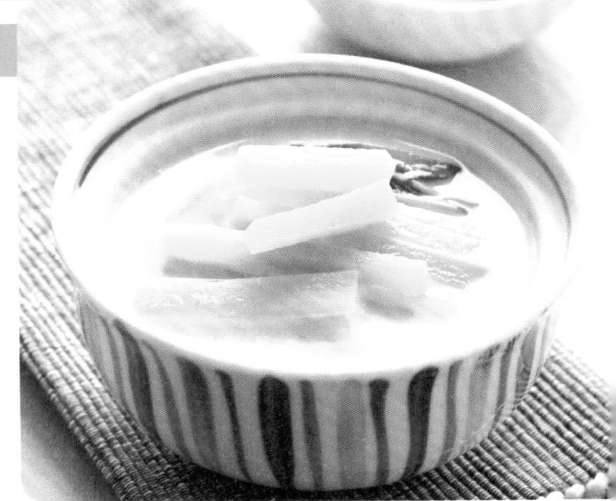

【原料】莴苣 100 克，豆浆 200 毫升，姜片、葱段、盐各适量。

【做法】

1. 将莴苣茎洗净去皮，切条；莴苣叶切段。
2. 油锅烧热，放姜片、葱段，煸炒出香味，放入莴苣条，大火翻炒一下。
3. 拣去姜片、葱段，放入莴苣叶，并倒入豆浆，加盐煮熟即可。

【功效】这款素汤可开胃、提高食欲，乳糖不耐受的新妈妈可以选择豆浆莴苣汤来补充体力。

鲈鱼豆腐汤

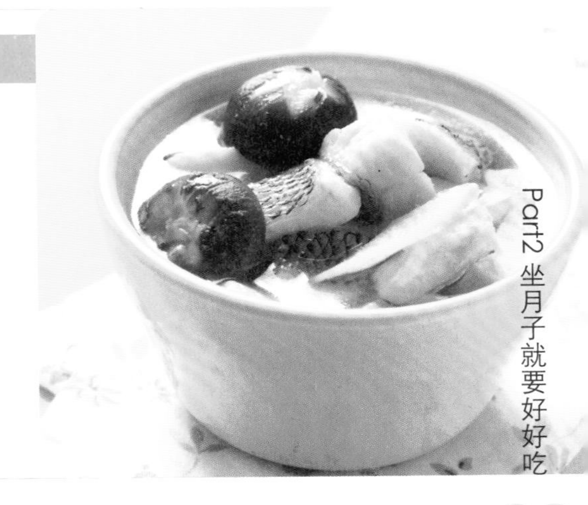

【原料】去骨鲈鱼 1 条，豆腐、鲜香菇各 20 克，姜片、盐各适量。

【做法】

1. 去骨鲈鱼洗净，切块；豆腐切块；鲜香菇洗净，去蒂切花刀。
2. 姜片放入锅中，加清水烧开，加入豆腐、去骨鲈鱼块、香菇，炖煮至熟，加盐调味即可。

【功效】鲈鱼有滋养身体的作用，豆腐含有丰富的植物蛋白质和钙，容易消化吸收。

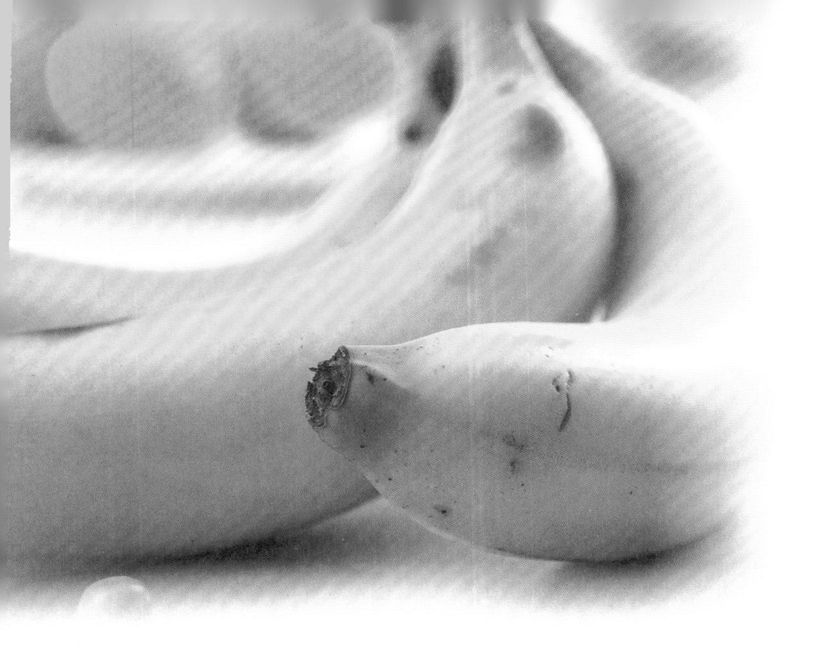

第 2 周

经过第 1 周的精心调理，本周新妈妈胃口应该明显好转，这时可以多食补血食物，调理气血。西红柿、红枣、莲藕能减轻便秘症状又富含铁质，动物内脏更富含多种矿物质，是天然的维生素补剂和补血剂。

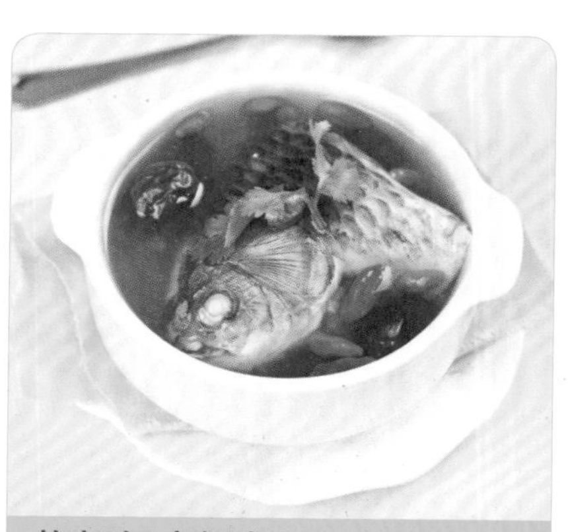

枸杞红枣鲫鱼汤

【原料】鲫鱼 1 条，红枣 2 颗，葱姜汁、枸杞子、料酒、盐、清汤、醋、香菜叶各适量。

【做法】

1. 鲫鱼处理好，洗净，焯烫后用温水冲洗。
2. 鲫鱼腹中放 2 颗红枣，将鲫鱼放入汤碗内，倒入枸杞子、料酒、醋、清汤、葱姜汁、盐。
3. 把汤碗放入蒸锅内蒸 20 分钟，撒上香菜叶即可。

【功效】鲫鱼搭配红枣和枸杞子，营养丰富。

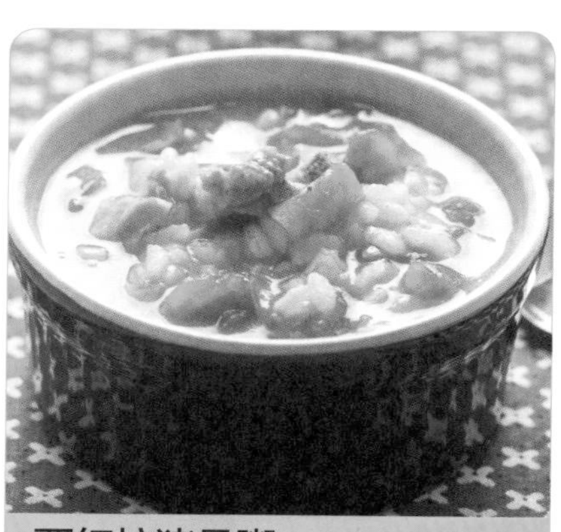

西红柿猪骨粥

【原料】西红柿 2 个，猪骨 300 克，大米 100 克，盐适量。

【做法】

1. 猪骨剁碎；西红柿洗净，切块；大米洗净，浸泡。
2. 锅置火上，放入猪骨和适量清水，大火烧沸后改小火，熬煮 1 个小时。
3. 放入大米、西红柿块，继续熬煮成粥；待粥熟时，加盐即可。

【功效】新妈妈常食可帮助恢复体力，调理气血。

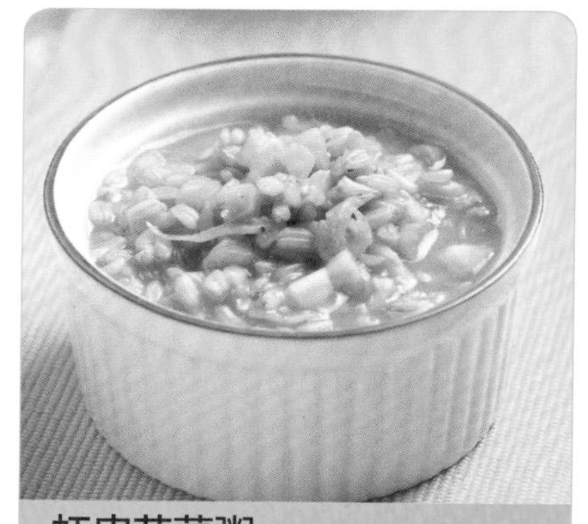

虾皮芹菜粥

【原料】虾皮 20 克，芹菜 50 克，燕麦仁 150 克，盐适量。

【做法】

1. 虾皮、芹菜分别洗净，芹菜切丁；燕麦仁洗净，浸泡。
2. 锅置火上，放入燕麦仁和适量清水，大火烧沸后改小火，放入虾皮。
3. 待粥煮熟时，放入芹菜丁，略煮片刻后加盐调味。

【功效】经常喝此粥对便秘有一定的缓解作用。

黄豆莲藕排骨汤

【原料】黄豆、莲藕各 20 克，排骨 60 克，香菜叶、盐、高汤、醋、姜片各适量。

【做法】

1. 排骨洗净、斩段；莲藕去皮，洗净切片；黄豆洗净，泡 2 小时。
2. 油锅烧热，倒入排骨段翻炒，放入高汤、姜片、黄豆、盐、醋、藕片。
3. 开锅后移入砂锅中，炖至肉骨分离，出锅时撒入香菜叶即可。

【功效】黄豆、莲藕与排骨炖汤，是经典搭配，能够补血增体力，产后新妈妈可以经常食用。

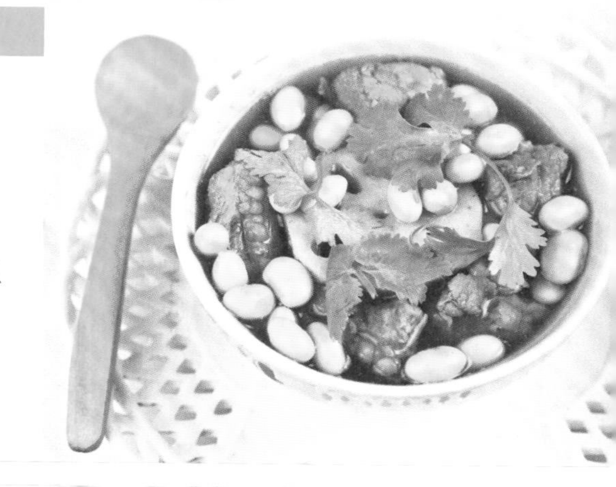

薏米红枣百合汤

【原料】薏米 100 克，鲜百合 20 克，红枣 4 颗。

【做法】

1. 薏米淘洗干净，浸泡；鲜百合洗净，掰成片；红枣洗净。
2. 将薏米和清水一同放入锅内，大火煮开后转小火煮 1 小时。
3. 再把鲜百合和红枣放入锅内，继续煮 30 分钟即可。

【功效】薏米适合产后身体虚弱的新妈妈食用，加入红枣能增加香甜的味道，还能养气补血，让新妈妈的脸色红润起来。

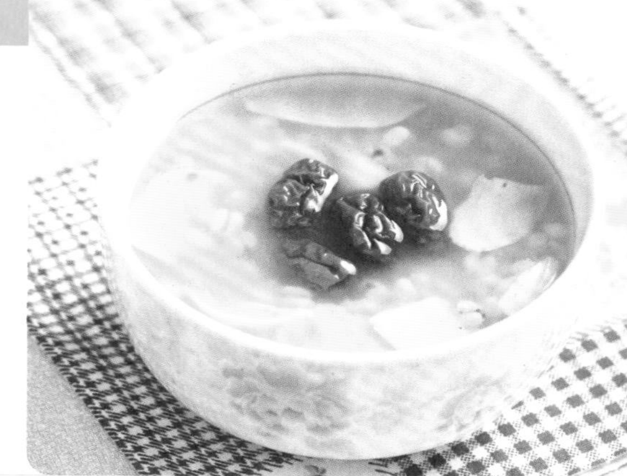

莲子薏米煲鸭汤

【原料】鸭肉 150 克，莲子 10 克，薏米 20 克，葱段、姜片、白糖、盐各适量。

【做法】

1. 把鸭肉切成块，放入开水中焯一下，捞出后放入锅中。
2. 在锅中依次放入葱段、姜片、莲子、薏米，再加入白糖，倒入适量开水，用大火煲熟。
3. 待汤煲好后，加盐调味。

【功效】鸭肉易于消化，适合产后新妈妈恢复身体时食用。

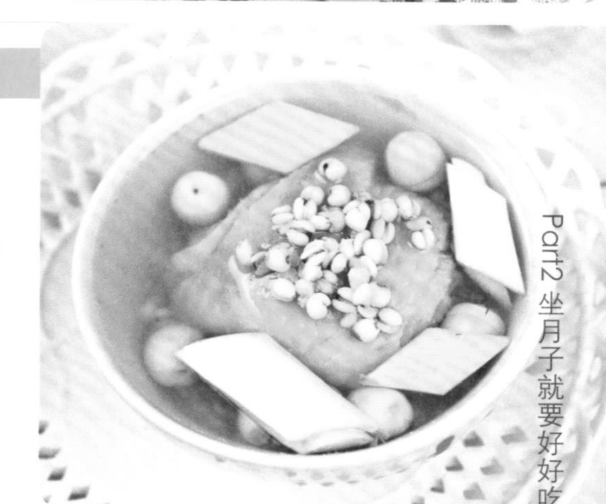

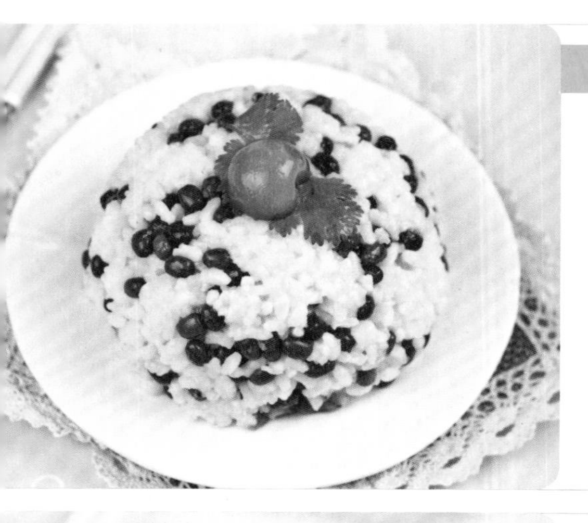

红小豆饭

【原料】红小豆 30 克，大米 40 克，樱桃肉、香菜叶各适量。

【做法】

1. 红小豆洗净，浸泡一夜。
2. 锅中放入适量水，再放入红小豆，煮至八成熟。
3. 把煮好的红小豆和汤一起倒入淘洗干净的大米中，蒸熟，点缀樱桃肉、香菜叶即可。

【功效】红小豆可润肠通便、降压降脂、补血消肿，促进新妈妈肠胃功能的恢复。

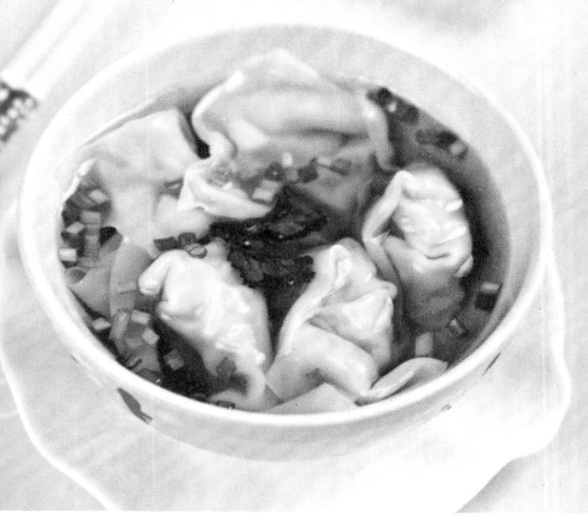

虾仁馄饨

【原料】虾仁、猪肉各 50 克，胡萝卜半根，盐、香菜叶、香油、葱段、姜片、葱末、馄饨皮各适量。

【做法】

1. 将虾仁、猪肉、胡萝卜洗净，与葱段、姜片放在一起剁碎，加入香油、盐拌匀。
2. 把做成的馅料分成 10 份，包入馄饨皮中。
3. 将包好的馄饨放在沸水中煮熟。
4. 将馄饨盛入碗中，再加盐、香菜叶、葱末、香油调味即可。

【功效】虾含有丰富的蛋白质和钙，与胡萝卜、猪肉搭配做成馄饨，更适合本周新妈妈调理之用。

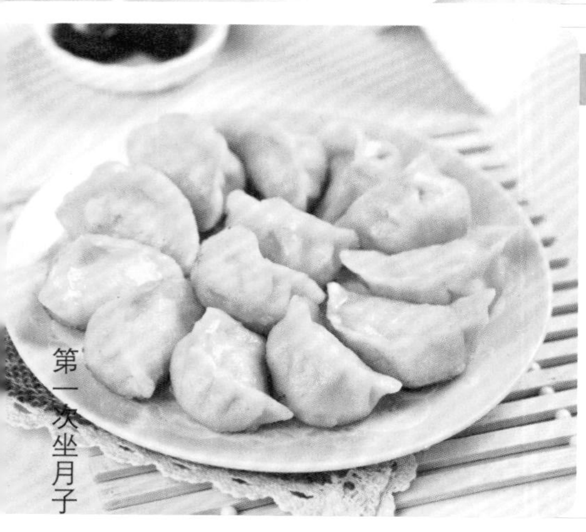

玉米香菇虾肉煎饺

【原料】饺子皮20个，猪肉150克，干香菇、虾、玉米粒各30克，盐、泡香菇水各适量。

【做法】

1. 干香菇洗净浸泡后切丁；虾去皮，挑去虾线，切丁。
2. 猪肉剁碎，放入香菇丁、虾丁和玉米粒，搅拌均匀，再加入盐、泡香菇水制成肉馅。
3. 饺子皮包上肉馅，锅中放油，将饺子煎至微焦后，加入水（以覆盖全平底锅锅底的水量为宜），煮至水收干即可。

【功效】虾肉软烂，易消化吸收，同时，丰富的荤素食材还能大大提升新妈妈的食欲。

南瓜油菜粥

【原料】大米 100 克，南瓜半个，油菜 2 棵，盐适量。

【做法】

1. 南瓜去皮，去瓤，洗净切成小丁；油菜洗净，切丝；大米淘洗干净。
2. 锅中放大米、南瓜丁、油菜丝，加适量水煮熟，最后加盐调味即可。

【功效】南瓜富含维生素 A，能帮助新妈妈眼睛尽快恢复到产前状态，而且此粥味道可口，容易消化，还可预防新妈妈便秘。

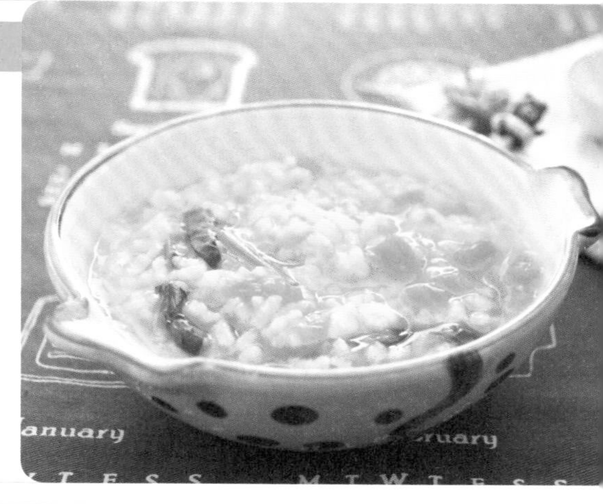

什锦果汁饭

【原料】大米 100 克，鲜牛奶半袋（125 毫升），苹果丁、菠萝丁、蜜枣丁、葡萄干、青梅丁、碎核桃仁、白糖、番茄沙司、水淀粉各适量。

【做法】

1. 将大米淘洗干净，加入牛奶、水焖成饭，加白糖拌匀。
2. 将番茄沙司、苹果丁、菠萝丁、蜜枣丁、葡萄干、青梅丁、碎核桃仁放入锅内，加水和白糖烧沸，加水淀粉，制成什锦沙司，浇在米饭上即可。

【功效】牛奶和水果搭配有利于提升乳汁质量，对宝宝成长十分有利，同时，软糯的奶香果汁饭对本周新妈妈调理肠胃大有助益。

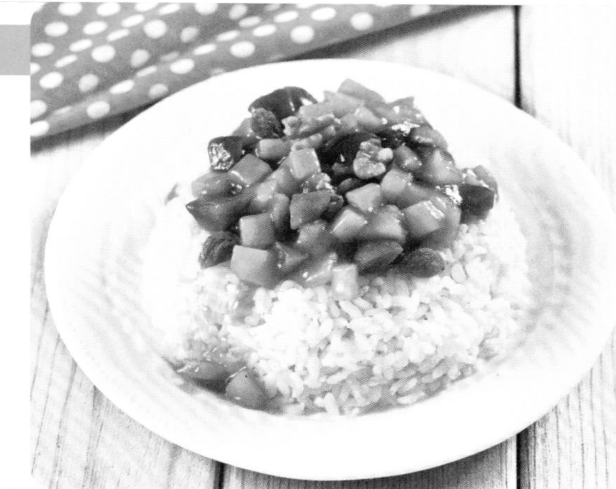

牛奶馒头

【原料】面粉 300 克，鲜牛奶半袋（125 毫升），白糖、发酵粉各适量。

【做法】

1. 面粉放入盆中，依次加入牛奶、白糖、发酵粉并搅拌，直至面粉成絮状。
2. 把絮状面粉揉光，放置温暖处进行饧发 1 小时左右。
3. 发好的面团在案板上用力揉 10 分钟，揉至光滑，并尽量使面团内部无气泡；搓成圆柱，用刀等分切成小块，整理成方形，放入蒸笼里，盖上盖，再次饧发 20 分钟。
4. 凉水上锅蒸 15 分钟即成。

【功效】不喜欢喝牛奶的新妈妈可尝试这道主食来补钙，以增加乳汁中钙的含量，还能帮助新妈妈恢复胃动力。

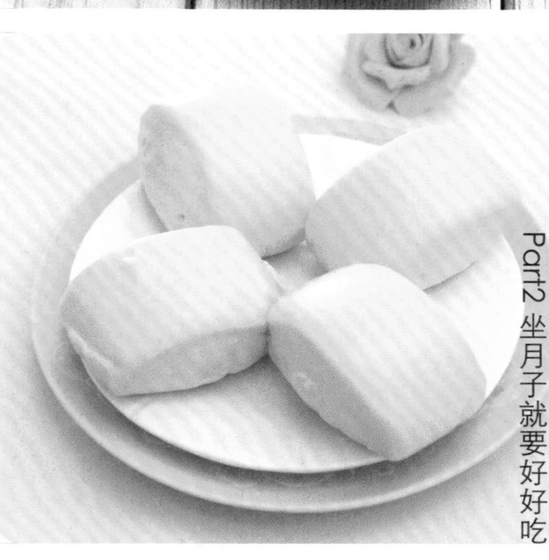

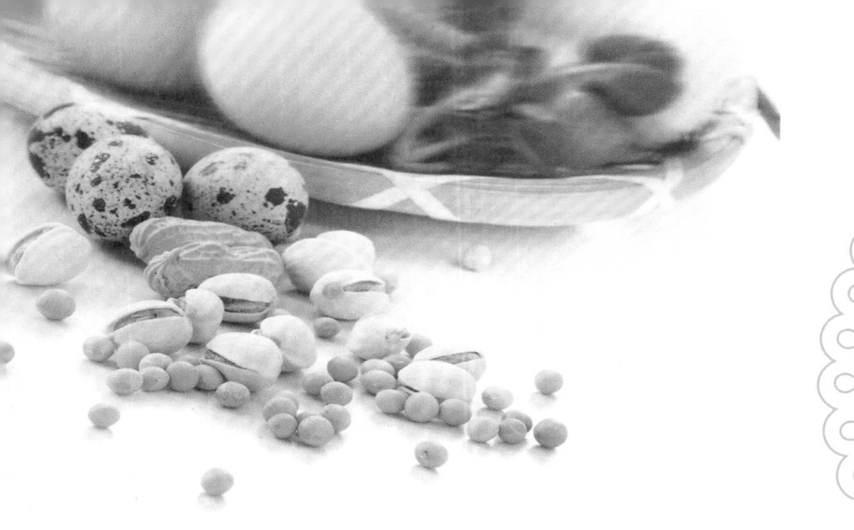

第3周

宝宝长到半个月以后，胃容量增加了不少，吃奶量与时间逐渐形成规律。哺乳妈妈这时完全可以开始吃催乳食物了。鲫鱼汤、猪蹄汤、排骨汤等都是很有效的催乳汤。如果加入通草、黄芪等中药，效果更佳。

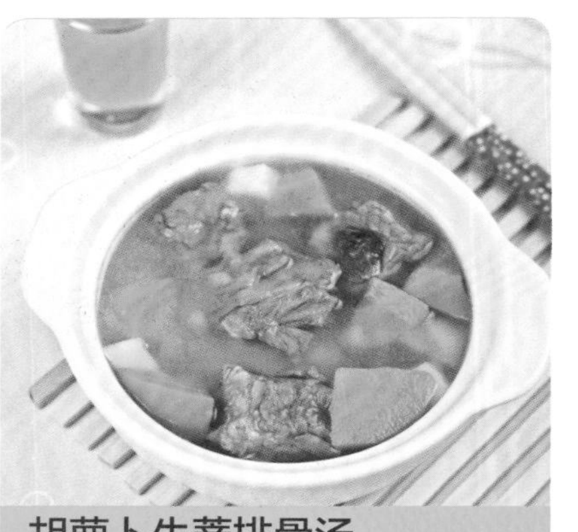

胡萝卜牛蒡排骨汤

【原料】排骨200克，胡萝卜半根，牛蒡3片，盐适量。

【做法】

1. 排骨洗净，斩段，焯烫去血沫，洗净；胡萝卜洗净，切块；牛蒡刷去表面的黑色外皮，切块。
2. 把排骨段、牛蒡块、胡萝卜块放入锅中，加适量清水，大火煮开，转小火炖1小时，出锅时加盐即可。

【功效】此汤可催乳补钙，有助于新妈妈身体的恢复。

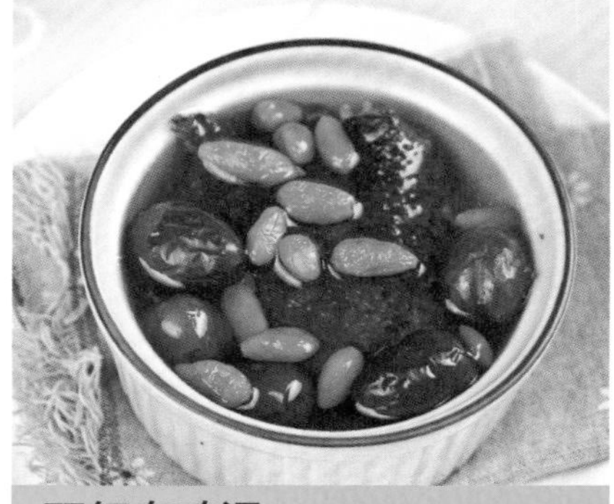

双红乌鸡汤

【原料】乌鸡1只，红枣6颗，枸杞子10克，盐、姜片各适量。

【做法】

1. 乌鸡收拾干净，切大块，放进温水里用大火煮，待水开后捞出，洗去浮沫。
2. 将红枣、枸杞子洗净。
3. 锅中放适量水烧开，将红枣、枸杞子、姜片、乌鸡放入锅内，加水用大火煮开，改用小火炖至肉熟烂，出锅时加入盐调味即可。

【功效】乌鸡滋补肝肾，益气补血，能提高乳汁质量，是新妈妈本周泌乳、滋补的佳品。

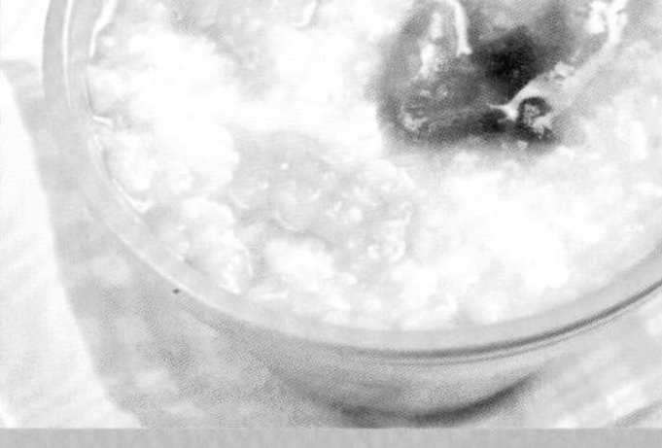

猪蹄粥

【原料】鲜玉米、猪蹄各半个，大米50克，葱段、姜片、盐各适量。

【做法】

1. 猪蹄洗净切成小块，在开水锅内焯一下；鲜玉米洗净，切成圆段；大米洗净。
2. 砂锅加水，放大米、猪蹄、姜片、葱段，开锅后转小火，煮1小时后加入鲜玉米段；再煮1小时，加盐出锅，去掉葱段、姜片即可。

【功效】猪蹄是传统的下奶食物，并且含有丰富的胶原蛋白，可增强皮肤弹性和韧性，是新妈妈理想的催乳和美容佳品。

鲫鱼豆腐汤

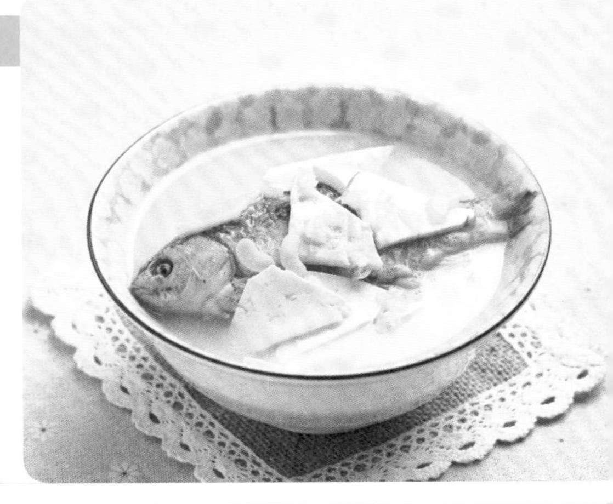

【原料】鲫鱼 1 条，豆腐 200 克，料酒、葱段、姜片、蒜末、盐各适量。

【做法】

1. 鲫鱼收拾干净，在鱼身上划几道，料酒腌制备用；豆腐切片。
2. 热锅凉油，放入姜片爆香，放入鲫鱼，两面煎至金黄色。
3. 加开水没过鱼身，放入葱段、蒜末，大火煮至汤色变白，放入豆腐，中火继续煮 10 分钟，出锅前加入适量盐调味即可。

【功效】鲫鱼具有很好的催乳作用，配上豆腐，可以益气养血、健脾宽中；豆腐富含蛋白质，对于产后恢复及乳汁分泌有很好的促进作用。

归枣牛筋花生汤

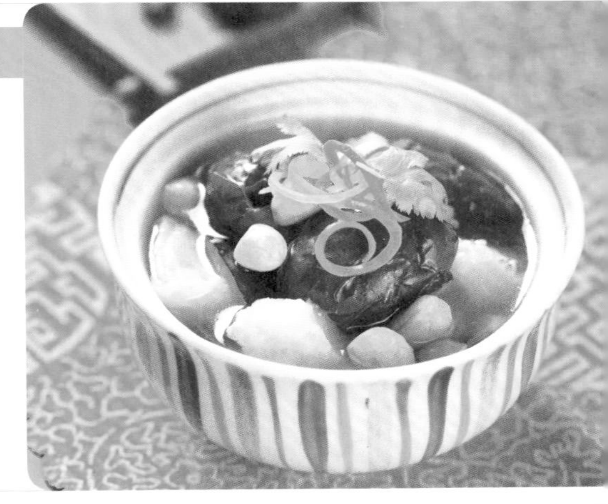

【原料】牛蹄筋 100 克，花生仁 50 克，红枣 5 颗，当归 5 克，盐、黄椒丝、红椒丝、香菜叶各适量。

【做法】

1. 牛蹄筋去掉肉皮，浸泡 4 小时，洗净，切成块；花生仁、红枣分别洗净。
2. 当归洗净，整个放进热水中浸泡 30 分钟，取出切片。
3. 砂锅加清水，放入牛蹄筋、花生仁、红枣、当归，大火煮沸后，改小火炖至牛蹄筋熟烂，加盐调味；盛出后撒入黄椒丝、红椒丝、香菜叶即可。

【功效】牛蹄筋中含有大量的胶原蛋白，与花生、红枣搭配，味道鲜美，下奶又美白。

清炖鸽子汤

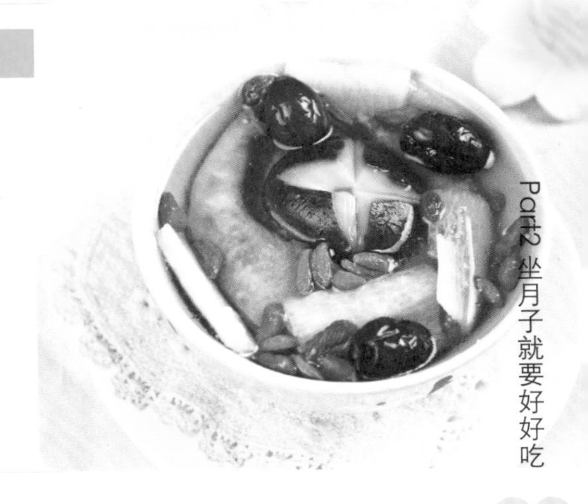

【原料】鸽子 1 只，鲜香菇 1 朵，山药 50 克，红枣 4 颗，枸杞子、葱段、姜片、盐、料酒各适量。

【做法】

1. 鲜香菇洗净，切花刀；红枣洗净；山药，洗净削皮，切片。
2. 烧开水，加适量料酒，将鸽子放入，去血水、去沫，捞出。
3. 砂锅放水烧开，放姜片、葱段、红枣、香菇、鸽子，小火炖 1 个小时；再放入枸杞子，炖 20 分钟；最后放入山药片，用小火炖至山药酥烂，加盐调味即可。

【功效】鸽肉富含蛋白质、钙、铁、铜，脂肪含量较少，兼具调理和催乳双重功效。

第 4 周

产后第 4 周可是恢复产后健康的关键时期。新妈妈身体各个器官逐渐恢复到产前的状态，它们需要在此时有更多的营养来帮助运转，尽快提升元气。此时，新妈妈可以多进食一些补充营养、恢复体力的营养菜肴。

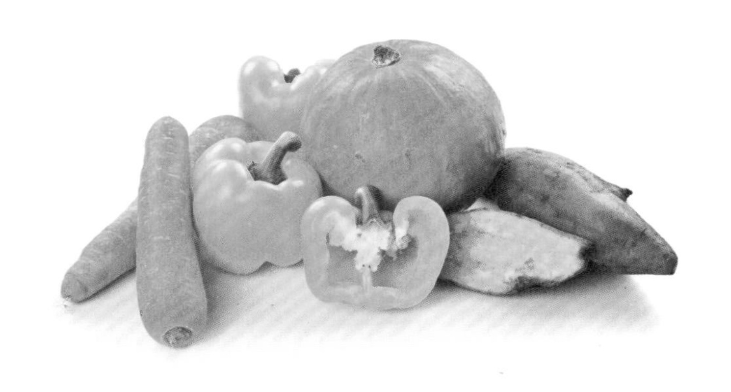

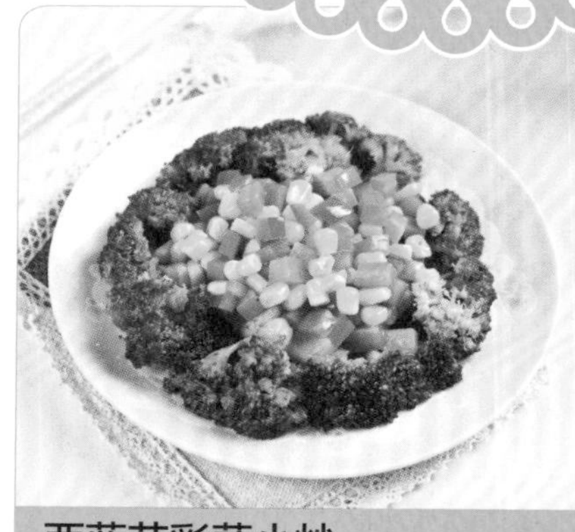

西蓝花彩蔬小炒

【原料】西蓝花半棵，玉米粒 50 克，胡萝卜丁、青椒丁、红椒丁、盐、水淀粉各适量。

【做法】

1. 玉米粒洗净备用；西蓝花去老茎，择成小朵。
2. 坐锅烧水，下胡萝卜丁、玉米粒焯水 2 分钟，捞出；下西蓝花烫 2 分钟，捞出沥水；油锅烧热，下除西蓝花外的所有食材，加入盐翻炒 1 分钟，起锅。
3. 西蓝花围边，勾水淀粉淋在西蓝花上，将炒好的彩蔬放入盘中央即可。

【功效】这道菜含有丰富的维生素，可缓解胃肠负荷，令新妈妈更健康。

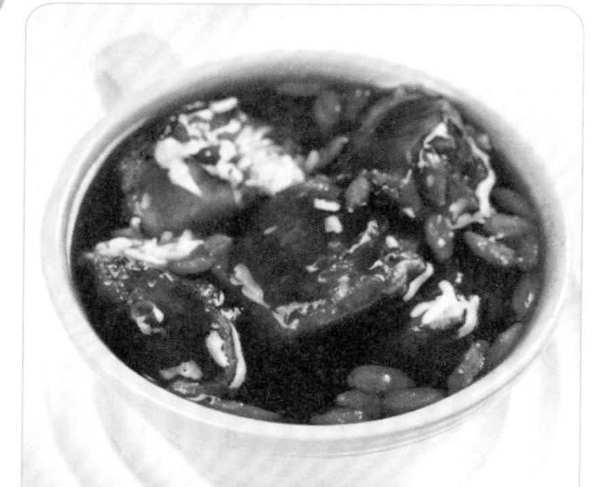

红曲鳗鱼汤

【原料】鳗鱼 100 克，当归 5 克，枸杞子、米酒各 50 克，红曲酱 15 克，姜片、香油各适量。

【做法】

1. 当归、枸杞子用清水煎煮 10 分钟，滤渣取汁；鳗鱼处理好后洗净切块。
2. 锅内放香油加热，放入姜片炒至香味溢出，加入鳗鱼、红曲酱略煎一下，再加入米酒拌炒。
3. 加入当归枸杞汁，转小火，熬煮 6 分钟即可。

【功效】红曲与药膳、鳗鱼搭配，可调节肠胃功能。

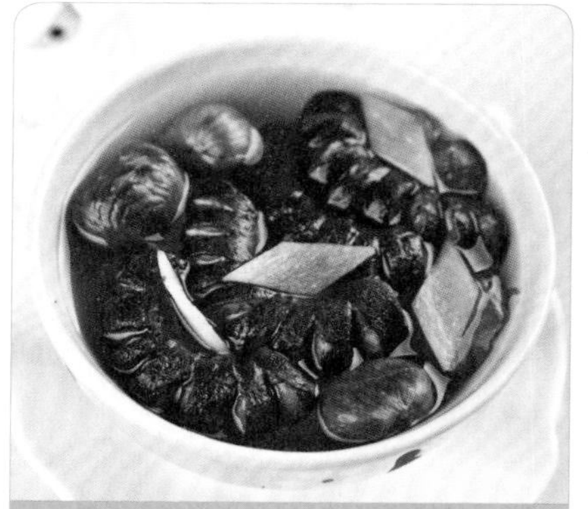

栗子黄鳝煲

【原料】黄鳝 2 条，栗子 5 颗，姜片、盐各适量。

【做法】

1. 黄鳝去除内脏，洗净，用热水烫去黏液，将处理好的黄鳝切成 4 厘米长的段，加盐拌匀，备用；栗子洗净，去壳。
2. 将黄鳝段、栗子、姜片一同放入锅内，加入适量清水，大火煮沸，转小火再煲 1 小时，加盐调味即可。

【功效】黄鳝性温味甘，可滋阴补血，对产后新妈妈筋骨酸痛、浑身无力、精神疲倦、气短懒言等都有良好疗效，是本周食疗、滋补兼备的美味佳肴。

鲜虾豆腐翡翠汤

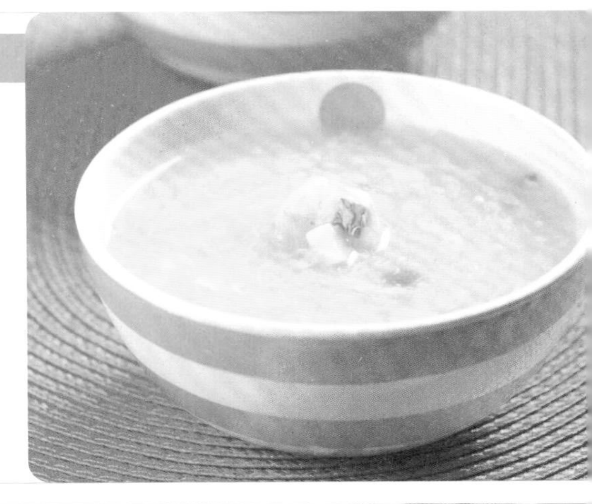

【原料】豆腐 150 克，虾 5 只，鸡蛋 2 个，胡萝卜半根，盐、淀粉、高汤各适量。

【做法】

1. 豆腐切小丁；虾去皮去头后，在背部切一刀去除虾线；胡萝卜切小丁；鸡蛋打散。
2. 高汤倒锅中煮开后，加入胡萝卜丁、豆腐丁、虾仁，再倒入鸡蛋液。
3. 用淀粉水勾芡，汤的浓稠度根据自己的喜欢调整，出锅前放盐即可。

【功效】虾营养丰富，且其肉质松软，易消化，有利于新妈妈滋养体质。

珍珠三鲜汤

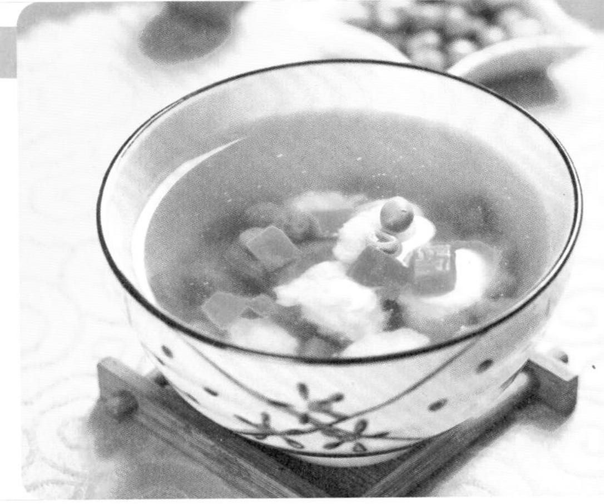

【原料】鸡胸肉 100 克，胡萝卜、西红柿、豌豆各 50 克，鸡蛋 1 个，盐、水淀粉各适量。

【做法】

1. 胡萝卜、西红柿分别洗净切丁；豌豆洗净；鸡胸肉洗净剁成肉泥。
2. 蛋清、鸡胸肉泥、水淀粉混合搅拌；胡萝卜丁、西红柿丁、豌豆放入锅中，加清水煮沸。
3. 用小汤匙把鸡胸肉泥团成丸子，从碗边拨进锅内，用大火将汤再次煮沸；出锅前放盐即可。

【功效】鸡肉的脂肪含量少，铁、蛋白质的含量却很高，容易消化；胡萝卜中的胡萝卜素是宝宝生长发育必不可少的营养成分。

雪菜肉丝汤面

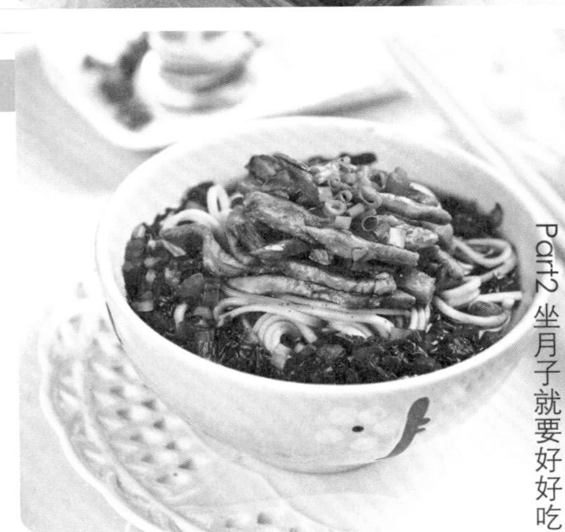

【原料】挂面、猪肉丝各 100 克，雪菜 1 棵，酱油、盐、葱花、姜末、高汤、油各适量。

【做法】

1. 雪菜洗净，加清水浸泡 2 小时，捞出沥干，切碎末；猪肉丝洗净，加盐拌匀。
2. 锅中倒油烧热，下葱花、姜末、肉丝煸炒，至肉丝变色，再放入雪菜末翻炒，放入酱油、盐，拌匀盛出。
3. 煮熟挂面，挑入盛适量酱油、盐的碗内，舀入适量高汤，再把炒好的雪菜肉丝覆盖在挂面上，撒上葱花即成。

【功效】这道面食营养丰富，温补作用强，能令新妈妈产后尽快提升元气。

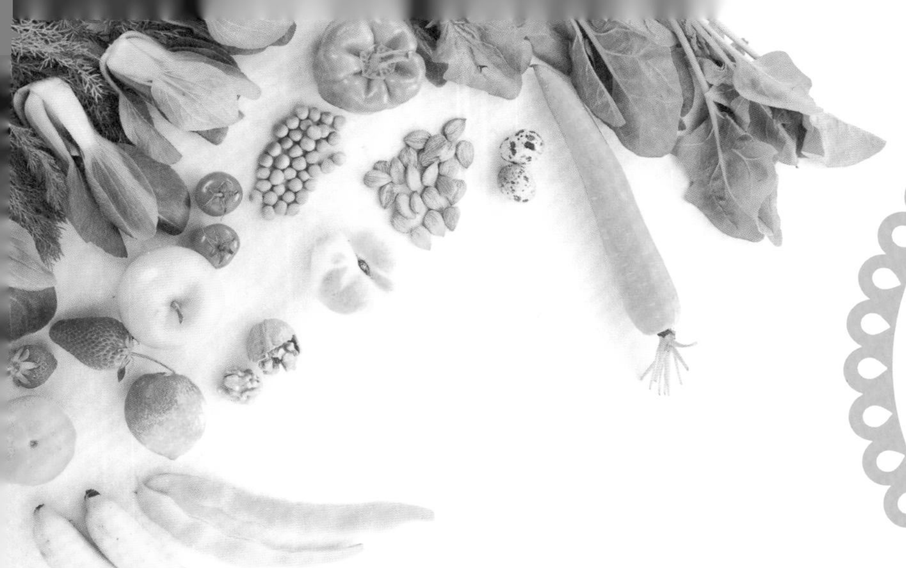

第5周

产后第5周，是新妈妈调整体质的黄金时期，此时新妈妈的腹部开始收缩，身体各功能趋于正常，饮食上要遵循合理食量、提高品质的原则，尽量做到不偏食、不挑食，可多吃些绿色、健康的食物，并要控制饮食中脂肪的摄入。

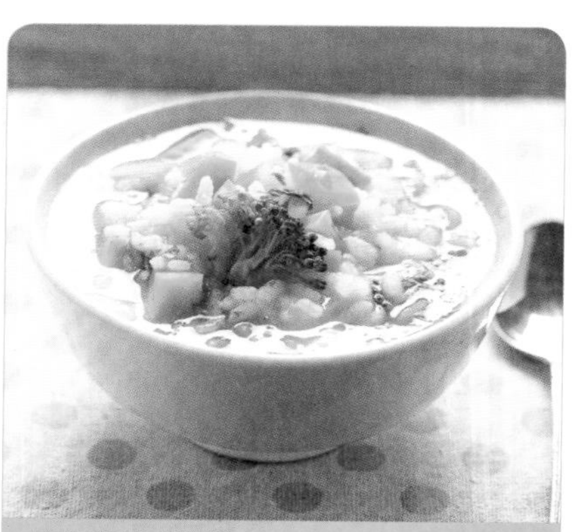

田园蔬菜粥

【原料】西蓝花、胡萝卜、芹菜各30克，大米100克，香菜末、盐各适量。

【做法】

1. 西蓝花、胡萝卜、芹菜分别洗净，西蓝花掰小朵，胡萝卜、芹菜切丁；大米洗净，浸泡。
2. 锅置火上，放入大米和水，大火烧沸后改小火熬煮。
3. 放入胡萝卜丁、西蓝花、芹菜丁，略煮，加盐调味，撒上香菜末即可。

【功效】此粥在补充维生素的同时还能缓解便秘。

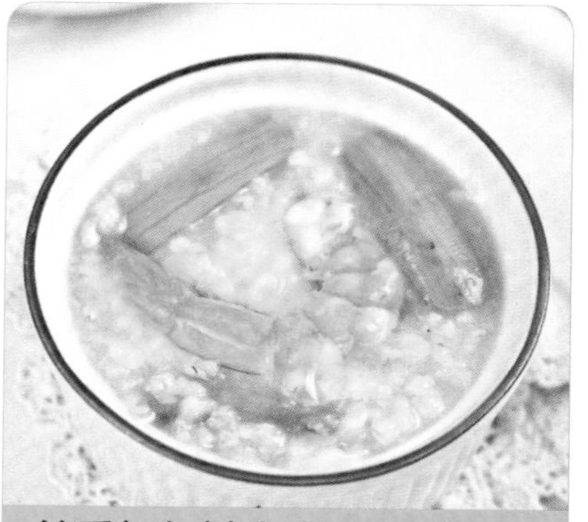

丝瓜虾仁糙米粥

【原料】丝瓜、糙米各50克，虾仁40克，盐适量。

【做法】

1. 将糙米清洗后加水浸泡约1小时。
2. 将糙米、虾仁一同放入锅中，加入2碗水，用中火煮15分钟呈粥状。
3. 丝瓜洗净切段，放入粥内略煮，加适量盐调味即可。

【功效】糙米是新妈妈的肠道“清道夫”，可促进新陈代谢，利于健康瘦身。

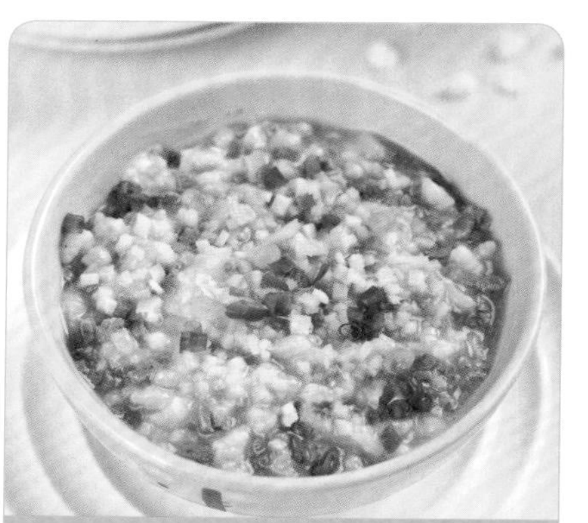

鸡肝粥

【原料】鸡肝、大米各100克，葱花、姜末、盐各适量。

【做法】

1. 鸡肝洗净，切碎；大米洗净。
2. 鸡肝与大米同放锅中，加适量清水，煮为稀粥。
3. 待熟时放入葱花、姜末、盐，稍煮即可。

【功效】鸡肝可补铁，对于贫血的新妈妈尤为适宜。

土豆排骨汤

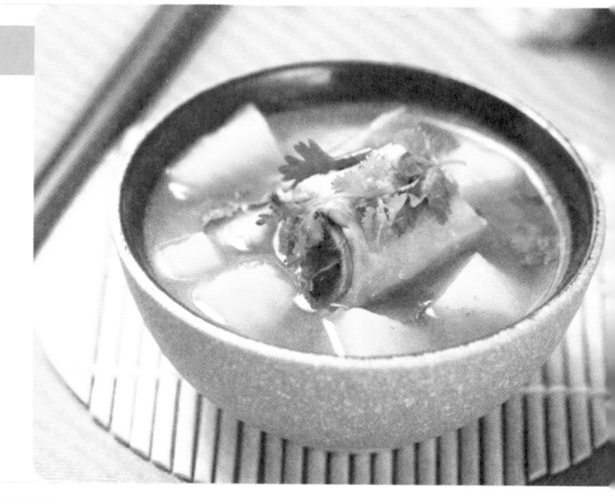

【原料】土豆2个，排骨100克，香菜叶、盐各适量。

【做法】

1. 土豆洗干净、去皮，切成小块；排骨斩成小块。
2. 排骨放入沸水中略微焯烫，去掉血水，然后捞起，沥干水分。
3. 将土豆和排骨放入锅中，加入清水，大火煮开之后，换成小火熬煮至土豆软烂。
4. 调入盐拌匀，食用时，用碗盛起，撒上香菜叶即可。

【功效】土豆淀粉含量丰富，易于被人体消化，土豆中还含有B族维生素和维生素C，且不易受热破坏，所以营养保存得较好。

小白菜锅贴

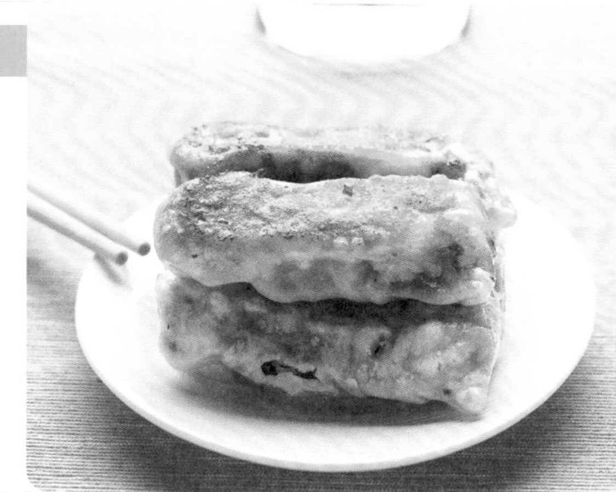

【原料】小白菜2棵，猪肉馅200克，面粉400克，葱末、姜末、生抽、料酒、盐、油各适量。

【做法】

1. 小白菜洗净，切碎，挤去水分；猪肉馅提前用生抽、料酒和盐腌好，然后加一点油，搅拌至黏稠；葱末和姜末倒入猪肉馅中搅匀；倒入小白菜，搅拌均匀。
2. 面粉加水搅拌，揉成面团后饧20分钟，擀成面皮；将拌好的馅放入面皮中间，将面皮对折，中间捏紧，两边略留点空隙。
3. 油锅热后转小火，放入锅贴，锅贴底部将熟时加少许凉水，煎至锅贴底部焦黄即可。

【功效】小白菜可补充维生素和矿物质，和猪肉同食，还能补充蛋白质。

鱼头香菇豆腐汤

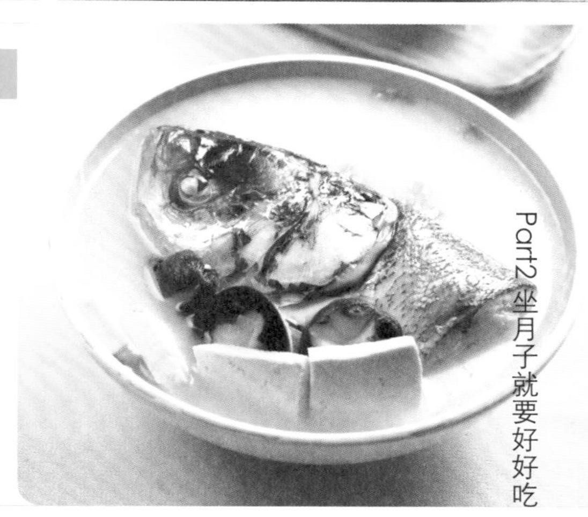

【原料】鱼头1个，豆腐100克，鲜香菇5朵，葱段、姜片、盐、料酒各适量。

【做法】

1. 鱼头去鳃，由下巴处用刀切开，洗净后沥干；鲜香菇洗净，切花刀；豆腐切块。
2. 将焯过水的鱼头、香菇、葱段、姜片、料酒和清水放入锅内，煮沸后撇去浮沫。
3. 改小火炖至鱼头快熟时，放入豆腐块，加盐即可。

【功效】此汤清淡适口，新妈妈常食可增进食欲，还有催乳的功效。

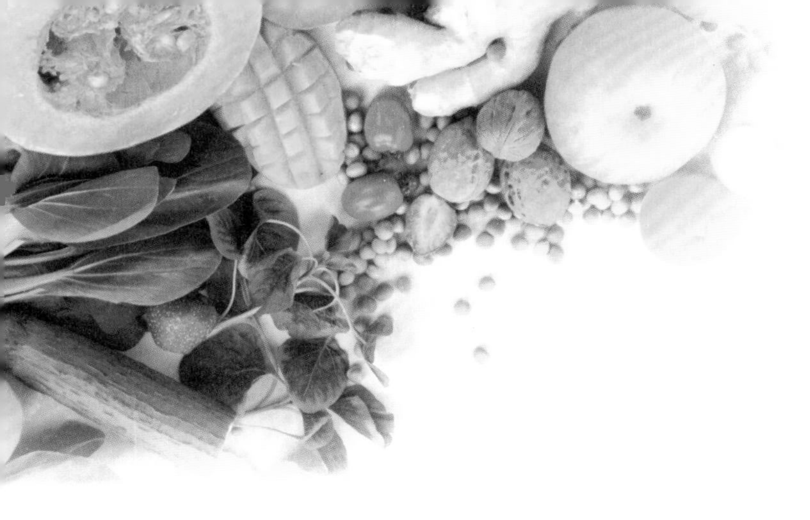

第 6 周

产后第 6 周，新妈妈可以适当瘦身了！本周新妈妈身体基本恢复，腹部松弛的状况已经改善，饮食基本上可以与孕前一样，但哺乳的妈妈还需要持续增加营养，以保证乳汁的分泌。

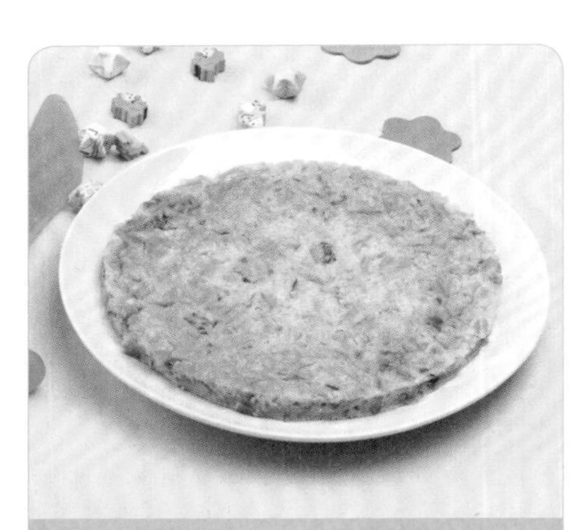

菠菜鸡蛋饼

【原料】面粉 150 克，鸡蛋 2 个，菠菜 3 棵，榨菜丝、盐、香油各适量。

【做法】

1. 面粉倒入大碗中，加适量温开水，再打入 2 个鸡蛋，搅拌均匀，和成蛋面糊。
2. 菠菜焯水沥干后切段，和榨菜丝一起倒入蛋面糊里，加入盐、香油，混合均匀。
3. 平底锅放油，倒入蛋面糊煎至两面金黄即可。

【功效】菠菜与鸡蛋同食，营养搭配更合理。

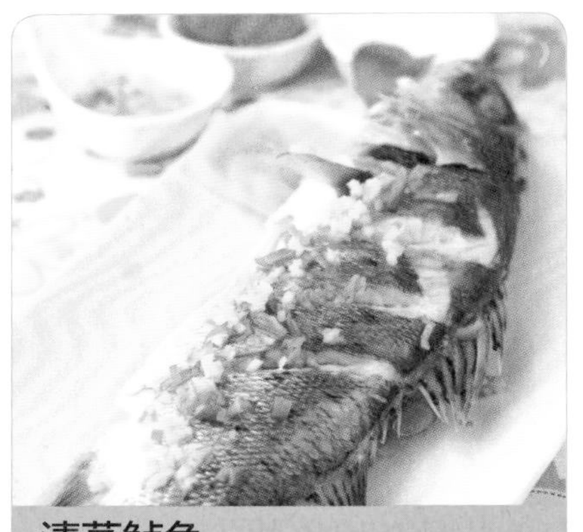

清蒸鲈鱼

【原料】鲈鱼 1 条，姜末、葱末、盐、料酒各适量。

【做法】

1. 鲈鱼去鳞、鳃、内脏，洗净，两面划几刀，抹匀盐和料酒后腌 5 分钟。
2. 葱末、姜末铺在鱼身上，上蒸锅蒸 15 分钟即可。

【功效】鲈鱼是帮助新妈妈增加营养、通乳下奶，又不用担心长胖的美食。

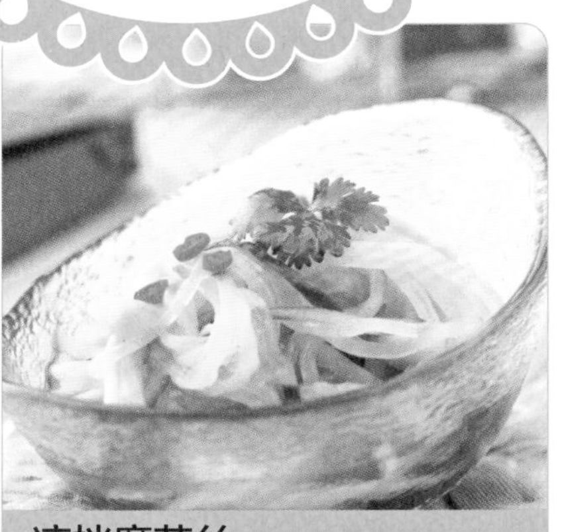

凉拌魔芋丝

【原料】魔芋丝 200 克，黄瓜 80 克，芝麻酱、酱油、醋、盐、香菜叶、辣椒段各适量。

【做法】

1. 黄瓜洗净，切丝；魔芋丝用开水烫熟，晾凉。
2. 芝麻酱用水调开，加适量的酱油、醋、盐调成小料。
3. 将魔芋丝和黄瓜丝放入盘内，倒入小料，拌匀，撒上香菜叶、辣椒段即可。

【功效】魔芋具有减肥、通便的作用。

枸杞菠萝玉米羹

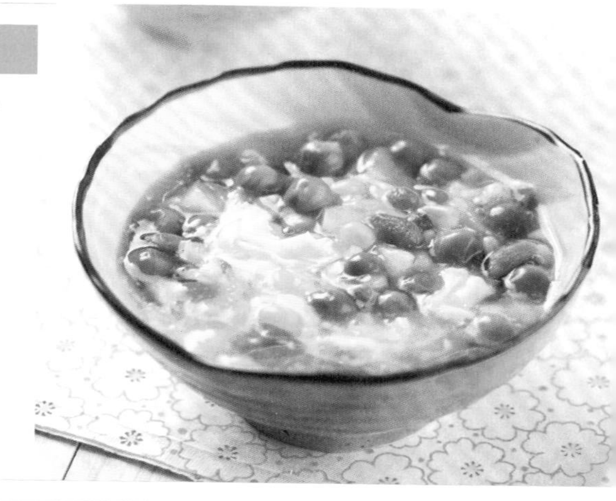

【原料】鲜玉米半个，鸡蛋 2 个，豌豆 20 克，菠萝 1/4 个，枸杞子 10 克，冰糖、水淀粉各适量。

【做法】

1. 玉米剥粒，蒸熟；菠萝洗净，切丁；豌豆洗净。
2. 锅中加清水，放入菠萝丁、豌豆、玉米粒、枸杞子、冰糖同煮，用水淀粉勾芡，使汁变浓。
3. 鸡蛋打碎，淋入锅内成蛋花，烧开即可。

【功效】此羹富含蛋白质和多种维生素，脂肪含量少，特别适合新妈妈瘦身食用。

玉米面发糕

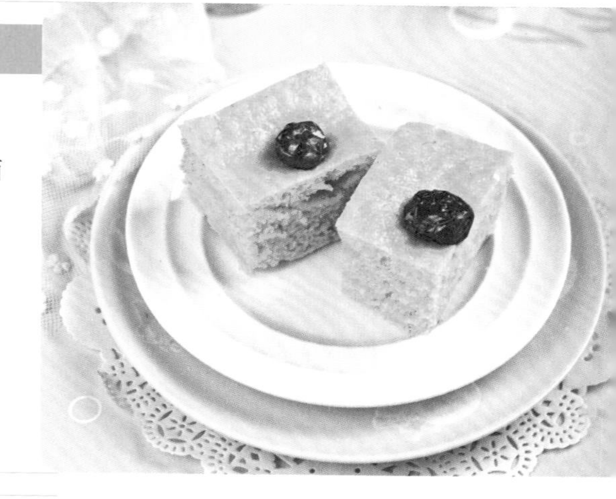

【原料】面粉、玉米面各 80 克，红枣 2 颗，泡打粉、酵母粉、白糖、温水各适量。

【做法】

1. 将面粉、玉米面、白糖、泡打粉先在盆中混合均匀；酵母粉溶于温水后倒入面粉中，揉成均匀的面团。
2. 将面团放入蛋糕模具中，放温暖处饧发 40 分钟左右。
3. 红枣洗净，加水煮 10 分钟；将煮好的红枣嵌入发好的面团表面，入蒸锅。
4. 开大火，蒸 20 分钟，立即取出，取下模具，切成厚片即可。

【功效】玉米富含碳水化合物、维生素和矿物质，可预防和缓解新妈妈便秘。

虾仁蛋炒饭

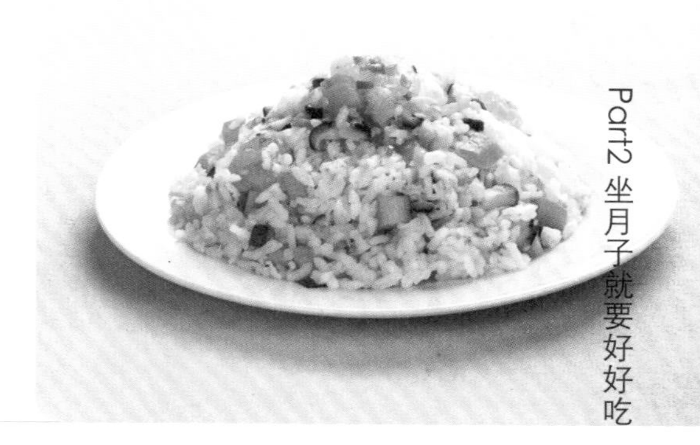

【原料】米饭 1 碗，鲜香菇 3 朵，虾仁 5 个，胡萝卜半根，鸡蛋 1 个，盐、料酒、葱花、蒜末各适量。

【做法】

1. 鲜香菇去蒂，洗净切丁；胡萝卜洗净切丁；虾仁加入料酒腌 5 分钟；鸡蛋打散。
2. 油锅烧热，放入鸡蛋液炒成蛋花，盛出；锅中倒油，下蒜末炒香，倒入虾仁翻炒，倒入香菇丁、胡萝卜丁、米饭，拌炒均匀；再加入盐，撒上葱花，翻炒几下入味即可。

【功效】虾仁蛋白质含量很高，胡萝卜含有大量的 β - 胡萝卜素，可转化成维生素 A，利于保护新妈妈的眼睛。而且虾的脂肪含量较少，是本周瘦身的最佳伴侣。

产后调养特效食谱

宝宝出生了，新妈妈的心终于落下了，开始享受与宝宝在一起的甜蜜时光了。然而，产后新妈妈身体上的一些小毛病，让舒适的月子里有了小麻烦，影响了新妈妈的心情。其实，对于产后不适，正确的食疗方法既能使新妈妈尽快恢复健康，又不会影响哺乳和宝宝的营养，新妈妈不妨试一下。

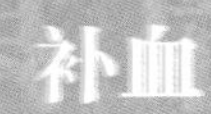

补血

新妈妈分娩时都会或多或少失血，所以产后的补血问题一定不能马虎。其实，只要通过健康的饮食就可以达到很好的补血效果。新妈妈要适当多食含铁较多、营养丰富的食物，如肉类、蛋类、鱼类、海产品（如海带、紫菜）、动物肝脏、动物血、红枣、花生、木耳等。

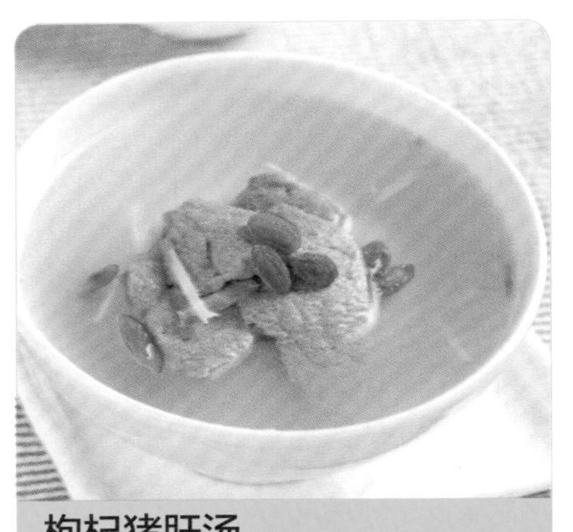

枸杞猪肝汤

【原料】猪肝 200 克，姜丝、枸杞子、盐、牛肉汤各适量。

【做法】

1. 将猪肝洗净切片，枸杞子洗净。
2. 油锅烧至八成热，放猪肝煸炒一下，加入适量牛肉汤，放入姜丝、枸杞子，同煮至猪肝熟透，再以盐调味即可。

【功效】猪肝中含有丰富的铁质，有补血功效，还能帮助排出体内污血和废物。

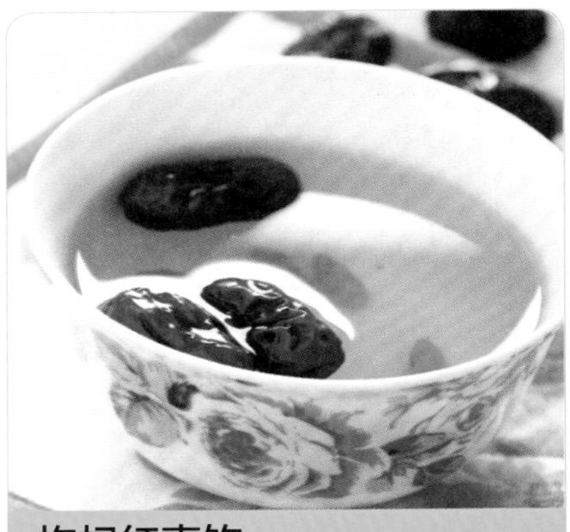

枸杞红枣饮

【原料】枸杞子 20 克，红枣 2 个。

【做法】

将红枣和枸杞子加入热水中，煮至水开，改小火煮 10 分钟即可。

【功效】枸杞红枣饮有补血、健脾和养心神之功效，新妈妈可以一周饮 2~4 次。

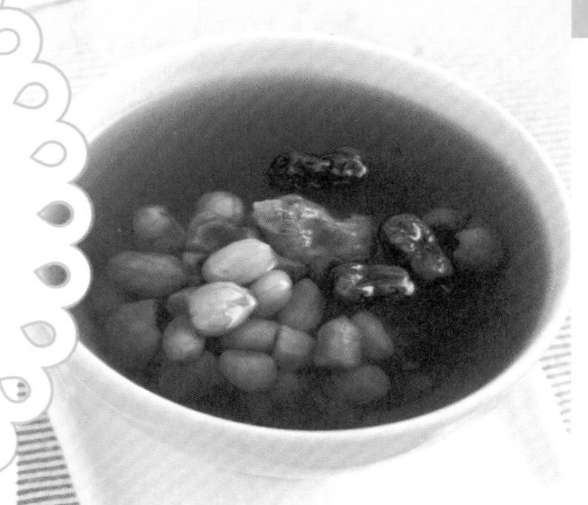

四红汤

【原料】红小豆 50 克，花生 15 克，红枣 3 个，红糖 10 克。

【做法】

1. 红小豆、花生、红枣分别洗净。
2. 先将红小豆冷水入锅，大火煮开后，改小火煮 15 分钟；放入花生、红枣、红糖，再煮 15 分钟左右，盛出吃豆饮汤。

【功效】四红汤可补铁、补血，分娩 10 天后，一周可饮 3 次。

食谱 排恶露

新妈妈分娩结束后，恶露开始不断排出，到产后3周左右就停止了。恶露的变化和停止与子宫恢复情况密切相关，新妈妈产后适当食用排恶露食物，如鸡蛋、薏米、山楂、莲藕、阿胶、当归、益母草、黄芪等，有助于促进子宫恢复。

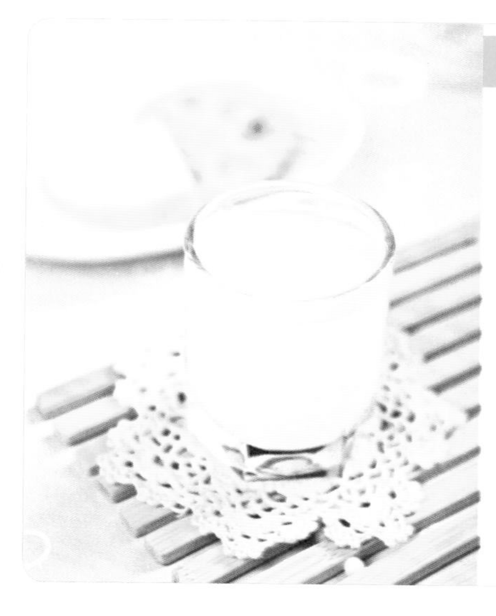

白糖藕汁

【原料】莲藕100克，白糖适量。

【做法】

1. 嫩藕洗净，去皮，切碎，放入榨汁机中榨取藕汁，取汁去渣。
2. 将适量白糖兑入藕汁中，随时饮服。

【功效】白糖藕汁适用于血热所致的产后恶露不尽。

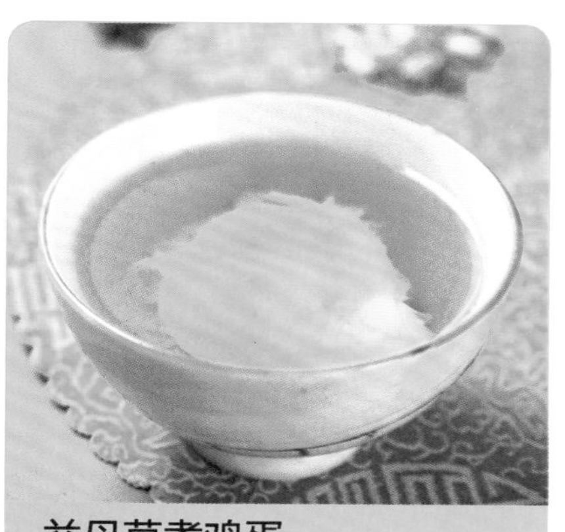

益母草煮鸡蛋

【原料】益母草30克，鸡蛋1个。

【做法】

1. 鸡蛋放入冷水锅中，小火烧开后，关火，闷5分钟，取出，剥去蛋壳。
2. 另置砂锅，放入益母草，倒入冷水，煮开后，放入剥好壳的鸡蛋，煮25分钟，捞出鸡蛋食用。

【功效】益母草也可以换成当归、黄芪等，也有相同功效。

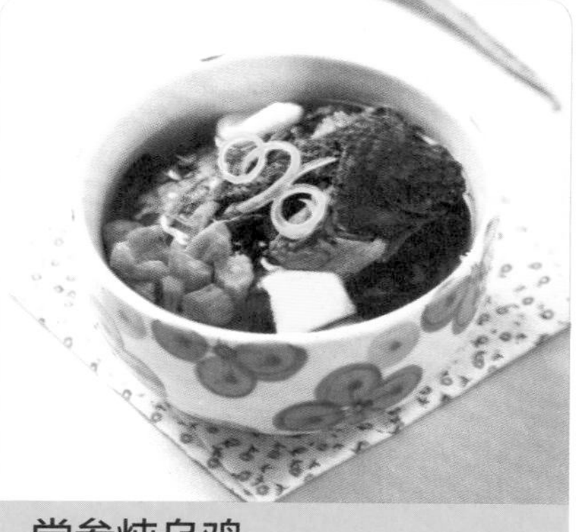

党参炖乌鸡

【原料】乌鸡1只，党参片10克，红枣、盐、黄椒丝各适量。

【做法】

1. 乌鸡洗净，将党参放清水中，浸软后装入鸡腹，放碗中加红枣，调入盐。
2. 砂锅中放足量水，水中放入碗，盖盖儿，隔水炖至鸡熟烂，盛碗点缀黄椒丝即可。

【功效】此菜能温中补脾、益气养血、除心腹恶气，但不宜过量，也不宜久吃，整个月子里吃1~3次即可。

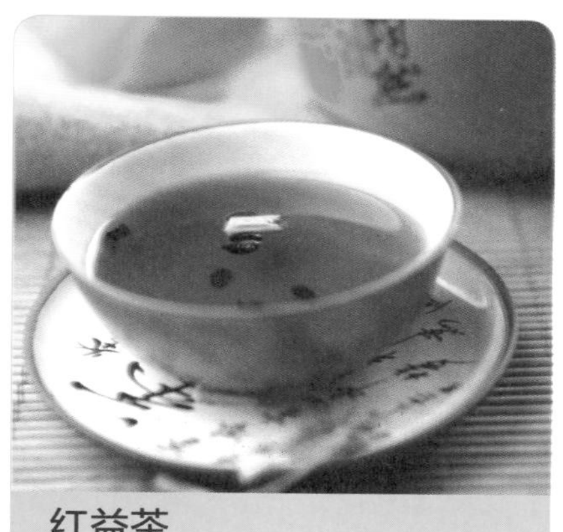

红益茶

【原料】益母草50克，红花15克，木耳5克，白糖30克。

【做法】

1. 益母草、红花用纱布或布药袋装好扎紧；木耳泡发后去蒂，撕小朵。
2. 砂锅中放入适量的清水，放入药包、木耳煮30分钟，在汤里加入白糖，煮开后取汤汁即可。

【功效】红益茶有凉血止血、清热养阴的功效，可缓解产后恶露不尽，新妈妈在产后可连续饮用3天。

补气

很多新妈妈月子里都有疲乏无力、心慌气短的问题，其实这是新妈妈气不足的表现，需要适当摄入补气食物。产后新妈妈可以适当吃山药、羊肉、牛肉、鸡肉、黑豆、枸杞子等，对新妈妈身体的恢复大有裨益。

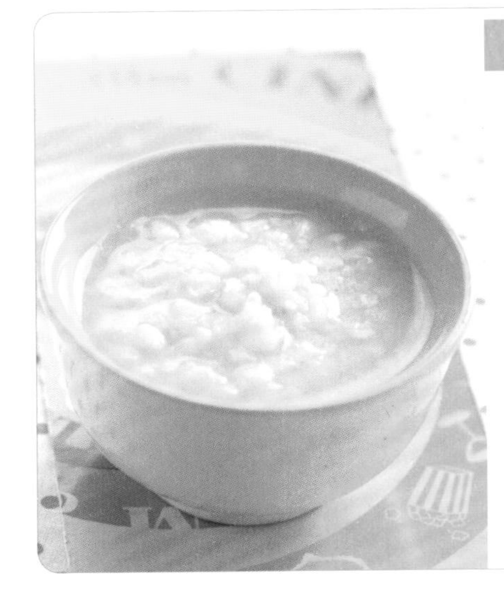

山药粥

【原料】山药 30 克，大米 50 克，红糖适量。

【做法】

1. 山药去皮，洗净，切丁；大米洗净。
2. 锅中放足够水烧开，放大米，改小火煮 10 分钟，放山药丁，煮至粥成，调入红糖搅匀即可。

【功效】此粥有健脾养胃、补气益中的功效，可作为早餐食用。

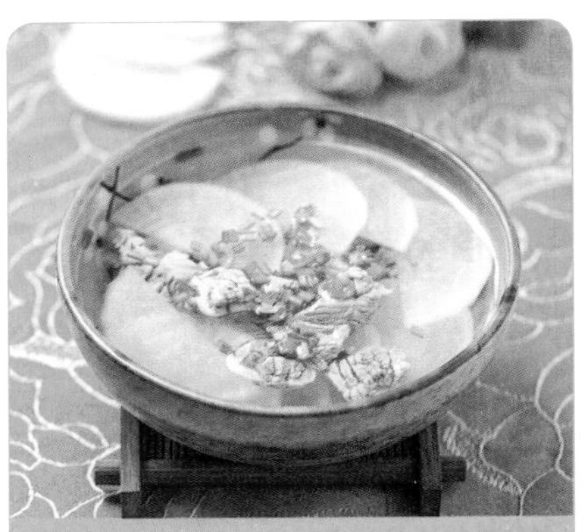

牛肉炖萝卜

【原料】牛肉 100 克，白萝卜 150 克，盐、姜片、葱花各适量。

【做法】

1. 牛肉、白萝卜洗净切丁；牛肉放沸水中焯 3 分钟，捞出，洗净血沫。
2. 牛肉与姜片放砂锅中，加足量水，大火烧开，改小火慢熬 30 分钟，加白萝卜炖煮至牛肉软烂，加入盐调味，撒上葱花即可。

【功效】也可以将白萝卜换成牛蒡、山药、土豆等，补气效果亦佳。

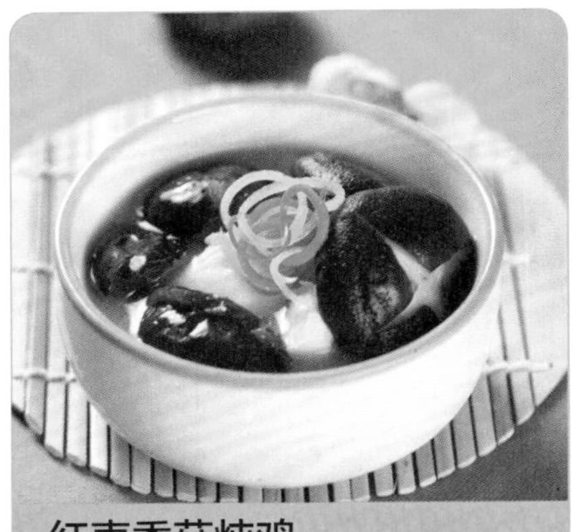

红枣香菇炖鸡

【原料】干香菇 20 克，柴鸡 1 只，红枣、盐、葱段、姜片、料酒、黄椒丝、红椒丝各适量。

【做法】

1. 将干香菇泡开洗净，切花刀；鸡去内脏洗净，放沸水焯一下，捞出。
2. 坐锅点火放入水和鸡，用大火烧开，撇去浮沫；加入料酒、盐、葱段、姜片、香菇、红枣，用中火炖至鸡肉熟烂，出锅撒上黄椒丝、红椒丝。

【功效】此菜可强健筋骨、滋补身体。

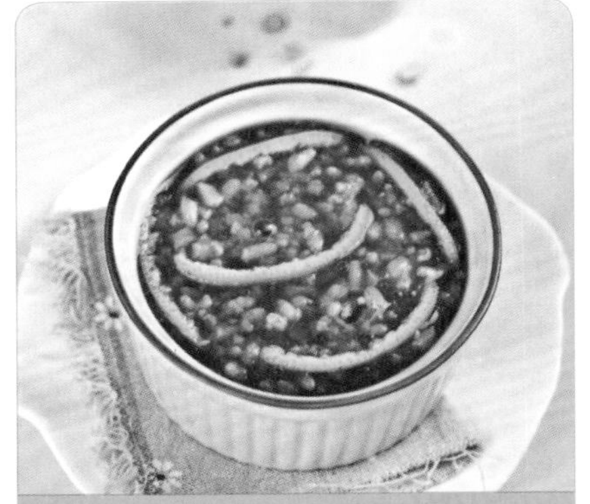

黄芪橘皮红糖粥

【原料】大米 50 克，黄芪 5 克，橘皮 3 克，红糖适量。

【做法】

1. 黄芪洗净，放入砂锅中，加 2 杯水，大火煮开，小火煮 15 分钟，取汁；再加入适量水煮 25 分钟，取汁。
2. 另置一锅，放入黄芪水煮开，放大米煮开，改小火煮 15 分钟，然后放入橘皮、红糖，再煮 5 分钟即可。

【功效】孕前从未食用过黄芪的新妈妈，此时宜少用，能补气血。

消水肿

水肿也是新妈妈产后易出现的问题。新妈妈水肿常会伴随着腰酸背痛、身体无力的情况，会给产后新妈妈带来很多生活的不便和困扰。其实产后水肿很大部分是由于子宫变化导致下肢循环不畅引起的，通过饮食，可以适当缓解。

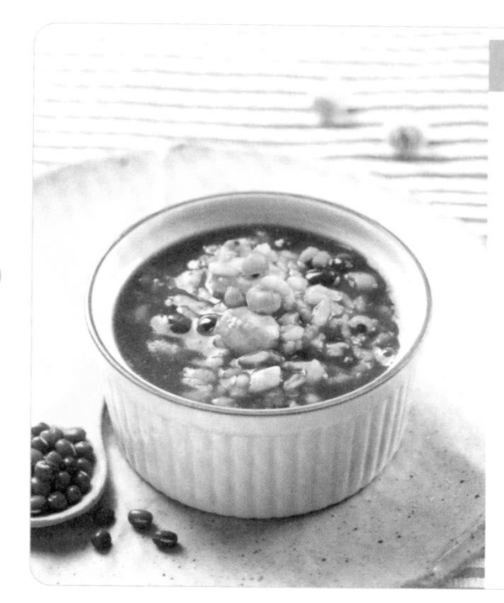

红小豆薏米姜汤

【原料】红小豆、薏米各 50 克，老姜 5 片，白糖适量。

【做法】

1. 红小豆、薏米洗净，浸泡 2 小时，一起入锅，放入姜片同煮，大火煮开后转小火续煮 40 分钟。
2. 煮熟软后，加适量白糖调味即可。

【功效】红小豆搭配薏米有排水利湿作用。也可去除姜片，将白糖改为冰糖。

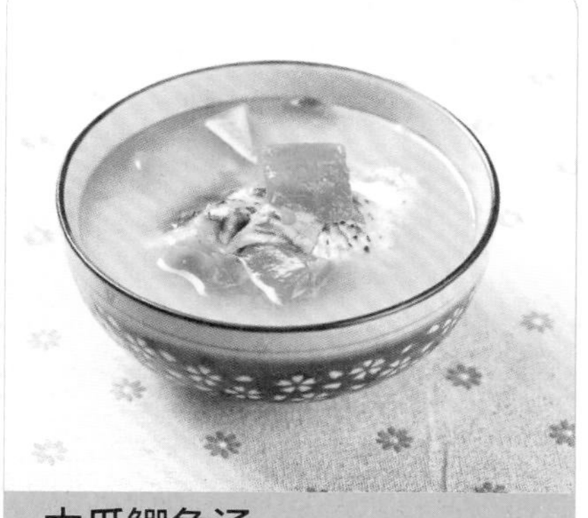

木瓜鲫鱼汤

【原料】鲫鱼 1 条，木瓜 1 个，鸡汤、盐、料酒、姜片、葱段各适量。

【做法】

1. 鲫鱼收拾干净，在鱼身两侧各划两刀；木瓜洗净，去皮，切块。
2. 油锅烧热，放姜片和鲫鱼，小火煎至金黄，加料酒，倒入鸡汤。
3. 放葱段、木瓜，煮沸改小火至汤色乳白，拣出葱段、姜片，调入盐即可。

【功效】鲫鱼和木瓜搭配，可以促进乳汁分泌，很适合哺乳的新妈妈。

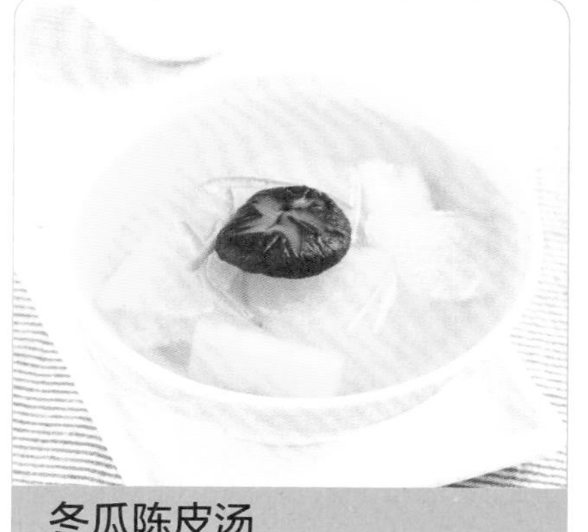

冬瓜陈皮汤

【原料】冬瓜 150 克，陈皮 5 克，干香菇 1 朵，香油、盐各适量。

【做法】

1. 冬瓜去皮、瓤，洗净，切块；陈皮、干香菇分别用温水浸泡，洗净，陈皮撕条，香菇去蒂切花刀。
2. 冬瓜、陈皮和香菇放入砂锅中，加入适量水，大火煮沸转小火煲 1 小时，淋上香油，加盐调味。

【功效】常喝此汤有助于增加食欲、消除水肿、健脾理气。

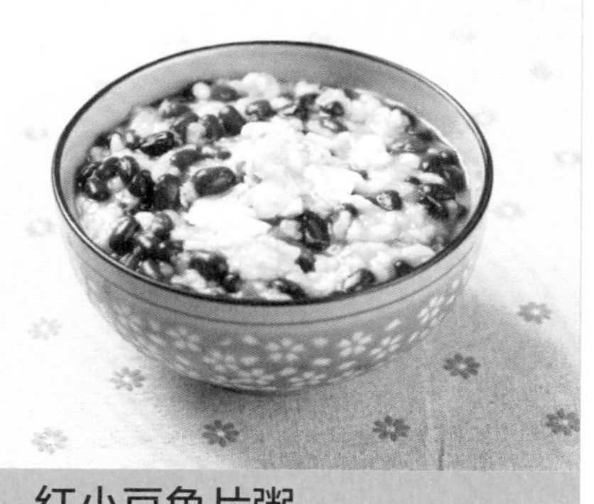

红小豆鱼片粥

【原料】红小豆 30 克，鱼肉 100 克，陈皮 6 克，大米 100 克，盐适量。

【做法】

1. 将红小豆、大米洗净，浸泡半小时；陈皮洗净后放入纱布包；鱼肉洗净，切片。
2. 红小豆与纱布包放入砂锅中，加水煮半小时，取出纱布包。
3. 将鱼肉、大米放入红小豆汤中一同熬煮成粥，调入适量盐即可。

【功效】此粥可利水消肿。

缓解腹痛

分娩后，新妈妈出现下腹部的阵发性疼痛，称为产后腹痛，也称为宫缩痛，这是正常现象，一般发生于产后一两天内，三四天后自然消失。产后大约一周，新妈妈就会完全没有腹痛的感觉。如果腹痛时间过长，就要考虑腹膜炎的可能。

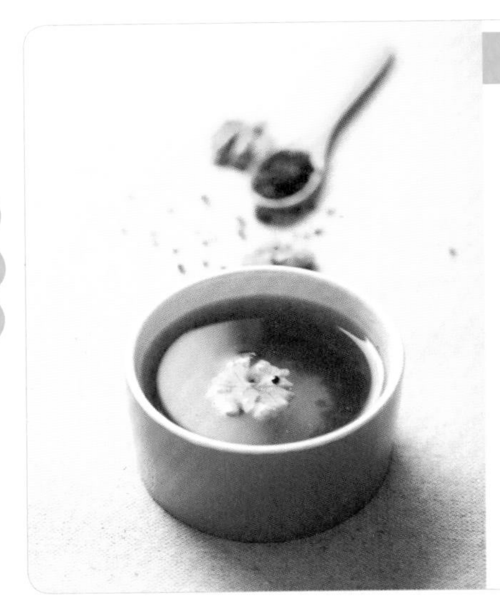

桃仁汤

【原料】桃仁 9 克，红糖 20 克。

【做法】

将桃仁和红糖一起煎水内服。

【功效】桃仁汤对治疗产后腹痛有较好的疗效。

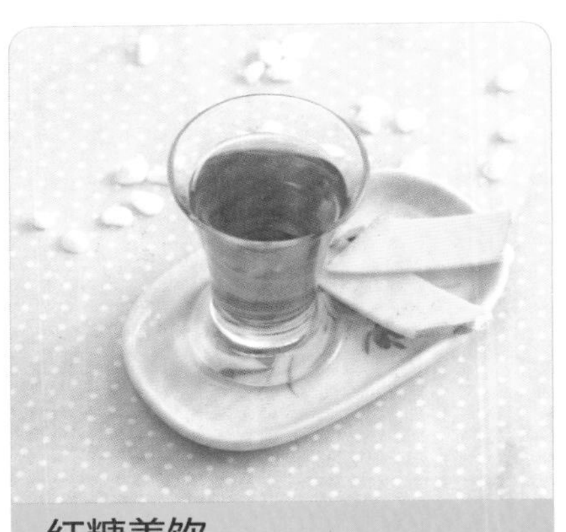

红糖姜饮

【原料】红糖 100 克，鲜姜 10 克。

【做法】

将鲜姜、红糖捣碎，煎水内服。每日 3 次，空腹饮。

【功效】此饮可治疗产后腹痛和产后胃部疼痛。

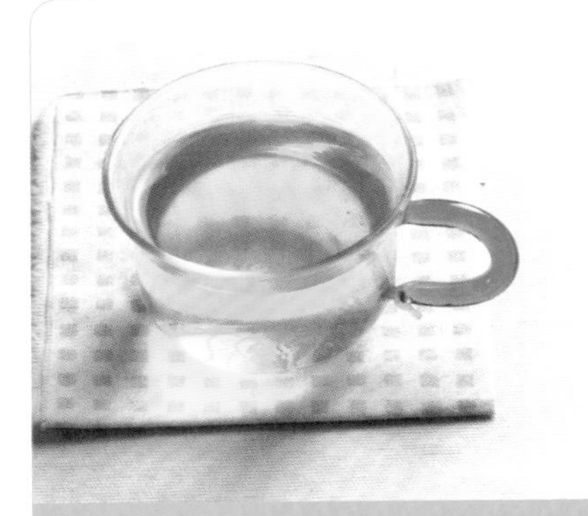

黄瓜藤汤

【原料】干黄瓜藤 1 把，红糖 50 克，米酒 50 毫升。

【做法】

取干黄瓜藤 30 克，加 50 克红糖和 50 毫升米酒，加水适量，煎服。每日 1 次，连服 3 天。

【功效】黄瓜藤汤可辅助治疗产后腹痛。

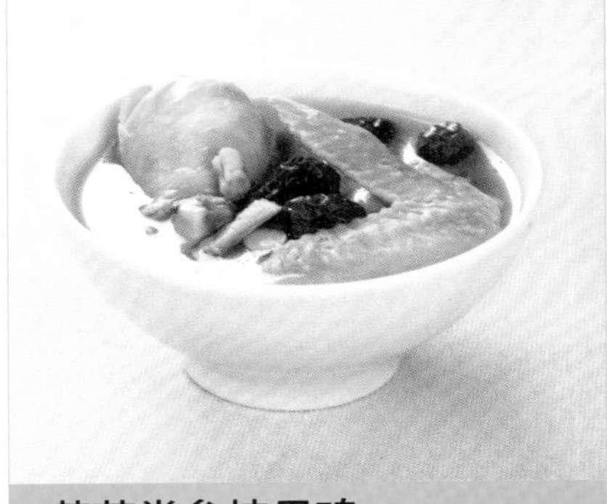

黄芪党参炖母鸡

【原料】母鸡 1 只，黄芪、党参、山药各 30 克，枸杞子、红枣各适量。

【做法】

1. 鸡洗净，剁成块，放入凉水锅中煮开，然后捞出冲净沥干。
2. 党参和黄芪用清水浸泡 3~5 分钟，之后捞出冲净沥干。
3. 所有材料放入电饭锅中，注入清水 1.5 升，最后选择“煲汤”即可。

【功效】对产后身体虚弱、产后腹痛有一定的治疗作用。

防便秘

产后便秘除和一般便秘症状相同外，有时可兼有面色萎黄、口渴舌红、精神疲惫等情况。产后便秘禁用大黄及以大黄为主的清热泻下药，如三黄片、牛黄解毒片、牛黄上清丸等，最好的办法就是食用润肠通便的食物来缓解和改善。

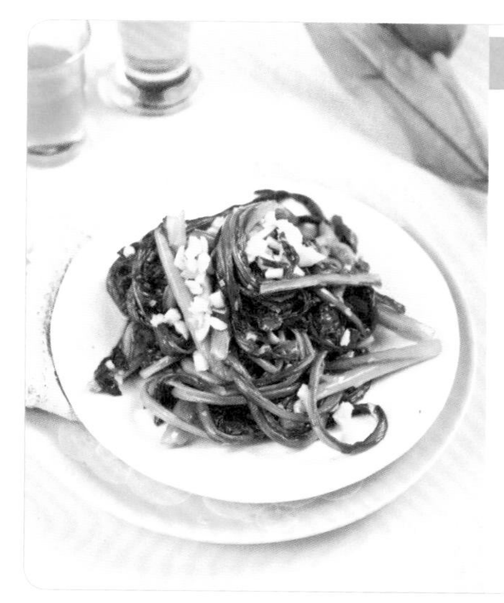

蒜蓉茼蒿

【原料】茼蒿100克，蒜蓉、姜丝、盐各适量。

【做法】

1. 将茼蒿洗净。
2. 油锅烧热，放入姜丝、盐、茼蒿，略炒一下，放入蒜蓉爆出香味即可。

【功效】茼蒿含膳食纤维较多，可助消化和降低胆固醇。新妈妈常食茼蒿对治疗肺热、脾胃不和及便秘有益。

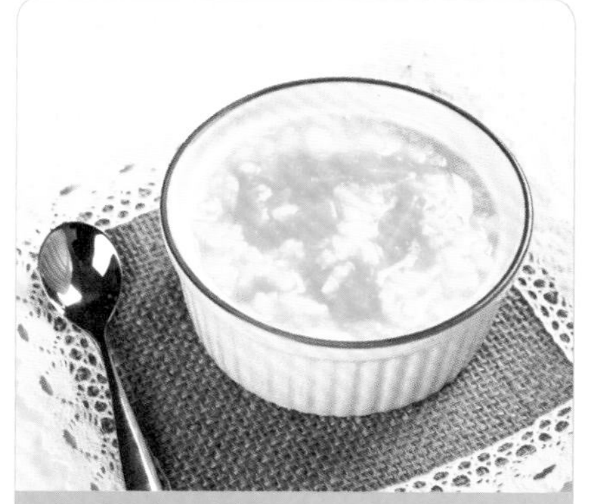

红薯大米粥

【原料】红薯50克，大米60克，白糖、蜂蜜各适量。

【做法】

1. 将红薯洗净切成小块；大米淘洗干净。
2. 将红薯块和大米一起放入锅内，加适量清水煮粥，待煮成稠粥，离火时加入白糖和蜂蜜调味即可。

【功效】红薯中所含膳食纤维较多，可宽肠通便；大米粥能帮助消化，是产后便秘的新妈妈的理想食品。

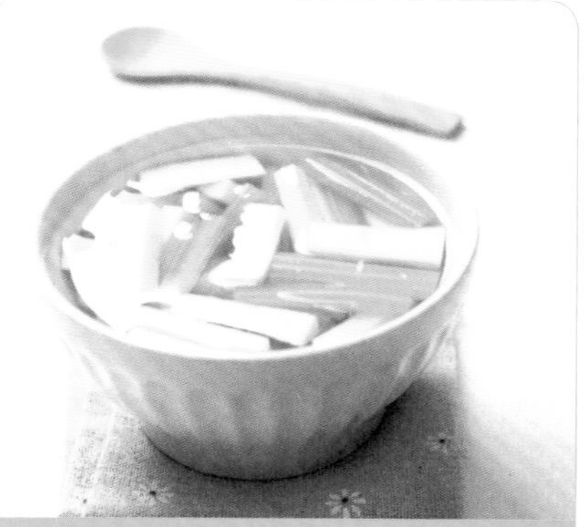

芹菜茭白汤

【原料】茭白100克，芹菜50克，盐适量。

【做法】

1. 茭白剥去外壳，洗净切片；芹菜择洗干净，切段。
2. 将两者一同放入锅中，加水煮汤，汤沸后加盐调味即可。

【功效】芹菜茭白汤能帮助消化，预防和缓解产后便秘。

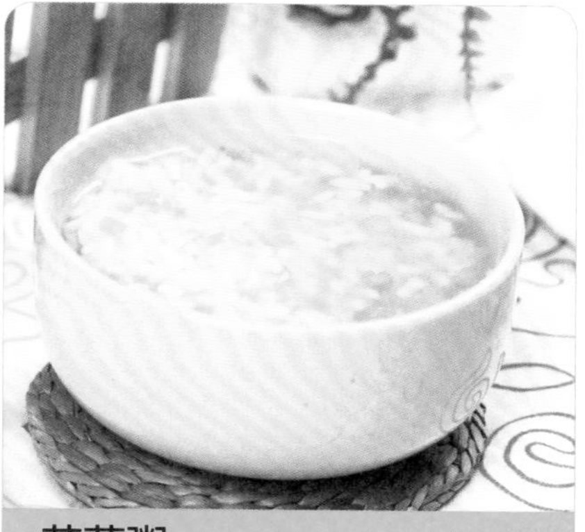

芹菜粥

【原料】新鲜芹菜60克，大米100克。

【做法】

1. 芹菜洗净切碎；大米洗净。
2. 芹菜与大米同放入砂锅内，加清水适量，同煮为粥。

【功效】芹菜粥清香可口，是一道有利于健康的美食，适宜产后便秘的新妈妈食用。

产科医生有问必答

听说月子里要喝催乳汤，还听说月子里不能吃盐和味精……很多关于坐月子期间的饮食疑惑都摆在新妈妈的面前，老一辈的观点都是对的吗？与其自己苦恼，不如听听产科医生的专业指导吧。

生完就开始喝催乳汤吗

过早喝催乳汤，乳汁下来太快太多，新生儿根本吃不完，不仅容易造成浪费，还会造成新妈妈乳腺管堵塞而胀痛，甚至引起乳腺炎。因此生完孩子不宜马上喝催乳汤，建议在分娩后的第 2 周开始喝清淡的鱼汤、肉汤等催乳汤。

产后还需要补充钙和铁吗

母乳喂养宝宝的营养都需要从妈妈的乳汁中摄取，所以新妈妈产后补钙不能懈怠，每天最好能保证摄入 2 000~2 500 毫克。母乳喂养的妈妈更易缺铁，每天摄入 18 毫克铁才能满足母子的需求。

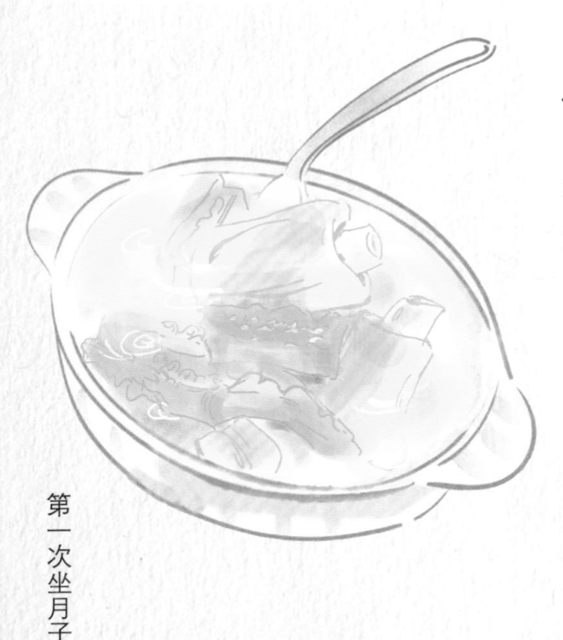

泌乳后可以服用营养素加强营养吗

新妈妈在开始泌乳后要加强营养，这时的食物品种应多样化，最好应用五色搭配原理，黑、绿、红、黄、白尽量都能在餐桌上出现，既增加食欲，又均衡营养，吃下去后食物之间也可互相代谢消化。哺乳妈妈千万不要依靠服用营养素来加强营养，应遵循人体的代谢规律，食用天然的饭菜，这才真正符合“药补不如食补”的原则。

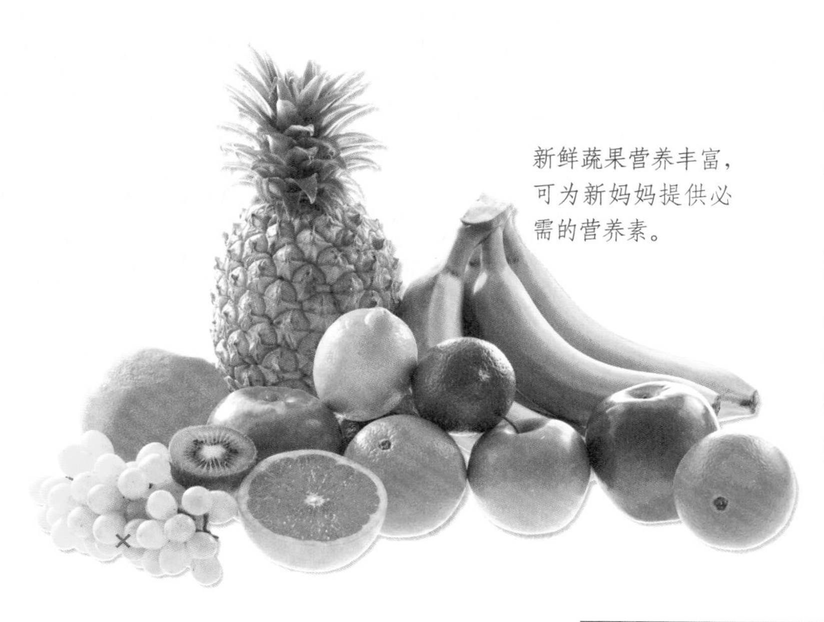

新鲜蔬果营养丰富，可为新妈妈提供必需的营养素。

产后能吃蔬菜、水果吗

新鲜蔬果中富含维生素、矿物质、果胶及足量的膳食纤维，既可增加食欲、防止便秘、促进乳汁分泌，还可为新妈妈提供必需的营养素。因而，产后禁吃或少吃蔬菜水果的错误观念应该纠正。水果要放至常温或用温水泡一会儿再吃。

产后需要控制饮食吗

新妈妈适度饮食，不仅为漂亮，更为健康。产后过量的饮食，会让新妈妈体重增加，对于产后的恢复并无益处。如果是母乳喂养，宝宝需要的乳汁很多，食量可以比孕期大一些，最多增加1/5的量；如果乳汁正好够宝宝吃，则与孕期等量；如果没有奶水或是不能母乳喂养的新妈妈，食量和非孕期差不多就可以。

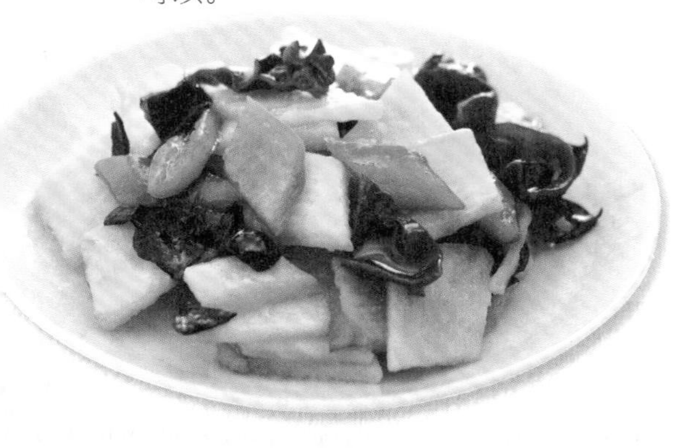

产后可以喝醋减肥吗

有的新妈妈为了迅速瘦身，喝醋减肥，其实这样做不好。因为新妈妈身体各部位都比较弱，在此期间极易受到损伤，酸性食物会损伤牙齿，给新妈妈日后留下牙齿易于酸痛的隐患。食醋中含醋酸3%~4%，若仅作为调味品食用，与牙齿接触的时间很短，不至于在体内引起什么不良作用，还可以促进食欲。所以，醋作为调味品食用即可，千万不可将醋作为饮品大量饮用。

真

✓月子里也要补钙

✓不能吃味精和鸡精

✓哺乳期不能喝咖啡

✓少吃煎鸡蛋

医生说真假

× 月子就应该多吃鸡蛋

× 月子里不能吃盐

× 月子里每天都要喝红糖水

× 生完孩子不能吃蔬菜水果

× 月子里吃再多也不会长胖

假

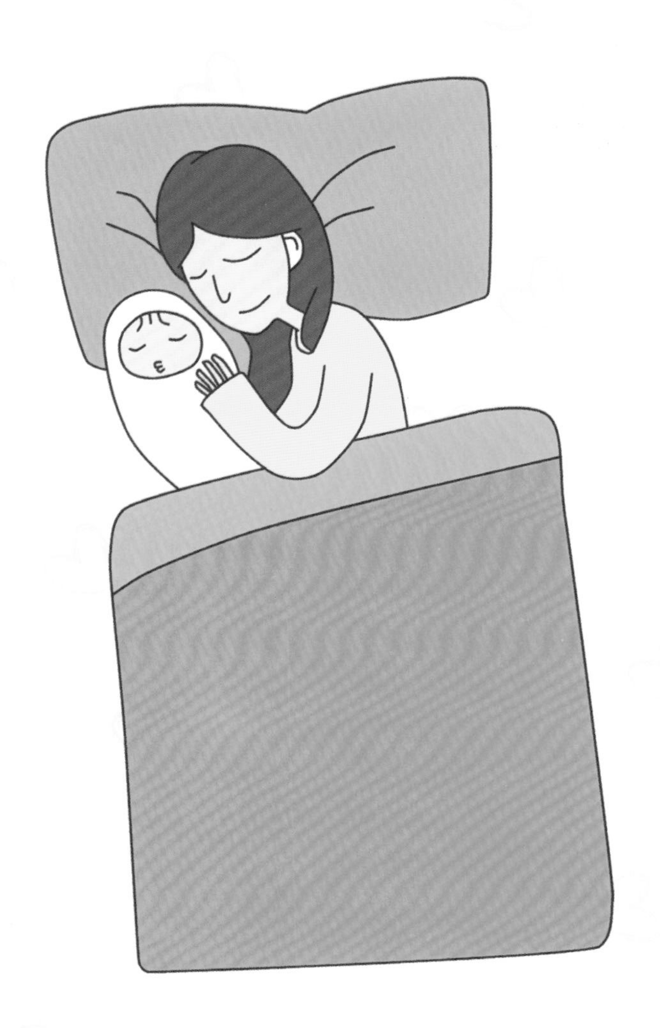

新生儿喂养

自从宝宝出生后，父母任何话题都是围绕宝宝展开的，并会努力去搜集所有与婴儿喂养有关的信息。其实宝宝出生后第一口想吃的就是母乳，母乳是婴儿最健康、最理想的天然食品，母乳喂养更是母亲的神圣使命。当然，母乳不足时，就要考虑配方奶粉了。

纯母乳喂养

母乳是上天给每一个刚出生的小天使量身打造的最适合、最营养的食物。母乳本身就是一份带有温度的母爱，也是由爱而生的，对于新妈妈来说，能成功实现母乳喂养是非常幸福的。

母乳喂养对新妈妈有影响吗？

实践证明，母乳喂养是最健康的产后减肥方法，促进子宫收缩，有利于新妈妈恢复身体健康，还可减少新妈妈患卵巢癌、乳腺癌的概率。

母乳最安全，妈妈最放心

世上没有一间工厂能像妈妈一样可以生产出这么营养、这么适合宝宝喝的乳汁，妈妈的乳汁含有丰富的蛋白质、维生素、矿物质、免疫因子等。爱宝宝，就坚持给宝宝喂母乳，因为母乳是世界上最安全的宝宝食品。

母乳不只是营养完整，关键是易吸收

母乳含有宝宝所需的全部营养，母乳中的蛋白质与矿物质含量虽不如牛乳，却能调和成利于吸收的比例，使宝宝得到营养的同时，不会增加消化及排泄的负担。

母乳中也有良好的脂肪酸比例、足够的氨基酸及乳糖等物质，对宝宝脑发育有促进作用。

母乳中有专门抵抗病毒入侵的免疫抗体，可以让 6 个月之前的宝宝有效防止麻疹、风疹等病毒的侵袭，以及预防哮喘之类的过敏性疾病等。

100% 安全无污染的母乳

母乳是最佳营养品，无菌、卫生、经济、方便，是 100% 安全无污染的宝宝食品。初乳含有大量免疫物质，能增强宝宝抵抗疾病的能力，让宝宝抵御过敏源和诸多感染的侵袭。而且母乳温度、吸入速度较为适合宝宝，能满足宝宝“口欲期”口腔的敏感度需求，母乳喂养还有利于宝宝牙齿、骨骼的生长。

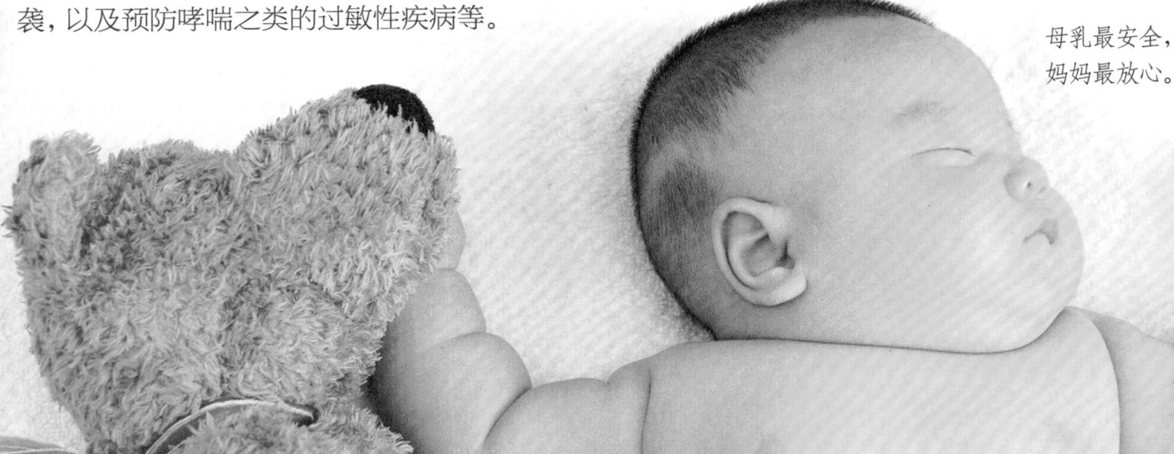

母乳最安全，
妈妈最放心。

好老公手账　支持母乳喂养　鼓励妻子　准备营养食谱　督促妻子多休息

母乳，给宝宝最大的安全感

除了营养丰富以外，母乳在喂养的过程中还能滋养宝宝的心灵。母亲哺乳时的怀抱形成了类似胎儿在子宫里的环境，让宝宝有一种安全感。

母乳与配方奶大比拼

妈妈的乳汁是非常特殊的。世界上没有哪两个妈妈的乳汁是一样的，也没有哪两个宝宝需要一样的乳汁，你的乳汁是为你的宝宝量身定做的。因此，妈妈的乳汁是任何一种配方奶都替代不了的，母乳中所特有的营养元素列举如下。

溶菌酶

母乳含有的溶菌酶是天然抗生素，是一种抵抗有害细菌的特殊蛋白质。

脂肪酶

母乳中含有脂肪酶，能够促进脂肪消化吸收，减少排泄，而配方奶中没有任何酶的存在，因此喝配方奶的宝宝大便臭臭的，说明消化系统不欢迎配方奶里的脂肪。

强大的乳清蛋白

母乳中大部分是乳清蛋白，而牛奶和配方奶中最多的是酪蛋白。配方奶宝宝的消化系统必须付出比母乳宝宝更多的努力才能分解酪蛋白，而且这种不属于人体的蛋白质也能渗入血液，易导致宝宝过敏。

乳铁蛋白

另一种母乳中独有的蛋白质，不仅能运输铁元素，还保护宝宝娇嫩肠胃里的有益细菌，抑制有害细菌，还能防止假丝酵母菌（一种能产生毒素的酵母菌）大量滋生。

牛磺酸

能够促进大脑和神经系统的发育。

DHA 和 ARA

母乳中含有促进大脑发育的 DHA 和 ARA，尽管有些配方奶中已经加入了这两种成分，然而，这只是几百种母乳营养物质里的两种，在这些营养元素的共同作用下，才能形成人类聪明的大脑。

特有的胆固醇

胆固醇能促进大脑发育，还提供组成激素、维生素 D 和胆汁的基本成分。胆固醇在母乳中含量很高，在配方奶中几乎没有。在大脑发育最迅速的阶段，血液中的胆固醇含量也比较高——多么聪明的母乳！

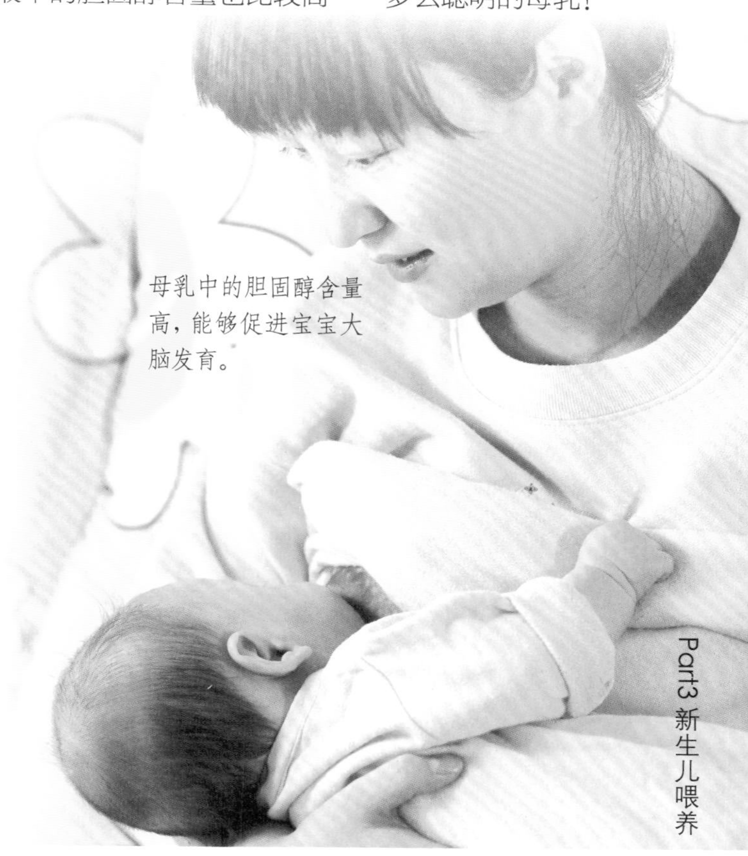

母乳中的胆固醇含量高，能够促进宝宝大脑发育。

初乳赛黄金

新妈妈分娩第一天有少量黏稠、略带黄色的乳汁，这就是初乳。初乳含有大量抗体，能够保护宝宝免受细菌的侵害，减少新生儿疾病的发生。

产后半小时即可哺乳

新妈妈尽早让宝宝尝到甘甜的乳汁，能使宝宝得到更多的母爱和温暖，减少来到人间的陌生感。一般情况下，若分娩时妈妈、宝宝一切正常，半小时后就可以开奶。因此，建议产后半小时内开始哺乳。研究发现，宝宝在出生后20~30分钟之间，吸吮反射最为强烈。如果错过了这个黄金时间，宝宝的吸吮反射会有所减弱。

及早开奶有利于母乳分泌，不仅能增加泌乳量，还可以促进乳腺管通畅，防止涨奶及乳腺炎的发生。新生儿也可通过吸吮和吞咽，促进肠蠕动及胎便的排泄。而且，早喂奶还有助于尽快建立起亲子感情。

没下奶，也要让宝宝吸吮

有些刚分娩的新妈妈还没下奶，在给宝宝吃配方奶粉的同时，也不要减少宝宝吸吮乳房的时间，因为如果不让宝宝多吸吮，母乳量会越来越少，以后再想给宝宝哺喂母乳，也会变得力不从心。最好的办法就是让宝宝多吸吮，从产后半小时开始就有意识地让宝宝吸吮乳房。

宝宝是最棒的开奶师

母乳是越吃越多，但是越来越多的妈妈出现了奶少、不下奶等问题，进而导致目前“开奶师”尤其抢手。在此，告诉妈妈们一个秘密——你的宝宝才是最好的开奶师。让宝宝做妈妈的“开奶师”，安全有效，还不浪费每一滴初乳，并能提高宝宝的免疫力。

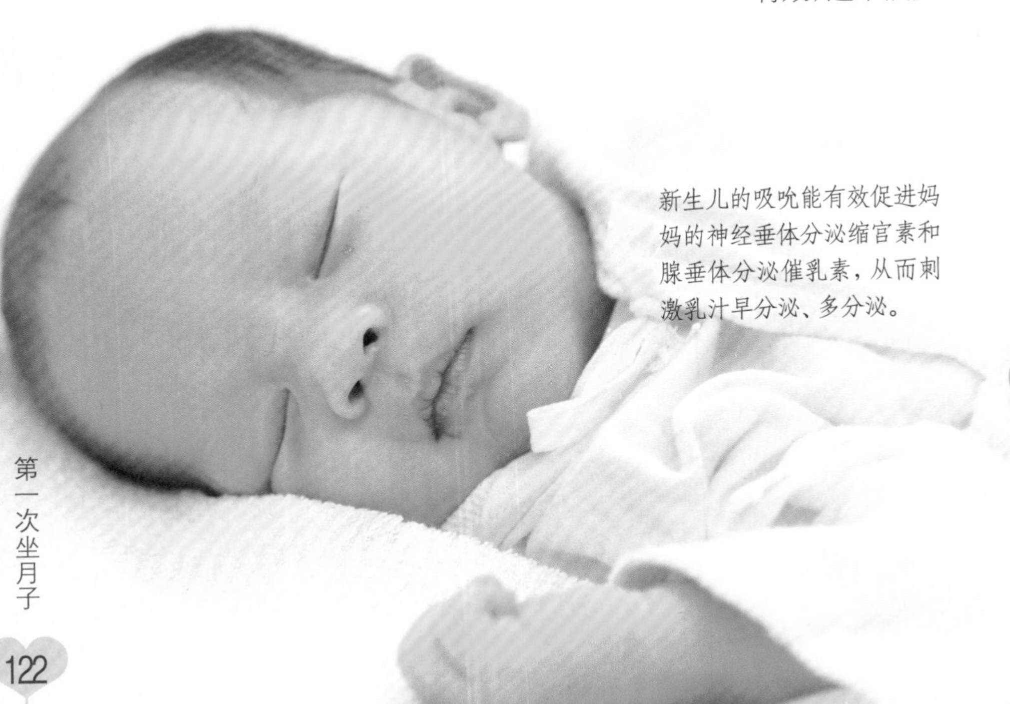

新生儿的吸吮能有效促进妈妈的神经垂体分泌缩宫素和腺垂体分泌催乳素，从而刺激乳汁早分泌、多分泌。

配方奶中也有脂肪和蛋白质吧？

母乳中这些专为宝宝成长设计的脂肪和蛋白质，是绝对不可能人工合成，也绝对买不到的。目前配方奶的努力方向是营养成分尽量接近母乳。

初乳要喂给宝宝

一般来说，当宝宝脐带处理好后，新妈妈就可以尝试给宝宝哺乳了。第 1 天有少量黏稠、略带黄色的乳汁，这就是初乳。初乳含有大量的抗体，能保护宝宝免受细菌的侵害，减少新生儿疾病的发生。其次，哺乳的行为可刺激大脑，令大脑发出信号增加乳汁的分泌。因此，在产后第 1 天尽早地给宝宝哺乳，可形成神经反射，增加乳汁的分泌。

初乳最引人注目的地方就在于它具有独特的生理功能——提高免疫力。新生儿的免疫系统薄弱，需要经过两三年时间的发育才能完善。而初乳中的蛋白质大多数为免疫球蛋白，它能够形成抗体，可保护宝宝免受病原侵袭。

没奶、初乳少，宝宝怎么办

很少有母子能在第 1 天就顺利地建立起成功的母乳喂养关系。一般情况下，在宝宝出生 2 天后新妈妈才会下奶。很多新妈妈担心宝宝吃不饱，其实，这个担心是多余的。

开奶后，初乳较少，新妈妈也不用担心宝宝会饿着，因为宝宝在出生时体内已经储存了水、葡萄糖和脂肪等营养，头几天少量初乳基本可以满足宝宝的需要。只要坚持给宝宝喂母乳，没奶、奶水少的情况会逐渐得到改善。不止新妈妈一点经验都没有，宝宝更是新手，所以，母子都要坚持——开奶就在下次哺喂中！

核苷酶

母乳中含有核苷酶，可促进小肠绒毛的生长，让人体组织长得更强壮，保护肠内有益细菌，消除有害细菌，从而维持肠道平衡。

新生儿千万别喝糖水

家里的老人经常在开奶前先喂宝宝喝一些糖水或者牛奶，民间称为“开路奶”。这是因为以前的开奶时间迟，要等宝宝出生后 12 小时才开始喂奶，为了防止宝宝饿，发生低血糖，便会给宝宝喂些糖水。

糖水比母乳甜，若喝惯了糖水，将影响宝宝对母乳的喜好。而现代母乳喂养从新生儿降临后半个小时便可开始了，最晚也不能超过 6 小时。这样，宝宝就不会发生低血糖，也就没有必要在开奶前喂糖水了。

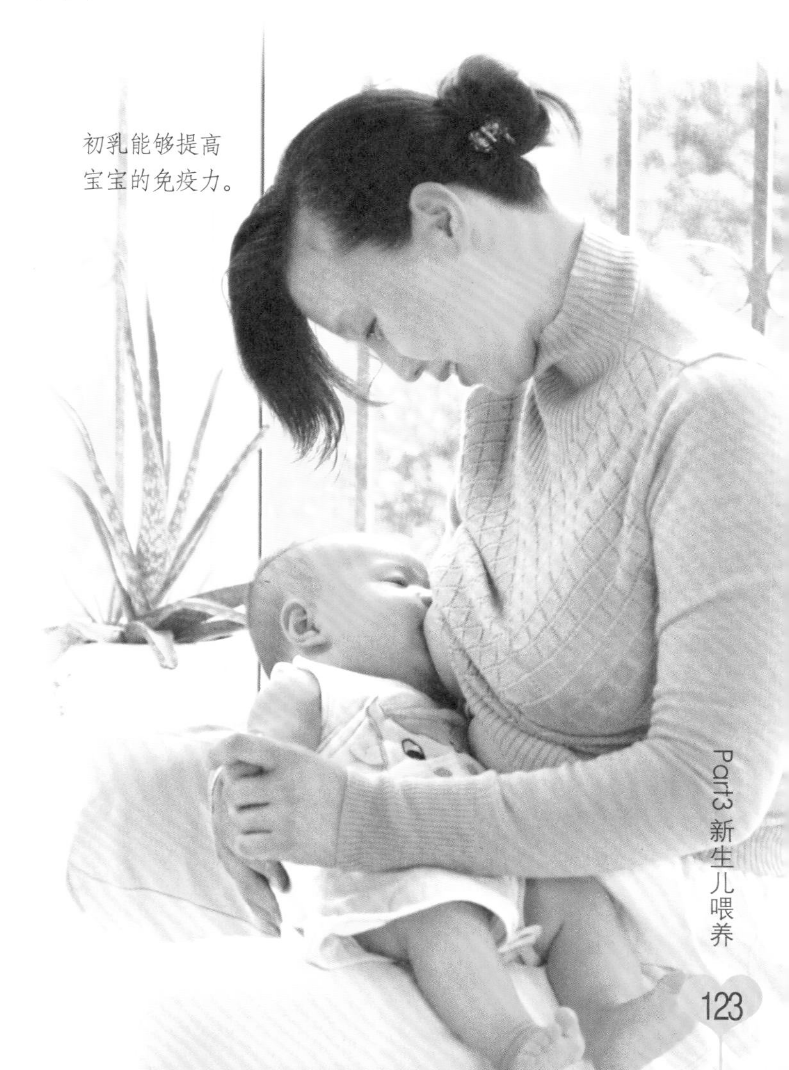

初乳能够提高宝宝的免疫力。

剖宫产妈妈也要及时哺乳

剖宫产宝宝没有经过产道娩出，未接触母体菌群，如果不及时进行母乳喂养，宝宝肠道中的有益菌群数量不足，免疫力自然比顺产分娩的宝宝要低一些，发生过敏、感染的概率也较高。想要预防因外来细菌感染引起病症，最好的办法就是坚持母乳喂养。因此，为了宝宝的健康发育，剖宫产妈妈不要因为怕伤口疼痛而不及时哺喂宝宝，一定要及时对宝宝进行哺乳。

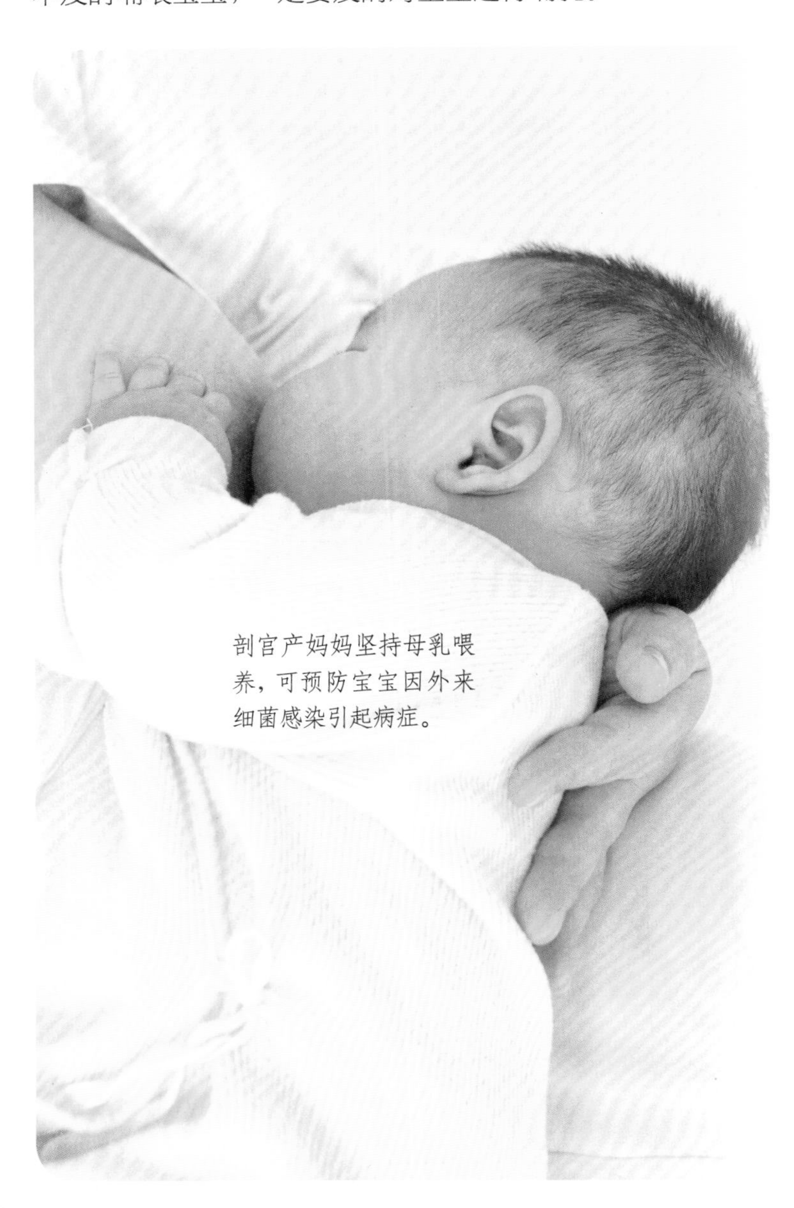

剖宫产妈妈坚持母乳喂养，可预防宝宝因外来细菌感染引起病症。

初乳虽少，营养极高

初乳少而稀薄，但是营养丰富，能够增强宝宝抵抗力，对宝宝的健康至关重要。

❤营养丰富

初乳中除了含有大量的优质蛋白质以外，还含有新生儿不可缺少的铁、铜、锌等微量元素。这对新生儿的健康发育和成长是十分有益的。

❤含有大量的抗体

初乳含有大量的抗体，能保护宝宝免受细菌的侵害，减少新生儿疾病的发生。

❤提高免疫力

初乳最引人注目的地方就在于它具有独特的生理功能——提高免疫力。初乳中的蛋白质大多数为免疫球蛋白，它能够形成抗体，可保护宝宝免受病原侵袭。

❤易吸收

初乳易于被人体吸收，既满足宝宝尚不完善的肠道消化所需，还不易引起宝宝过敏，是最适合新生儿的。此外，初乳还能帮助宝宝尽快排出胎便，以减轻黄疸等现象。新妈妈可不要浪费宝贵的初乳。

教你速成新爸爸

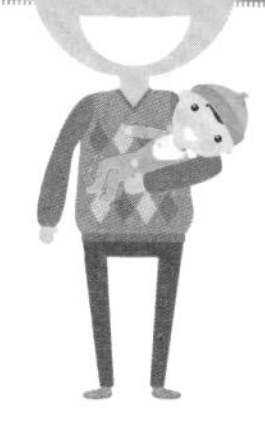

1 了解宝宝出生后前几天的需求量：第 1 天奶量 10~13 毫升，第 2 天奶量 22~27 毫升，第 3 天奶量 36~46 毫升，第 4 天奶量 43~57 毫升。

2 了解新妈妈每 24 小时需要喂奶 8~12 次，每次喂奶 20~30 分钟，刚出生时喂奶间隔时间可适当缩短，可以每隔一两小时喂 1 次。

3 如果新妈妈还没有奶水，要鼓励新妈妈，并且让宝宝多吸吮，千万不可听信老人轻易给宝宝喝糖水。

第一次吃奶，吃多少就够了

刚出生的宝宝食量是非常小的，因为胎便还没有排出，所以新妈妈不要期望宝宝能够大口大口地吃奶。因此第一次喂宝宝吃奶，只要按需哺乳即可。

产后母婴隔离，怎么留存初乳

产后可能由于种种原因，宝宝需要跟妈妈隔离看护，不能及时喂宝宝吃初乳，但是初乳中营养丰富，新妈妈不要让宝贵的初乳浪费掉。

可以找一个干净、可密封的玻璃瓶或者硬塑料容器，内外用开水烫一下消毒，以免滋生细菌。然后用清洁过的吸奶器将乳汁吸出，放入预先准备好的容器中。初乳可以室温保存，但保存时间较短，室温 19~22℃的情况下，12 小时之内就要喝掉，也可以用冰箱冷藏，约可保存 1 周。留存的母乳在喂给宝宝之前需要用温奶器隔水加热至 40℃。

宝宝使用的奶瓶要定期消毒。

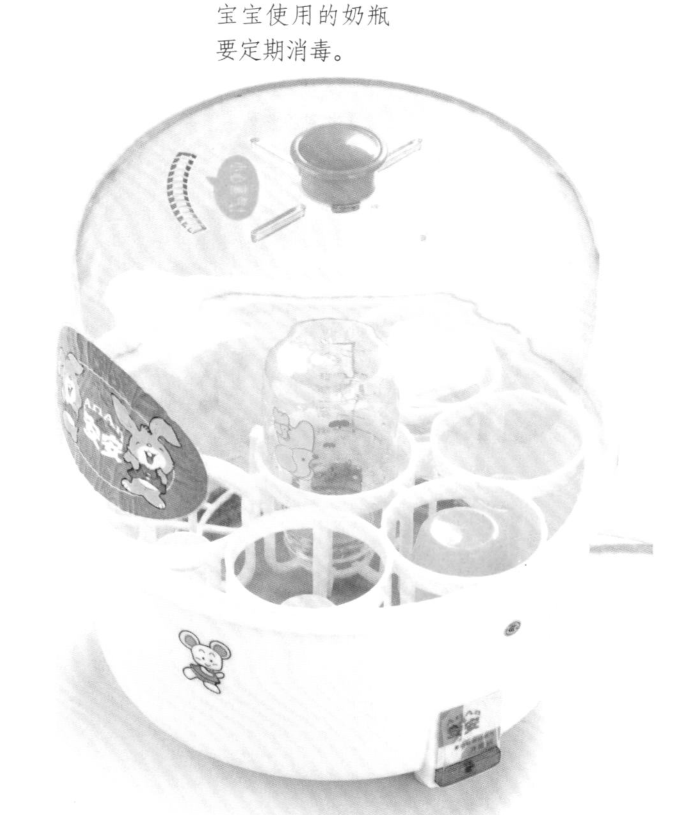

让哺乳更顺利的小秘密

“母乳最好”的观念已经深入人心，爱宝宝，就坚持给宝宝喂母乳。哺乳说简单也简单，说复杂也有很多奥秘，了解下面这些小秘密，可以让亲喂时光更加惬意、舒畅。

每次喂奶前的准备工作

喂奶前，新妈妈要花几分钟做些准备工作，这样可以更加从容地哺乳。

1. 最好选择吸汗、宽松的衣服，或者使用哺乳胸罩，这样更方便哺乳。

2. 在喂奶之前，洗净双手，用温湿毛巾擦拭乳头及乳晕，并用手进行按摩，使乳腺充分扩张。

3. 准备一个吸奶器，以备母乳过多时，或在宝宝吃饱后，吸出剩余乳汁，这样更有利于乳汁分泌，并且不易患乳腺炎。

4. 准备两片防溢乳垫，防止喂奶时另一侧乳房溢出乳汁。

5. 准备一块干净的尿布，防止宝宝吃奶时尿尿或排便。

6. 为了防止背部疼痛，可以拿一个垫子靠在背后。

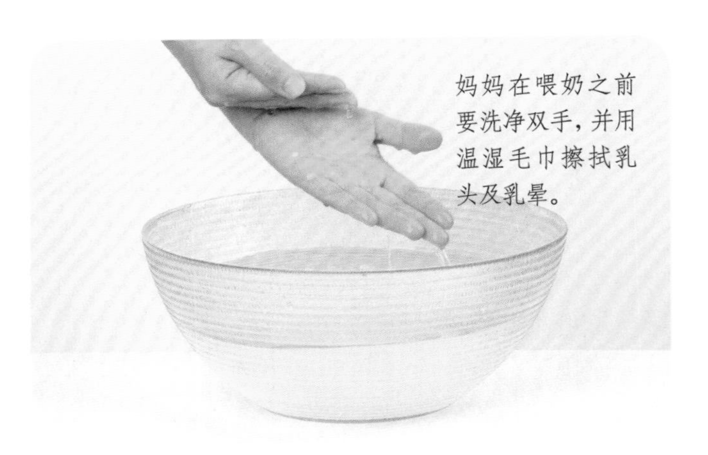

妈妈在喂奶之前要洗净双手，并用温湿毛巾擦拭乳头及乳晕。

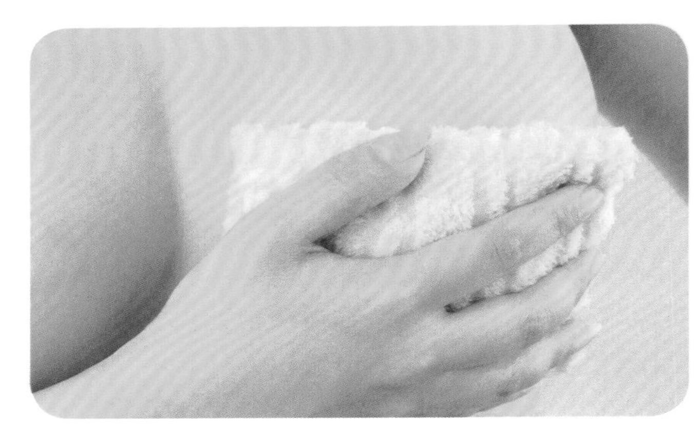

帮助宝宝自然张嘴吃奶

如果宝宝不肯张开小嘴，那么就可以挤点乳汁涂放到宝宝唇部，鼓励宝宝张开小嘴衔接乳头。如果宝宝把头移开了，用手轻轻地抚握宝宝颊部，将宝宝的头部靠近乳房，本能的吸吮反射会使宝宝转向妈妈的乳头。

其实，最好的方法是给宝宝建立正确的饮食习惯，不要因为奶水少而让宝宝喝配方奶，最好一开始就让宝宝喝母乳，如果过多喂配方奶，宝宝就会对妈妈的乳头不感兴趣，就算妈妈把乳头送到宝宝嘴里，宝宝也不会有食欲。

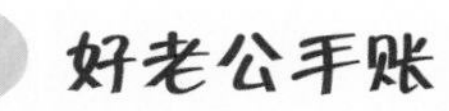

好老公手账

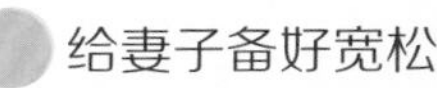

给妻子备好宽松衣服

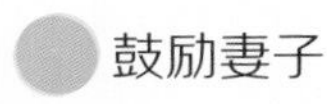

鼓励妻子

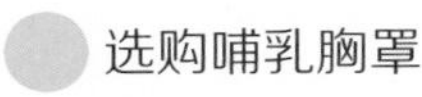

选购哺乳胸罩

提前准备温湿毛巾

轻松帮助宝宝含住乳晕

1 新妈妈先用手指或乳头轻触宝宝的嘴唇，宝宝会本能地张大嘴巴，寻找乳头。

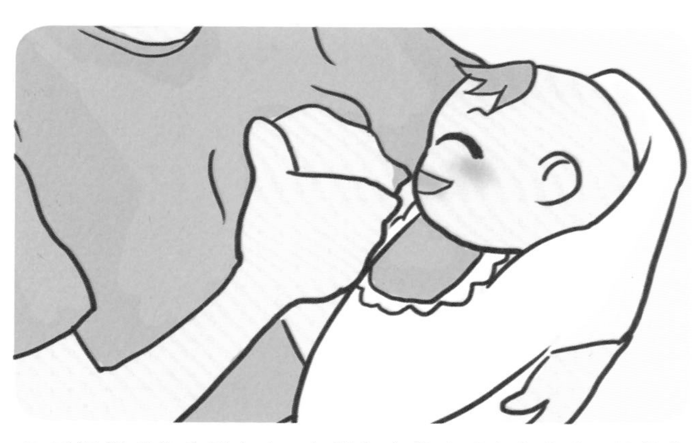

2 用拇指顶住乳晕上方，食指和中指分开夹住乳房，用其他手指以及手掌在乳晕下方托握住乳房。

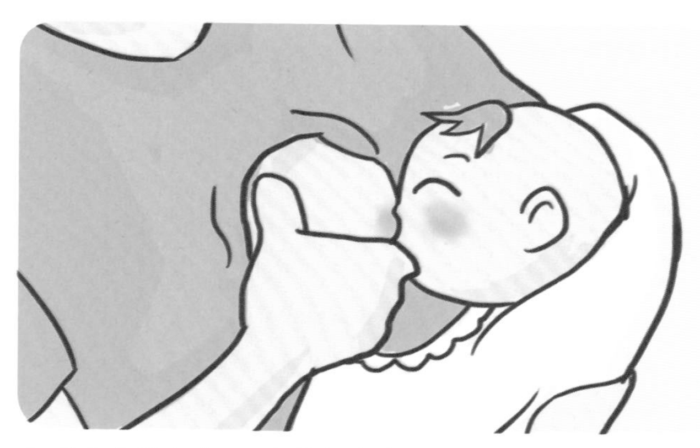

3 趁宝宝张大嘴巴，直接把乳头和乳晕送进宝宝的嘴巴，一旦确认宝宝含住了乳晕，赶快抱紧宝宝，使他紧紧贴住自己。

宝宝开始吃奶后，如果脸部肌肉缓慢而有力地向后运动，说明宝宝正在舒服地喝奶。如果宝宝的两颊有向内的趋势，说明宝宝含乳房的姿势不正确。新妈妈可以用手夹住乳房，稍向外拉乳房，让宝宝重新含对。

哺乳时，宝宝正确地含对乳房，才能顺利吸吮到乳汁，新妈妈也不必经历乳头牵拉疼痛。宝宝需要含住妈妈大部分乳晕，吸吮部分也为乳晕，才能有效刺激乳腺分泌乳汁。只吸吮乳头不仅会让宝宝吃不到奶，而且还会引起妈妈乳头的皲裂。

怎样让乳头自然脱出

哺乳结束时，新妈妈不要强行用力拉出乳头，因为宝宝还在叼着乳头，很容易引起局部疼痛或皮损，应让宝宝自己张口后乳头自然地从口中脱出。新妈妈也可以尝试让宝宝停止吸吮，用手指轻轻按压宝宝的下巴，促使宝宝张开嘴巴，然后轻轻地取出乳头。

乳房有些小异常，怎么哺乳

新妈妈在哺乳时，乳房情况不一样，可能会给哺乳增加难度，这时候新妈妈就要根据自身情况进行调节。

❤ 乳头凹陷

乳头凹陷会使宝宝不容易含接住新妈妈的乳头，造成一定的喂养困难，这时，妈妈应选用适合的乳头罩帮助宝宝吸奶。

❤ 乳头破损

如果宝宝含接乳头的姿势不正确，会导致新妈妈乳头破损，新妈妈哺乳后可以在乳头及乳晕处涂抹母乳或维生素 AD 滴剂，以促进创口愈合，防治细菌感染。如果乳头破损情况严重，可佩戴乳头罩后再给宝宝吸吮。

❤ 产后乳房胀痛

在产后 2~4 天后，容易出现乳房充血、肿胀、疼痛的情况，轻度的乳房胀痛无需特殊处理，继续坚持正常哺乳，经过一段时间后症状可自行消失。如果胀痛程度较重，新妈妈可以通过挤出乳汁的方式来解决，但也要让宝宝继续吸吮乳房。

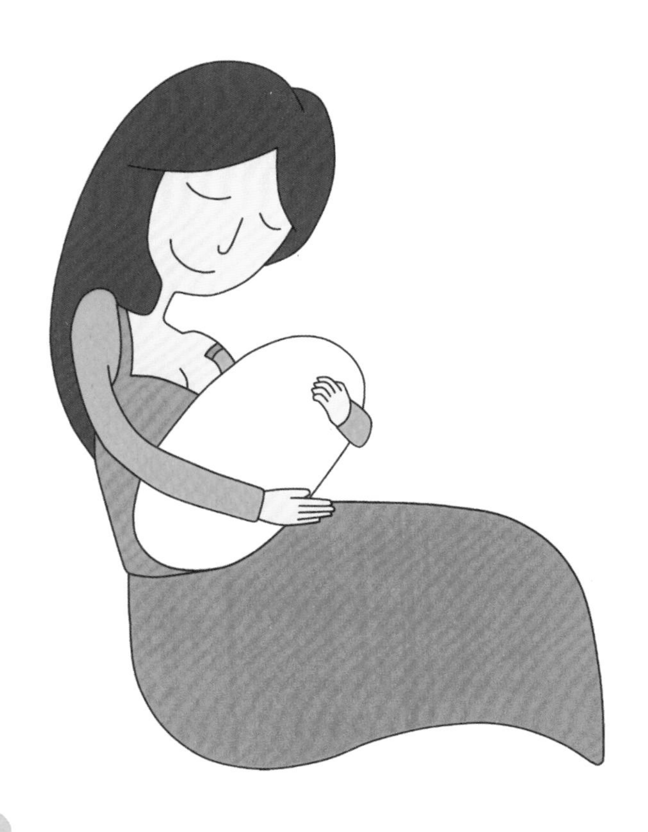

❤ 乳管阻塞

哺乳前先对患侧乳房进行热敷，并做乳房按摩；先用阻塞一侧乳房进行哺乳；每次哺乳都改变一下抱宝宝的姿势，让宝宝充分地吸空各叶乳腺管，同时可增大哺乳频率，帮助乳汁排空，如果宝宝因某种原因不肯吸奶，可人工将奶挤出。

按需哺乳是宝宝最大的快乐

一位母亲曾这样说：“成功地分泌乳汁是每一位女人女性气质的自然表现，她不需要计算给宝宝喂奶的次数，就像她不需要计算亲吻宝宝的次数一样。”在刚开始给宝宝哺乳的时候，不必规定几个小时喂一次，每次是多少时间，按需哺乳就好，如果宝宝想吃，就马上给他吃，吃一段时间，就会自然而然地形成吃奶的规律。按需哺乳不但能有效刺激泌乳，更能让宝宝得到身体和精神上的双重愉悦感，这就是宝宝最大的快乐。

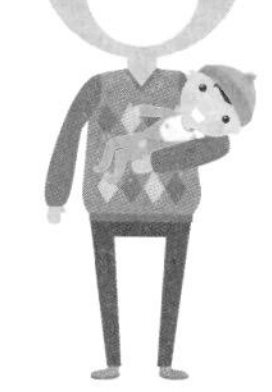

教你速成
新爸爸

1 新妈妈喂奶前，新爸爸可以先端一盆温水和擦洗乳房专用的毛巾，让新妈妈清洗乳房。

2 给新妈妈准备靠垫，让新妈妈喂奶时更舒适。如果新妈妈有产后乳房胀痛问题，可以适当给新妈妈按摩乳房，并鼓励新妈妈让宝宝多吸吮。

平坦乳房哺乳方法

有一些妈妈乳房平坦或乳头较平，喂奶时宝宝难以含住乳头，吸吮困难。此时妈妈不仅要有耐心，还要掌握以下哺乳技巧。

1. 哺乳时不要躺着，应采用坐姿哺乳。

2. 喂奶前先湿敷乳房和乳头，并挤出一些乳汁使乳晕变软，再稍稍捻转乳头，使乳头变长些，以利于宝宝含吸。

3. 环抱宝宝时，要使宝宝的头部相对固定，以便宝宝固定住吸吮部位。

4. 让宝宝首先吸吮相对平坦的一侧乳房，然后再换成另一侧，这是因为宝宝在刚开始吸吮时，吸力较强，比较容易含住乳头，吸出奶水。

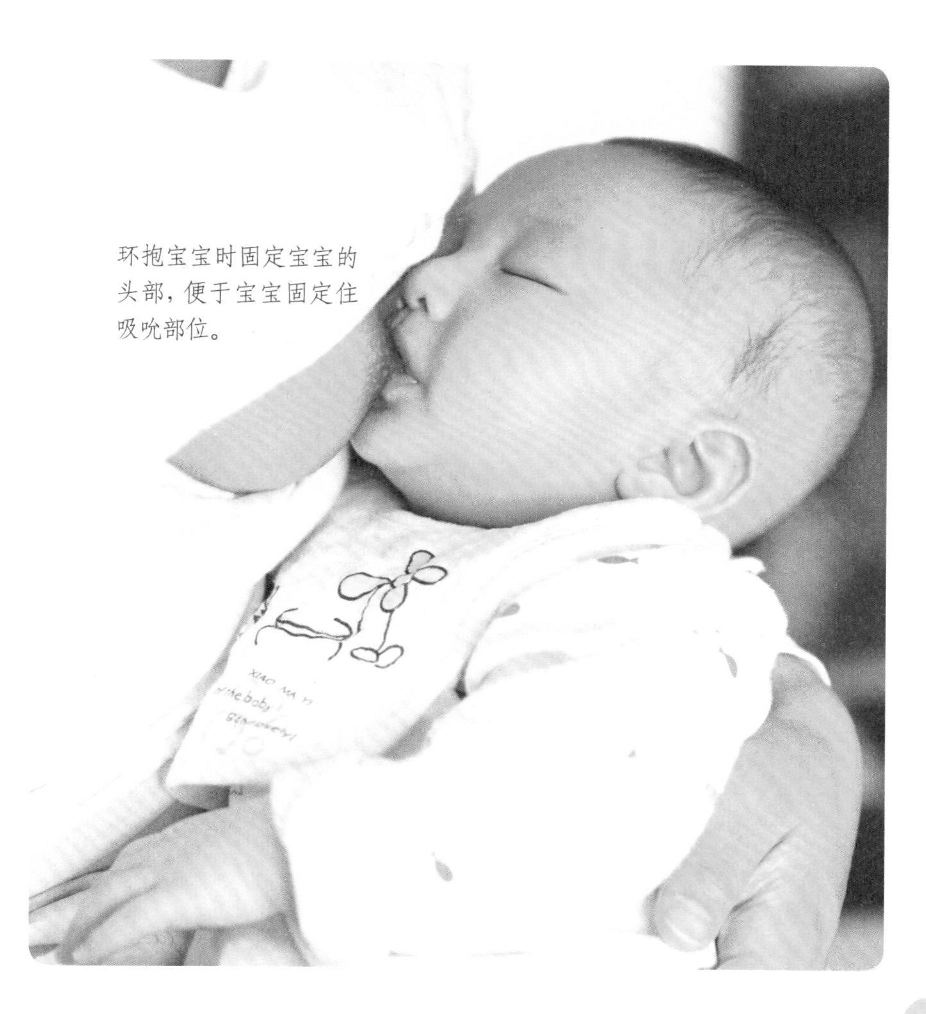
环抱宝宝时固定宝宝的头部，便于宝宝固定住吸吮部位。

哺乳姿势，适合才是最好的

给宝宝喂奶，对老手妈妈来说是信手拈来，新妈妈可就没有那么淡定了，抱着软软的小家伙，看着他无辜的大眼睛，笨笨地不知道该怎么喂奶。在这里，给新妈妈介绍几种常见的哺乳姿势，新妈妈可以从中找到最适合自己的哺乳姿势。

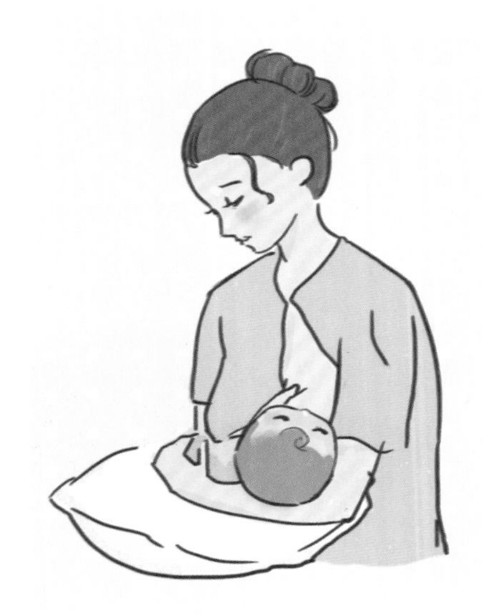

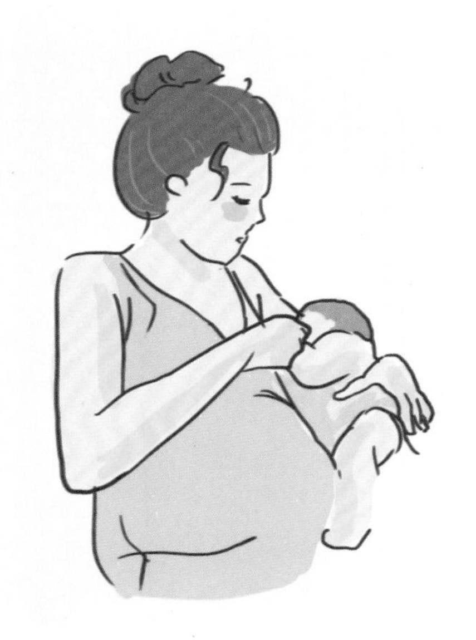

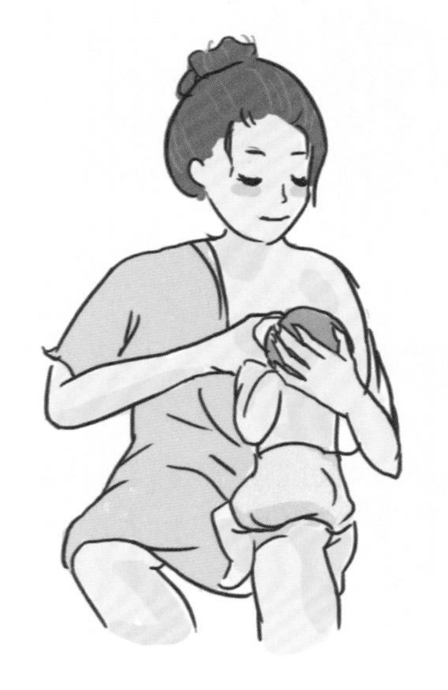

摇篮式

做法：妈妈坐在床上或椅子上，用一只手臂的肘关节内侧支撑住宝宝的头，让宝宝的腹部紧贴住妈妈的身体，用另一只手托着乳房，将乳头和大部分乳晕送到宝宝口中。

优势：这种方法最容易学，新妈妈最常用这种姿势。而且无论在家里还是公共场合都适用。

半卧式

做法：在宝宝头下垫两个枕头，帮助妈妈把宝宝抱在怀中，一只手托住宝宝背部和臀部，另一只手帮助宝宝吃奶。

优势：乳房太大的妈妈可以采用这种姿势，对于那些吃奶困难的宝宝来说，这种姿势更加舒服、有效。

鞍马式

做法：宝宝骑坐在妈妈的大腿上，面向妈妈，妈妈用一只手扶住宝宝，另一只手托住自己的乳房。

优势：这个姿势适合较大一点的宝宝，小宝宝也可以采用这种姿势，尤其是对嘴部患有疾病的宝宝特别适用。

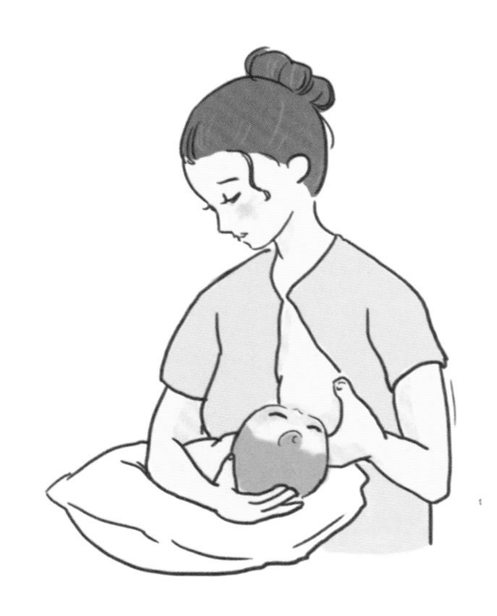

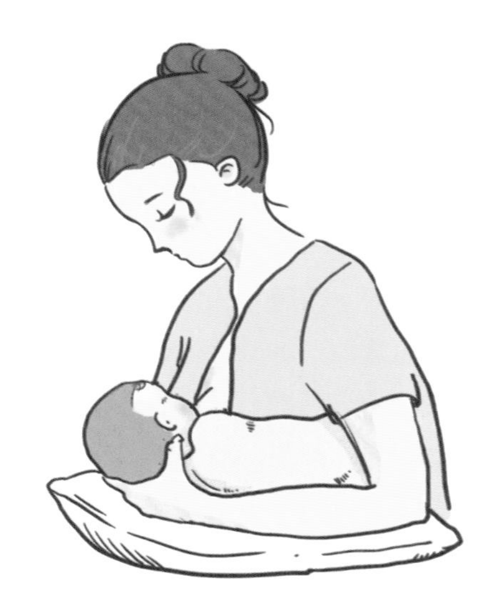

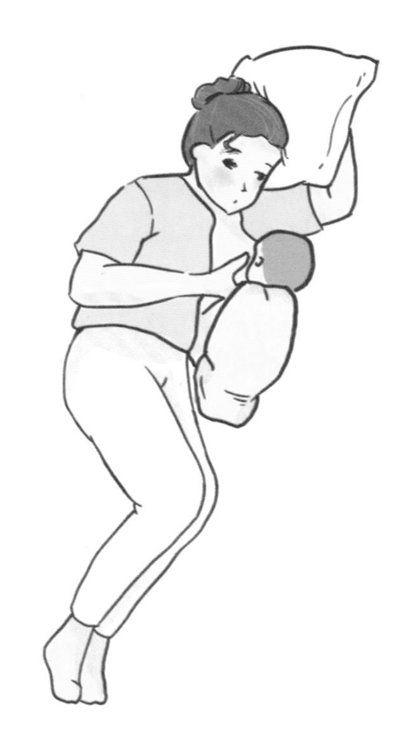

交叉摇篮式

做法：交叉摇篮式和传统的摇篮式看似一样，其实是有区别的。当宝宝吮吸左侧乳房时，是躺在妈妈右胳膊上的。此时，妈妈的右手扶住宝宝的脖子，轻轻地托住宝宝，左手可以自由活动，帮助宝宝更好地吸吮。

优势：这种姿势能够更清楚地看到宝宝吃奶的情况，特别适用于早产或者吃奶有困难的宝宝。宝宝因为没有被紧紧抱住，所以有了一定的活动空间，会感觉更加舒服。

足球式

做法：让宝宝躺在一张较宽的椅子或者床上，将宝宝置于手臂下，头部靠近胸部，用前臂支撑宝宝的背，让颈和头枕在妈妈的手上。然后在宝宝头部下面垫上一个枕头，让宝宝的嘴能接触到乳头。

优势：这种姿势适用于侧切和剖宫产的新妈妈，对伤口的恢复有利，但是这种姿势掌握不好会造成背疼、脖子疼，新妈妈不必勉强。

侧卧式

做法：妈妈先侧躺，头枕在枕头上。然后让宝宝在面向妈妈的一方侧躺，让宝宝的嘴和妈妈的乳头成一条直线，用手托着乳房，送到宝宝口中。

优势：这是剖宫产妈妈和侧切的新妈妈最喜欢的一种姿势，可以一边哺乳一边休息，伤口也不会因哺乳而疼痛。

催奶有妙招

因为一些药物和食物会影响到乳汁的分泌，所以当母乳不足时，新妈妈会很着急。了解了下面这些催乳知识与催乳妙招，会减少新妈妈的担忧。

催乳要循序渐进

新妈妈产后的催乳食疗，应根据生理变化特点循序渐进，不宜操之过急。尤其是刚刚生产后，胃肠功能尚未恢复，乳腺才开始分泌乳汁，乳腺管还不够通畅，不宜食用大量油腻催乳食品。在烹调中少用煎炸的方式，多食易消化的带汤的炖菜；食物要以清淡为宜，遵循“产前宜清，产后宜温”的传统；少食寒凉食物，避免进食影响乳汁分泌的麦芽等。

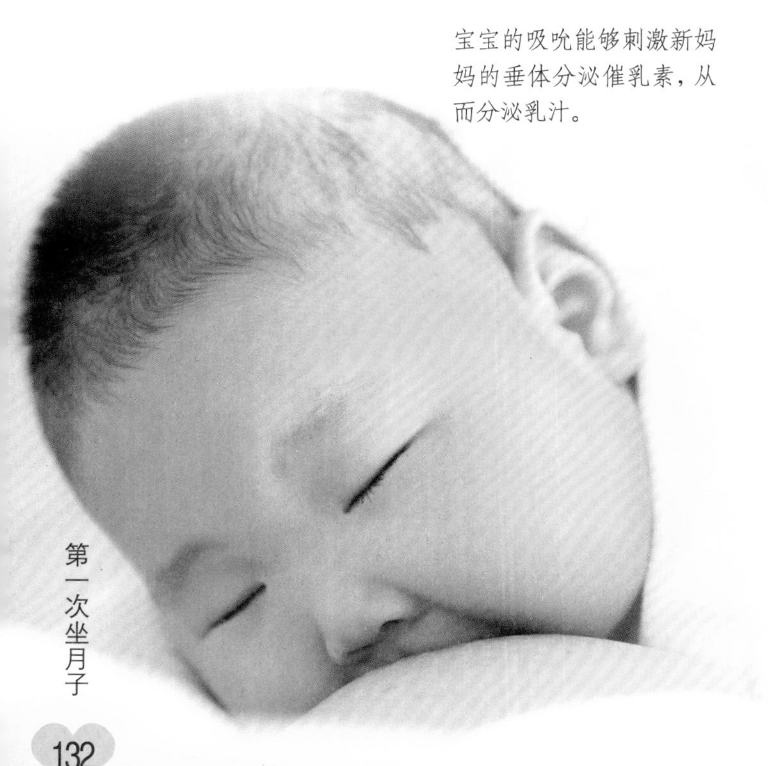

宝宝的吸吮能够刺激新妈妈的垂体分泌催乳素，从而分泌乳汁。

催乳不是大补

一说到催乳，新妈妈首先想到的就是传统的鲫鱼汤、猪蹄汤，其实，催乳并不是“大补”，而是讲究科学，既能让自己奶量充足、又能修复元气且营养均衡不发胖，这才是新妈妈希望达到的月子“食”效。适合哺乳妈妈的饮食是在保持营养均衡、食品多样化的基础上，适当补充催乳的食材。

每日喝牛奶、多吃新鲜蔬果，这都可以帮助新妈妈通乳催乳。另外，要重视水分和蛋白质的充分摄入，这是乳汁分泌的物质基础，水分每天应摄取2 700~3 200毫升(主要是食物中的水，其次是饮用水)，蛋白质每天需要90~100克。

勤吸吮，让奶水多多

新妈妈还不知道吧，从产后第1周开始一直到2个月内，你的泌乳能力主要得益于宝宝的吸吮。通过宝宝的吸吮刺激来促使垂体分泌催乳素，从而分泌乳汁。所以，尽管新妈妈刚刚经历分娩，身心俱疲，乳房也不一定感到发胀，但最好坚持在产后30分钟内就让宝宝吸吮乳房，刺激乳房尽快分泌乳汁。

此外，还要多次不定时地让宝宝吸吮乳房，这样可以刺激新妈妈的大脑分泌释放更多的催乳素，以增加乳汁的分泌量。

充分睡眠助泌乳

乳汁分泌的多少与吮乳刺激有关，另外还与新妈妈精神状态、睡眠质量、营养供给有直接关系。新妈妈要想让乳汁充足，让宝宝尽情地享受这天然的营养资源，那就要努力保持精神愉快和充分的睡眠。家人要为新妈妈提供良好的休息环境，确保睡眠时间每天在 8 小时以上，让新妈妈轻松度过产后时光。

找个靠谱的催乳师

不少新妈妈刚生完宝宝还没有出院的时候，就会收到很多关于催乳的小广告或者名片，让很多新妈妈心动不已，跃跃欲试。

所谓催乳师催乳，就是用乳汁或者特定的橄榄油，加上专业的手法，配合相应的穴位，疏通 15~20 根乳腺管，从而达到催乳的目的。

如果新妈妈的确有催乳的需要，最好直接找医院的医护人员或者有资质的靠谱催乳师来给自己催乳。因为不当的催乳按摩可能会导致乳腺管堵塞，严重的话还会引起炎症。

心情好，奶水也会好

说起催乳，新妈妈脑海里的第一反应肯定是各种五花八门的催乳妙方，网上的催乳茶、月子水更是传得神乎其神。

其实，新妈妈往往忽略了最自然的催乳方法，那就是吃好、睡好、心情好。新妈妈不禁要问：“这样就能催乳？”答案是肯定的。吃对食物、拥有高质量的睡眠、保持愉悦的心情是保证充足奶水的三大法宝。

新爸爸是最好的“催乳师”

母乳喂养不仅是个生理过程，也是一个微妙的心理过程，新妈妈每天都开开心心的，睡眠和饮食都很不错，乳汁自然会比较充足。此时，新爸爸的作用就显得至关重要了。新爸爸的关心、支持、赞美都会让新妈妈产生正面情绪，保持心情愉快，有利于保证泌乳量。

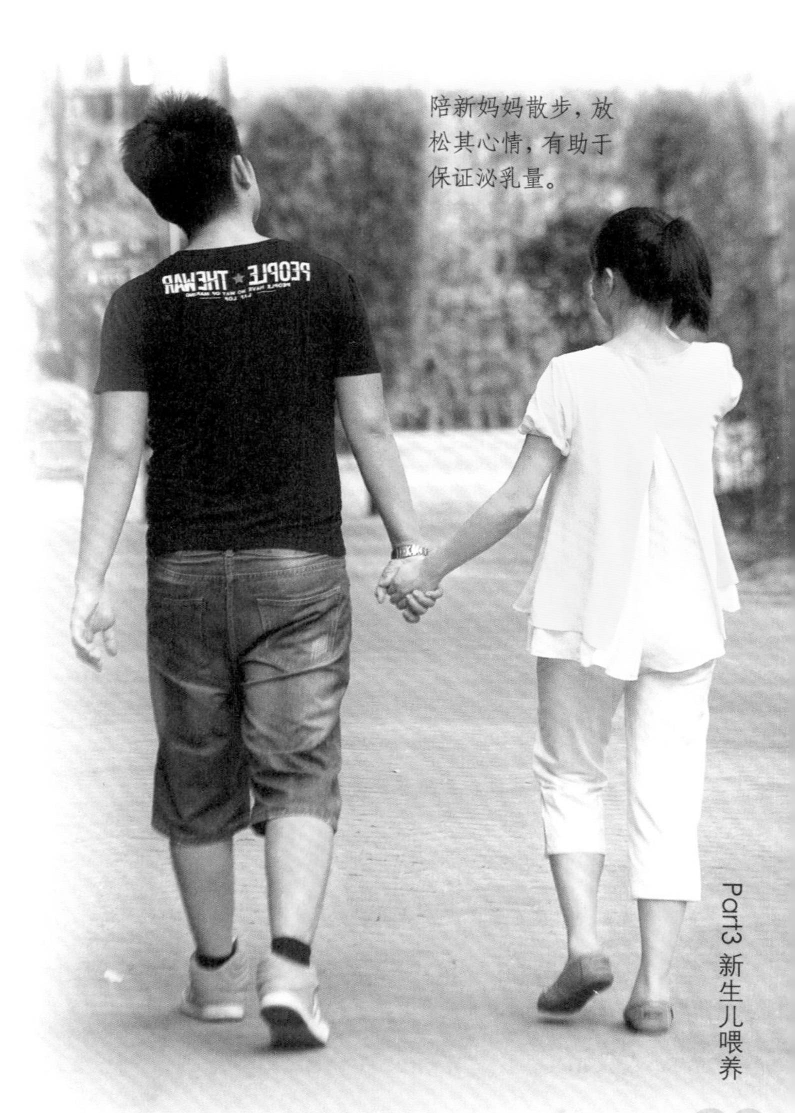

陪新妈妈散步，放松其心情，有助于保证泌乳量。

避开危险食物，养出好母乳

为了宝宝的健康，哺乳妈妈一定要管好自己的嘴，避开一些影响母乳分泌的危险食物，为宝宝养出最好的乳汁。

远离回乳食物

大麦及其制品，如大麦芽、麦芽糖等食物有回乳作用，所以准备哺乳或产后仍在哺乳期的新妈妈应忌食。欲断乳的新妈妈可以将大麦作为回乳食品。除了麦芽，人参（参须也可以）、韭菜（韭黄也可以）、花椒等食物都会造成新妈妈回乳。另外，基本上只要是凉性的食物，大多会回乳，比如菊花茶、瓜类、薄荷等。

不吃辛辣燥热食物

产后新妈妈大量失血、出汗，加之组织间液也较多地进入血液循环，故机体阴津明显不足，而辛辣燥热食物均会伤津耗液，使新妈妈上火、口舌生疮，大便秘结或痔疮发作，而且会通过乳汁使宝宝内热加重。因此，哺乳妈妈应忌食韭菜、大蒜、辣椒、胡椒、小茴香、酒等辛辣燥热食物。

不喝茶、咖啡和碳酸饮料

哺乳期间新妈妈不能喝浓茶。因为茶中的鞣酸被胃黏膜吸收，进入血液循环后，会产生收敛的作用，从而抑制乳腺的分泌，造成乳汁的分泌障碍。

咖啡会使人体的中枢神经兴奋。虽然没有证据表明它对宝宝有害，但也同样会引起宝宝神经系统兴奋。

碳酸饮料不仅会使哺乳妈妈体内的钙流失，它含有的咖啡因成分还会使宝宝吸收后烦躁不安。哺乳妈妈最好在断奶前远离咖啡。

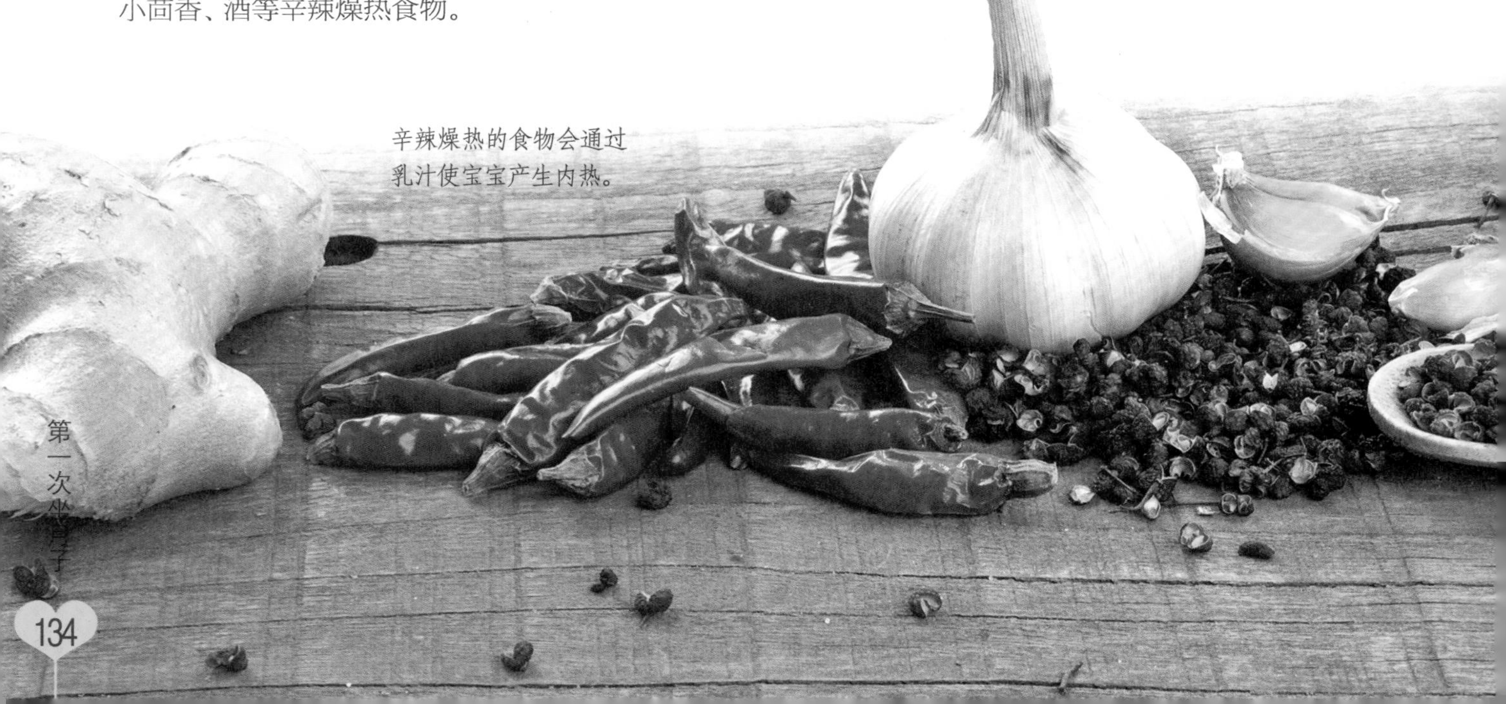

辛辣燥热的食物会通过乳汁使宝宝产生内热。

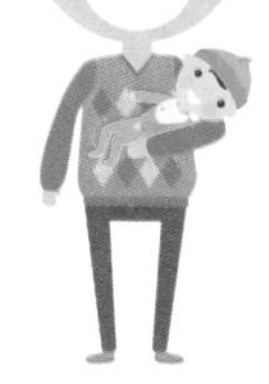

教你速成新爸爸

1 尽量承担家里力所能及的家务，让新妈妈吃好、喝好、睡好，因为吃对食物、拥有高质量睡眠是保证充足奶水的法宝。

2 多多关心、支持、赞美新妈妈，让新妈妈产生正面情绪，保持心情愉快，有利于保证泌乳量。主动学习哺乳知识，帮新妈妈避开回乳食物，辛辣燥热食物以及茶、咖啡和碳酸饮料等破坏乳汁营养的食物。

奶少妈妈别发愁，试试奶阵刺激法

“奶阵”这个词对新妈妈来说可能有点陌生，却很形象。在哺乳时期，新妈妈会突然感到乳房有几根筋隐约膨胀并伴有轻微胀痛，随即就会有奶呈喷射状或快速滴水状流出，如果宝宝在这时候吃着奶，就会听到他大口大口吞咽的声音，一般是连续几口到十几口。再简单点说，如果宝宝吃奶或者新妈妈挤奶的时候感觉乳房有像轻微触电似的酥麻感，这就表示奶阵来了。

奶阵决定泌乳量

奶阵持续时间的长短基本上决定了产奶的量。一个奶阵的时间越长，就会持续产更多的奶。一般来说，一个奶阵能产 20~40 毫升的奶。两边乳房的情况不一样，产奶量也不一样。

奶阵易发生在宝宝吃奶前或吸吮几分钟后。奶阵来临时奶水会很充盈，即使是原本已经将乳汁吸得所剩无几，在奶阵发生之后，乳汁也会突然变得多起来，乳房摸起来会较之前硬。

奶阵刺激法

那怎样才能刺激奶阵，让乳汁更加充盈呢？其实就是刺激乳头。一般宝宝在吸吮乳头的时候已经给了乳头足够的刺激，无须再特别刺激乳头。也就是说宝宝自己会根据需要制造奶阵。但是有些宝宝吸吮力不强，妈妈奶水较少，或者是背奶妈妈要挤奶，这时就要人为地刺激奶阵了。

1. 洗净双手，让自己轻松地坐着，并深呼吸、慢慢吐气。

2. 双手张开，拇指放在乳房上方，其余四指呈 C 状，放在乳房下方，温柔地左右旋转乳头，不时以食指触碰乳头最前端敏感处。

3. 闭上眼睛，想象宝宝正贪婪地吸吮着。当你觉得乳房突然变得坚挺或有微微的酥麻感时，就表示奶阵来了。

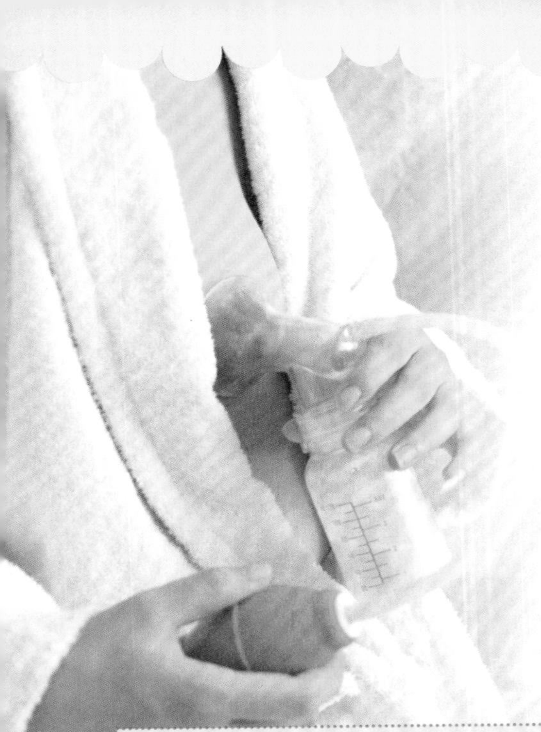

背奶也可以很轻松

眼看产假快要休完，上班的日子一天天临近，是断奶还是背奶，这可愁坏了不少职场新妈妈。其实，上班不代表断奶，你完全可以既上班又哺乳，为了宝宝的健康，再辛苦也值得。

给力的吸奶工具不能少

工欲善其事，必先利其器，这是至理名言。对背奶妈妈来说，好装备是让背奶生活更加轻松顺利的保障，妈妈们可以多听听其他背奶达人的建议，选择适合自己的背奶工具。

储奶瓶

储奶瓶一般都是标准口径的塑料瓶子，和奶瓶一样，都有刻度。大多数品牌的储奶瓶都有原配的密封盖，可以作奶瓶和储奶瓶两用。

吸奶器

对背奶族妈妈来说，吸奶器绝对是重中之重，选择一个适合的吸奶器，可以起到事半功倍的神奇效果。目前，市售吸奶器分手动和自动两种，它们各有利弊，新妈妈可以根据自己的需要来选购。

储奶袋

除了储奶瓶，还有储奶袋。一般来说，储奶袋上都有刻度标记，同时有记录条可以记录储存的日期和袋里的奶量。储奶袋为一次性使用，适合作为冷冻奶的存储工具。

蓝冰

仅仅使用保温包，保温效果是不够的，需要加入蓝冰才能达到长时间保持母乳新鲜的目的。一般来说，各种品牌的保温包都会配有同品牌的蓝冰，妈妈可以根据需要保冷的时间来选择蓝冰的类型和数量。

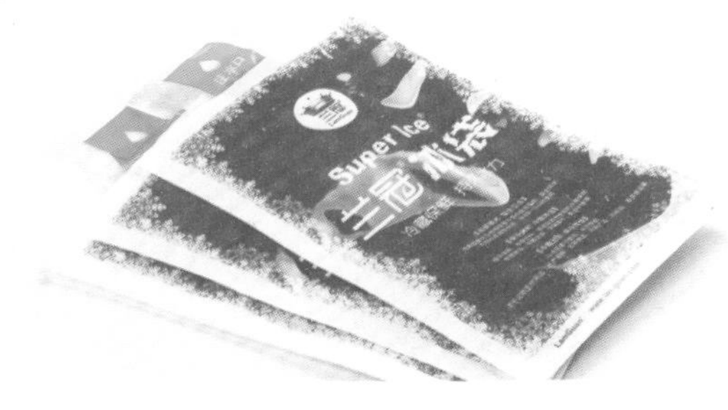

保温包

保温包，又叫作“冰包”，用于为吸出的母乳保冷。冰包的用料和厚度不同，保冷效果也不尽相同，新妈妈可以根据单位远近、是否有冰箱等自身因素选择合适的冰包。

好老公手账

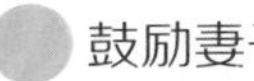 鼓励妻子背奶
 购买吸奶器等工具
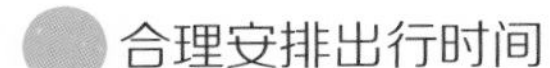 合理安排出行时间
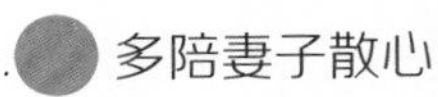 多陪妻子散心

背奶妈妈，如何让早晨出门更顺利

有了宝宝，有了背奶的任务，职场妈妈早晨的时间就显得不那么充裕了，为了避免慌乱中丢这丢那，背奶妈妈需要提前做好这些工作：

比平时早起 10~20 分钟，起床前先给宝宝喂奶，然后再梳洗，等临出门时再给宝宝喂一次奶。

头天晚上就要把第 2 天上班用的文件、背奶用的工具准备好，吸奶器、储奶瓶这些东西都要提前消毒，确保可以直接带出门。

准备几件简单、容易搭配的衣服，剪一个容易打理的发型，这样可以减少你在镜子面前逗留的时间。

和宝宝道再见后，家人和看护人要赶快转移宝宝的注意力，不要让宝宝黏着妈妈，影响妈妈的出门，过段时间，宝宝就会接受并习惯妈妈每天早晨都出门上班这一事实了。

给自己选择一个吸奶空间

背奶族妈妈们头疼的另一个问题是吸奶的场所。不少背奶妈妈特别羡慕国外的公司会给职场妈妈设有专门的哺乳室，让妈妈们在私密的空间来吸奶。目前国内的公司大部分还没有这个条件，所以我们要尽量帮自己创造一个更好的吸奶空间。

会议室

如果公司有会议室，是最好不过的了，会议室一般都比较僻静，而且隔音效果比较好，几乎听不到吸奶器的声音。新妈妈可以和上司沟通一下，在不开会的时候占用一下会议室。

茶水间或会客室

茶水间或会客室都可以作为吸奶室，背奶妈妈要学会见缝插针地使用这些公共空间。不过，在使用茶水间或会客室吸奶时，背奶妈妈最好在门上贴一张“门贴”，防止有人突然闯入引起尴尬。

卫生间

在卫生间吸奶，是很多背奶妈妈不得已的选择。如果只能在这里吸奶的话，新妈妈可以搬把椅子进去，既可以放吸奶的各种工具，也可以坐着吸奶。不过，最重要的是，要避开如厕高峰，以免妈妈产生焦急心理，影响乳汁分泌。

上班就等于断奶吗？

不要因为上班就人为地剥夺宝宝最好的“口粮”，勇敢地当一名光荣的背奶妈妈吧，让母乳和爱继续在妈妈和宝宝之间流转。

尽量接送妻子上下班　提前为吸奶用具消毒　帮妻子整理保温袋

一上班奶就少了，怎么能让奶水多起来

少了宝宝的吸吮，多了工作的压力，让背奶妈妈的产奶量每况愈下，越是着急乳汁越少。下面就给背奶妈妈介绍一些上班期间保持泌乳量的黄金技巧，让你做个名副其实的职场大奶牛。

非工作日能亲喂吗？

周末或节假日的时候，妈妈们就扔掉奶瓶，尽情享受亲喂的美妙吧！不少背奶妈妈发现，经过周末两天宝宝的吸吮，乳汁居然又多了起来，这就是亲喂的神奇之处。

❤增加吸奶次数

这是维持奶量的最好办法。如果妈妈能在离开宝宝的时间内做到每 3 个小时挤 1 次奶，或者 8~10 个小时内挤 3 次奶，基本上总体产奶量就可以保持不变。

❤两侧乳房同时吸奶

产奶量少的背奶妈妈可以选择双边电动吸奶器，两侧乳房同时吸奶可以增加妈妈血液里的催乳素。

❤增加液体摄入

工作一忙起来妈妈们往往就忘了喝水、喝牛奶，可以在电脑上贴个小条，提醒自己要记得补充水分。

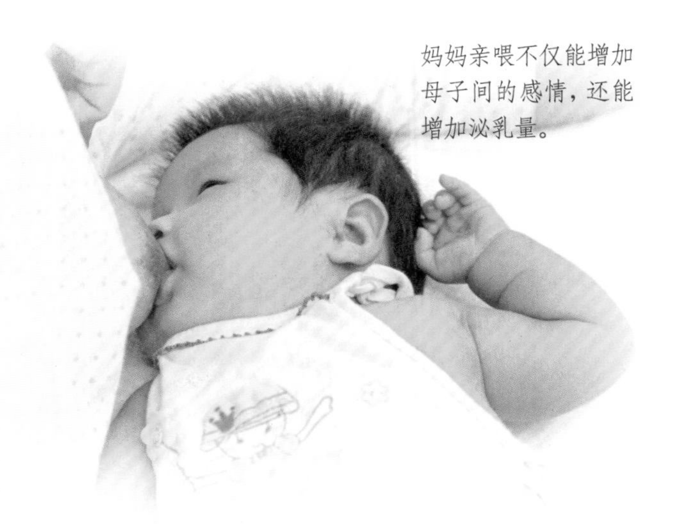

妈妈亲喂不仅能增加母子间的感情，还能增加泌乳量。

❤按摩乳房

吸奶前，从腋窝开始，直至乳房，用指尖画小圈，以螺旋式手法逐步向下按摩至乳晕，然后用整只手抚摸乳房，再开始吸奶。

❤多想想宝宝

吸奶的时候，如果能一边吸一边想宝宝，也会刺激乳汁分泌，或者带张宝宝的照片，吸奶前给家打个电话听听宝宝的声音，都可以刺激奶阵的到来。

❤学会排解工作压力

不要把自己搞得很紧张，保持工作的有条不紊和高效率可以让你更加轻松。

❤保持充足的睡眠

不要把工作带回家，家人也要多体谅妈妈，多替妈妈分担些家务活，让工作了一天的妈妈有个优质的睡眠，对妈妈和宝宝都有益。

❤增加亲喂次数

开始背奶，亲喂的时光就显得很珍贵，妈妈在家时要增加亲喂次数，既可以增加母子间的感情，还能增加泌乳量。

好老公手账　每天提醒妻子吸奶　提醒妻子喝水　保证妻子睡眠　帮妻子排解压力

抓紧每一个亲自哺乳的机会

实际上，用吸奶器吸奶远不如宝宝的小嘴吮吸对妈妈乳房的刺激强，所以背奶妈妈一定要珍惜亲自哺乳的机会。即便是在工作日，只要安排合理，也可以有四五次的亲喂机会。

晨起赖床的时候，妈妈就可以给宝宝哺乳，等到上班临出门前，你可以进行第二次哺乳。下班回到家洗手换完衣服后，妈妈就可以享受美好的哺乳时光了，等到晚上睡觉前，还可以再进行一次哺乳。如果宝宝夜间有需求，也可以进行夜喂。

工作日的每一次亲喂，不但满足了宝宝的需求，对妈妈来说，也是一种放松减压方式。为了怀中的小人儿，妈妈的所有付出都是值得的。

享受夜间哺乳

如果宝宝能够睡整宿觉了，那么恭喜妈妈也能踏踏实实地一觉睡到大天亮。如果宝宝因为白天没有见到妈妈，晚上特别黏妈妈，总是频繁吃奶，妈妈也不必因此而抱怨，这是宝宝对你的依恋，妈妈应该感到高兴，而且夜喂也能增加泌乳量。

建议妈妈不要让宝宝睡小床，就睡在妈妈的身边，方便夜间哺乳，但是千万要注意别一边喂奶一边睡觉，这样很容易压着宝宝，发生危险。

如果因为夜喂影响了睡眠，有条件的妈妈可以在公司利用午休时间补一小觉。

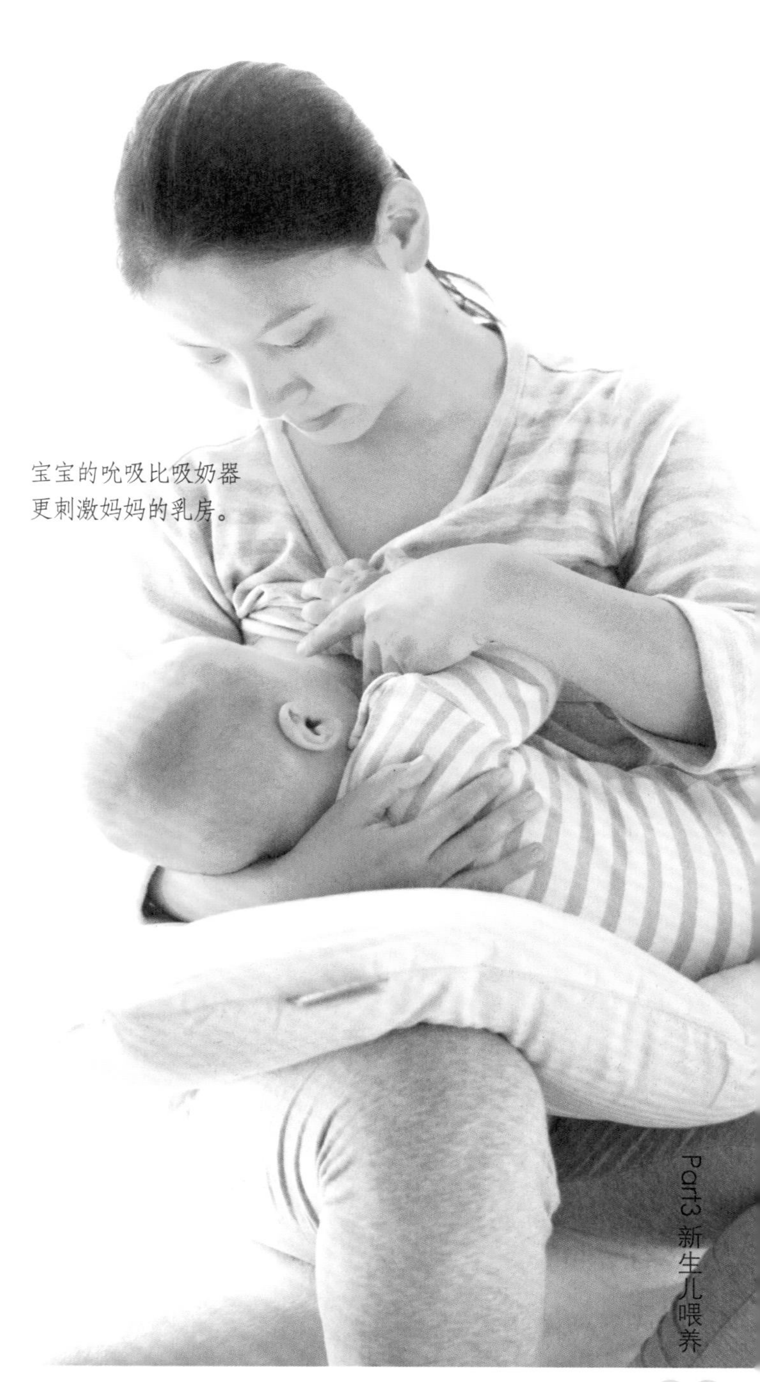

宝宝的吮吸比吸奶器更刺激妈妈的乳房。

这边吸奶，那边漏奶怎么办

这边吸奶那边漏奶，说明吸奶的刺激引发了奶阵的到来。上班之前带上几个防溢乳垫，在一边吸奶的时候给另一边垫上，不失为一种好方法。

如果提前考虑到了这种情况，可以在购买吸奶器的时候选择双边吸奶器。双边吸奶器可以同时对两侧乳房进行吸奶，既节省时间，还能减少一侧乳房吸奶时，另一侧乳房漏奶而引起浪费。

总是忘记吸奶时间，有啥好办法

快节奏的工作很容易让背奶妈妈忘记或错过吸奶时间，好几个小时甚至半天都没有吸奶，妈妈不仅会因为奶胀而引发乳腺炎，还会导致产奶量下降。背奶妈妈不妨在手机里下载一个可以定时提醒自己吸奶的 APP，也可以在电脑前贴上一个“勿忘吸奶”的小纸条。如果妈妈时间的确很紧张，也要吸 5~10 分钟，千万别一点都不吸，到头来受伤害的是妈妈和宝宝。

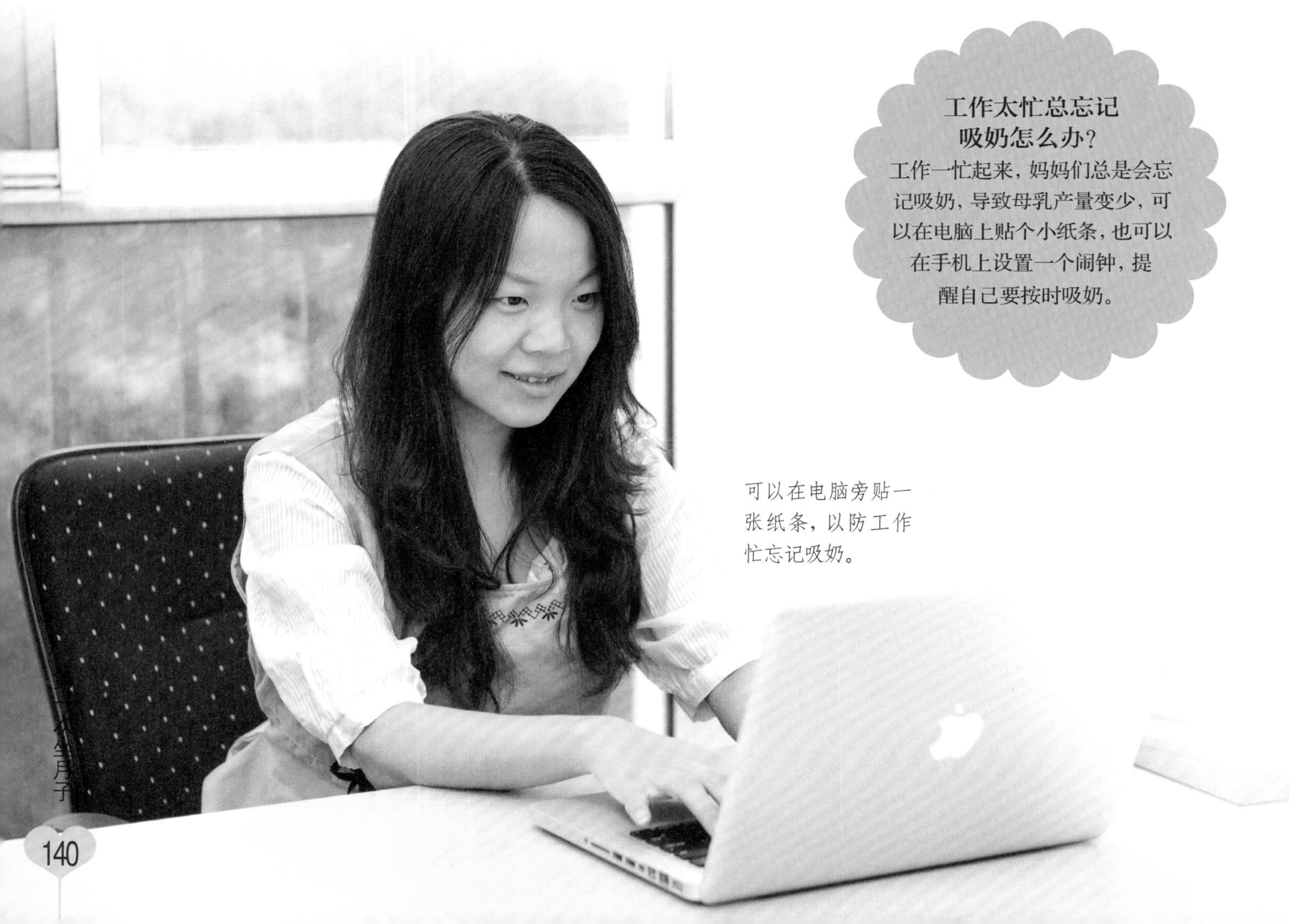

工作太忙总忘记吸奶怎么办？

工作一忙起来，妈妈们总是会忘记吸奶，导致母乳产量变少，可以在电脑上贴个小纸条，也可以在手机上设置一个闹钟，提醒自己要按时吸奶。

可以在电脑旁贴一张纸条，以防工作忙忘记吸奶。

吸奶器没电了，用手能挤出来那么多吗

吸奶器电池没电了、忘带吸奶器了……奶胀的背奶妈妈顿时束手无策，别急，试试下面的挤奶方法，就可以轻松完成挤奶。

基本姿势

洗净双手，找个舒适的位置坐下，身体略向前倾，一只手拿着奶瓶，奶瓶口对着乳头，另一只手的拇指放在乳头上方的乳晕处或者是乳晕和乳房交接处，食指放在乳头下方的乳晕处或者是乳晕和乳房交接处，拇指和食指形成“C”形，其余几指轻轻托住乳房。

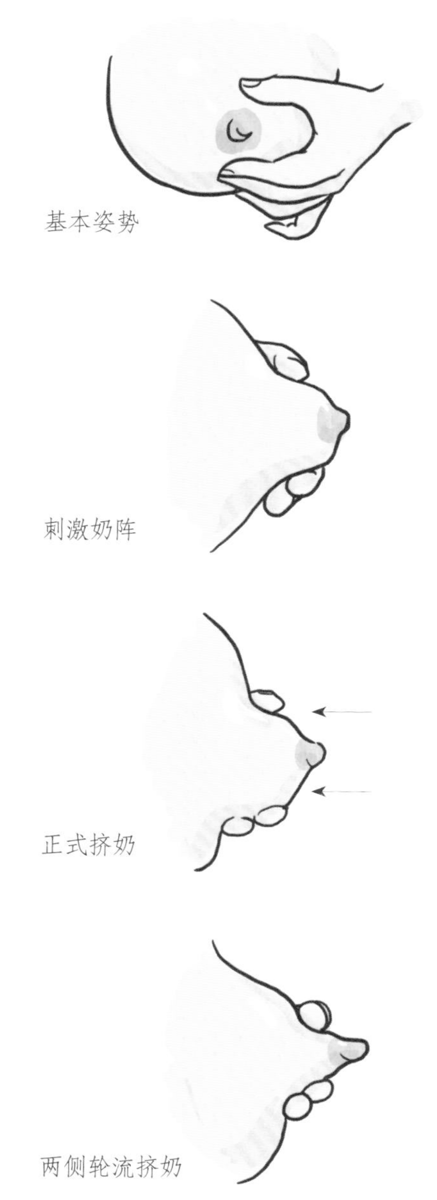
基本姿势
刺激奶阵
正式挤奶
两侧轮流挤奶

刺激奶阵

用手挤奶之前，先刺激奶阵，能提高挤奶的效率。刺激奶阵方法有很多种，其目的都是放松乳房，然后以较高的频率刺激乳头。

微微俯下身，整个手掌按摩揉捏乳房，让乳房放松，乳头变柔软，然后开始刺激乳头，比较常用的方法是“按电铃法”和“捻搓乳头法”，两种方法可以交替进行，等到感觉乳房发胀，就表示奶阵来了。

按电铃法：像按电铃一样，快速、高频率地轻按乳头。

捻搓法：用拇指和食指来回捻搓乳头，同时闭上眼睛，想象宝宝此时就在身边。

正式挤奶

等奶阵到来后，回到基本姿势，然后用拇指、食指向胸壁方向挤压，挤压时手指一定要固定，不能在皮肤上滑动。托住乳房的其他手指，可以辅助按摩和轻轻捏挤乳房。

两侧轮流挤奶

只“认准”一边乳房长时间挤奶，很容易对乳腺造成损伤，因此要两边轮流着挤奶。挤奶全程，大多数妈妈每边都可以刺激出一两个奶阵，妈妈们加油吧！

混合喂养和人工喂养

母乳不足需加其他代乳食品，如牛奶、奶粉，使宝宝吃饱，维持正常的生长发育，称为混合喂养。当新妈妈因各种原因不能喂哺宝宝时，可选用牛乳、羊乳等乳制品，或其他代乳品喂养婴儿，这些统称为人工喂养。

混合喂养

有些新妈妈由于母乳分泌不足或因其他原因不能完全母乳喂养时，可选择母乳和代乳品进行混合喂养的方式，这样既能保证宝宝的营养供给，又不会导致妈妈回乳。而且随着情况的改观，还有实现纯母乳喂养的可能。

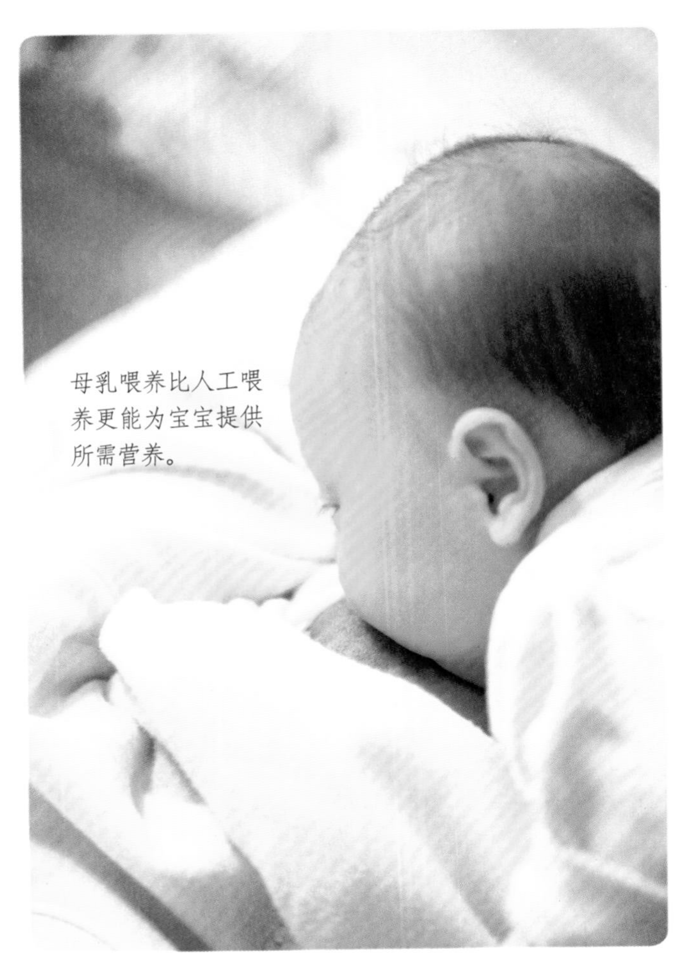

母乳喂养比人工喂养更能为宝宝提供所需营养。

千万不要放弃母乳喂养

混合喂养最容易发生的情况就是放弃母乳喂养，改为人工喂养。由于母乳较少，宝宝吸吮困难，吃完没多久又要吃奶，会使新妈妈感觉到很疲劳，而人工喂养的配方奶粉中含有较多糖分，宝宝爱喝，而且也比母乳容易吸出，宝宝也因此很难对母乳产生依赖，新妈妈的乳汁分泌也就会越来越少，甚至到最后没有奶了。

新妈妈要坚持，千万不要放弃母乳喂养，为了宝宝的健康发育，新妈妈也应在 6 个月内坚持给宝宝喂母乳。

避免不必要的混合喂养

母乳不足的情况下，新妈妈要审慎处理，不可轻易添加配方奶或其他代乳品。宝宝出生后 15 天内，母乳分泌不足，就要尽量增加吸吮母乳的次数，乳汁会逐渐多起来的。如果出生半月内，宝宝每次吃完奶后都哭，应注意监测体重，只要每 5 天增加 100~150 克，即使每次都吃不饱，也不必急于加喂配方奶。

坚持母乳喂养　观察宝宝是否吃饱　记录宝宝喝奶时间　帮妻子排解压力

吃完母乳后再添加多少配方奶合适

混合喂养的宝宝添加多少配方奶才合适？这可难坏了新妈妈。新妈妈可以先从少量开始添加，然后观察宝宝的反应。如果宝宝吃后不入睡或睡了不到 1 小时就醒，张口找乳头甚至哭闹，说明宝宝还没吃饱，可以再适当增加量。以此类推，直到宝宝吃奶后能安静或持续睡眠 1 小时以上。

由于每个宝宝的需要不尽相同，所以父母只有通过仔细观察和不断地尝试，才能了解自己宝宝真正的需要量。

夜间喂母乳，奶水更充足

夜间最好是母乳喂养，这是因为夜间新妈妈得到了一定的休息，乳汁分泌量相对增多，宝宝的需乳量又相对减少，母乳喂养基本能满足宝宝的需要。但如果母乳量确实太少，宝宝吃不饱，就会缩短吃奶时间，而频繁喂奶、吃奶将会影响母子休息，这种情况下就需要喂配方奶了。

混合喂养是奶粉和母乳一起喂吗？

母乳和冲好的配方奶混在一起不仅会改变母乳的成分，而且也会让配方奶中的微量营养素变得过于集中，给宝宝未成熟的肾脏带来沉重的负担。

减配方奶的 3 个信号

相信很多新妈妈都还是希望能够进行纯母乳喂养的，其实混合喂养后也有可能回归纯母乳喂养，新妈妈要留心观察，如果出现以下信号，就可以尝试着适当减少配方奶了。

1. 宝宝吐奶次数增多：一天吐几次奶是正常的生理现象，不过如果宝宝一天吐个五次八次，甚至十几次，就说明奶水可能增多了，可以适当减配方奶了。

2. 宝宝睡得久：宝宝一般在饿的时候会醒来吃奶，而在饱餐一顿后，睡眠时间会相对增长，此时，可适当减少配方奶的喂养。

3. 堵奶：混合喂养后，新妈妈的乳汁没有完全被吸出，就容易出现堵奶的情况，这时妈妈就应该尝试让宝宝多吃母乳，逐渐减少配方奶。

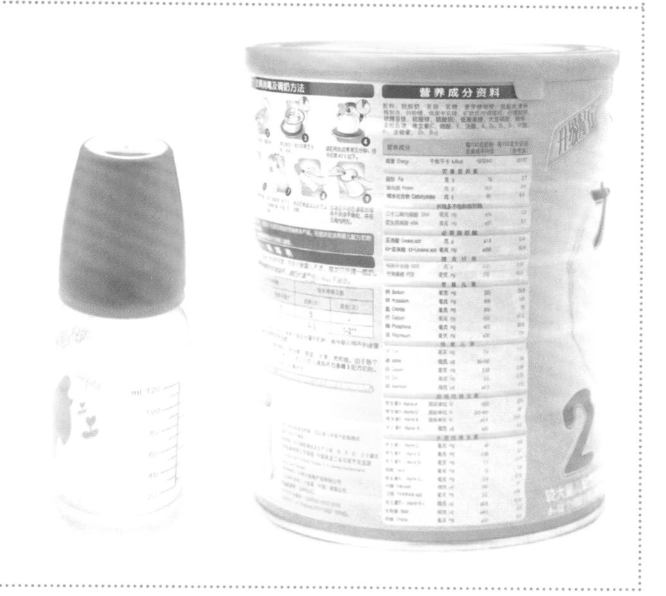

人工喂养

如果新妈妈因特殊原因不能喂哺宝宝时，可选用代乳品喂养宝宝。但是如果新妈妈因为乳汁少或其他人为因素想放弃母乳喂养，那就非常不应该，新妈妈绝不能剥夺宝宝吃母乳的权利！

不能母乳喂养也别着急

有的时候，由于各种原因，妈妈不得不放弃母乳喂养宝宝，妈妈不要为此感到遗憾，也不要心存内疚。出生在现代的宝宝是很幸运的，尽管不能吃妈妈的奶，但还有配方奶，一样能让宝宝健康成长。

进行人工喂养，应该注意调配奶粉的浓度。刚出生的宝宝，消化功能弱，不能消化浓度较高的奶粉。因此，给宝宝吃配方奶粉要严格按照配方奶粉标明的配比量，不能过稀，也不能过浓，两种配比都会影响宝宝的健康发展，妈妈要特别注意。

宝宝的配方奶要严格按照配方奶粉标明的配比量进行配比。

不宜母乳喂养的情况

虽然母乳喂养对母子双方都有益，但在有些情况下，如新妈妈有以下疾病时，为了宝宝的身体健康，不能进行母乳喂养。

1. 传染性疾病。

2. 代谢疾病：甲状腺功能亢进、甲状腺功能减退、糖尿病。

3. 肾脏疾病：肾炎、肾病。

4. 心脏病：风湿性心脏病、先天性心脏病、心脏功能低下。

5. 其他类疾病：服用哺乳期禁忌药物、急性或严重感染性疾病、乳头疾病、孕期或产后有严重并发症、红斑狼疮、精神疾病、恶性肿瘤、艾滋病、做过隆胸手术等。

如何选择配方奶

市场上琳琅满目的配方奶让新妈妈很纠结，不知道该选择哪一种。其实，只要是国家正规厂家生产、销售的奶粉，适合新生儿阶段的，都可以选用。但在选用时需看清生产日期、保质期、保存方法、厂家地址、调配方法等。

最好选择知名品牌、销售量大的奶粉。如果宝宝对动物蛋白有过敏反应，那么妈妈应选择全植物蛋白的婴幼儿配方奶粉。再次强调，除非特殊情况，最好坚持母乳喂养。

选中了奶粉，请别随意更换

宝宝此时身体各项机能不够完善，对食物的变换较为敏感，所以不适宜频繁更换宝宝奶粉。但如果宝宝对选用的奶粉表现出了不适，如出现腹泻、严重的便秘、哭闹或者过敏状况，就应及时给宝宝换奶粉。

但是在一般情况下，还是给宝宝吃同一品牌的奶粉。因为不同的奶粉配方不同，长期混吃势必加重宝宝胃肠消化的负担。如果一定要换，在换奶粉的初期，必须两种奶粉混合吃，无论是由一种品牌换到另一种品牌，还是由一个阶段换到另一个阶段（即使品牌相同），在这个过程中，宝宝大便正常，无消化不良、腹泻、便秘等不良反应，那就可以完全吃新的奶粉了。如果宝宝不适应新的奶粉，那就暂停新奶粉的喂养。

此外，在食用奶粉之前，一定要仔细阅读说明书，不同品牌的奶粉会有不同的冲调剂量和方法，而且最好不要随意混用量勺。

不要用开水冲调奶粉

不少父母喜欢用开水冲奶粉，这是错误的做法，因为水温过高会使奶粉中的乳清蛋白产生凝块，影响消化吸收。另外，某些遇热不稳定的维生素会被破坏，特别是有的奶粉中添加的免疫活性物质会被全部破坏。一般冲调奶粉的水温控制在 40~60℃。不同品牌的奶粉会有不同的要求。可先在奶瓶里放入温水，然后放适量的奶粉，盖紧盖子之后摇匀就可以喂给宝宝喝。

如何成功“转奶”

如果因为换阶段奶粉或宝宝不适合吃某种奶粉等原因为宝宝换奶粉，最好遵从循序渐进原则，采用半匙法，即每天在宝宝原来的奶粉中，用新奶粉替换原来的半匙奶粉。每 3 天增加半匙新奶粉量。以宝宝每餐 3 匙奶粉量为例，可以在准备换奶粉的第 1~3 天采用两匙半原奶粉 + 半匙新奶粉的配比方法，第 4~6 天，采用 2 匙原奶粉 + 1 匙新奶粉的配比，直到第 16 天，全部采用新奶粉。

在转奶的过程中，最好密切观察宝宝的健康状况，若宝宝表现出不适，应立即停止更换。

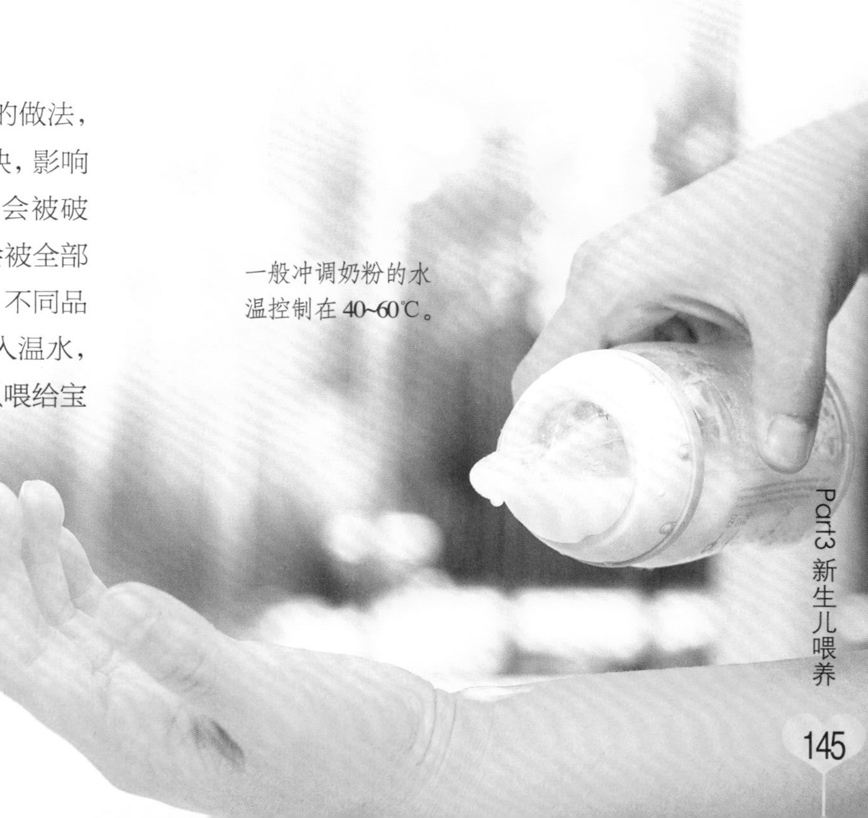

一般冲调奶粉的水温控制在 40~60℃。

小小的奶瓶，大大的学问

可能有不少新妈妈都遇到过这样的困惑，面对着货架上各式各样、大大小小的奶瓶，真不知道该买哪个。有的新妈妈一下就给宝宝准备了好几个，到宝宝长大了也用不完。其实只要选择时有目标，就不会出现这种奶瓶堆积的情况了。

圆形

适合 0~3 个月的宝宝用。这一时期，宝宝吃奶、喝水主要是靠妈妈喂，圆形奶瓶内壁平滑，里面的液体流动顺畅。母乳喂养的宝宝喝水时最好用小号奶瓶，储存母乳可用大号奶瓶。

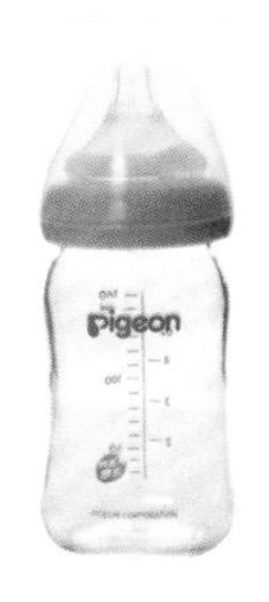

弧形、环形

4 个月以上的宝宝有了强烈的抓握东西的欲望，弧形瓶像一只小哑铃，环形瓶是一个长圆的“O”字形，它们都便于宝宝的小手握住，以满足他们自己吃奶的愿望。

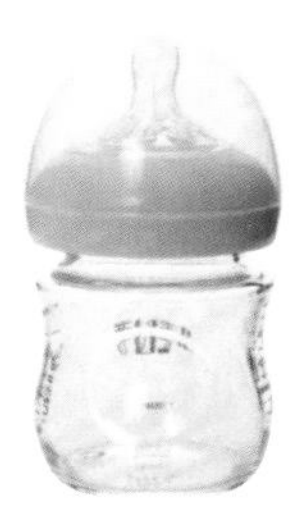

带柄小奶瓶

1 岁左右的宝宝可以自己抱着奶瓶吃东西了，但又往往抱不稳，这种类似练习杯的奶瓶就是专为他们准备的，两个可移动的把柄便于宝宝用小手握住，还可以根据姿势调整把柄，坐着、躺着都行。

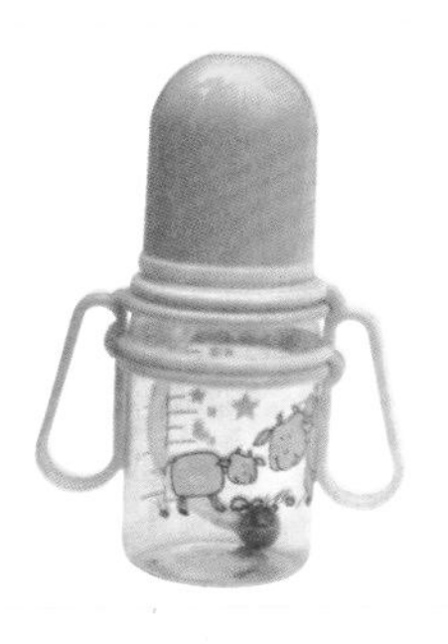

而在材质上，市场上主要分为两种—— PC 制和玻璃制。PC 质轻，而且不易碎，适合外出时及较大的宝宝自己拿握。但经受反复消毒的“耐力”就不如玻璃制的了，玻璃奶瓶更适合在家里由新妈妈拿着喂宝宝，并且玻璃制的奶瓶耐高温，方便清洗、消毒，且瓶身较光滑，不易藏污垢。

教你速成新爸爸

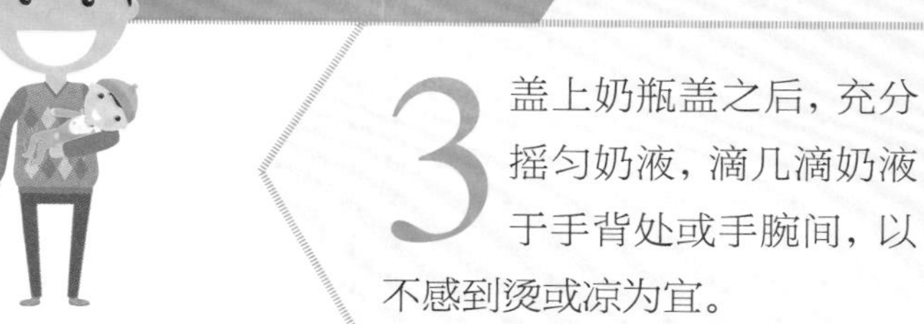

1 冲配方奶前应仔细阅读说明书，查看冲调比例和相应月龄奶粉用量，将奶瓶放入开水锅中煮沸消毒，也可用奶瓶消毒锅进行消毒。

2 取适量温开水，水温以 40~60℃为宜，将精确比例的温开水倒入奶瓶，再在奶瓶中加入适量奶粉（使用量勺量取奶粉）。

3 盖上奶瓶盖之后，充分摇匀奶液，滴几滴奶液于手背处或手腕间，以不感到烫或凉为宜。

吃奶粉的宝宝要补水

与母乳喂养宝宝略有区别，人工喂养新生儿需要额外补充水分。因为配方奶是由牛奶经加工并添加一些宝宝必需的营养素制作而成的，在进入体内消化吸收的过程中要有一定量的水分参与代谢。

宝宝肝脏的代谢功能和肾脏功能尚在不断完善的过程中，不及时补充水分会给宝宝的肾脏增加额外的负担，还可能引起大便干燥而出现便秘、口唇干燥等症状。

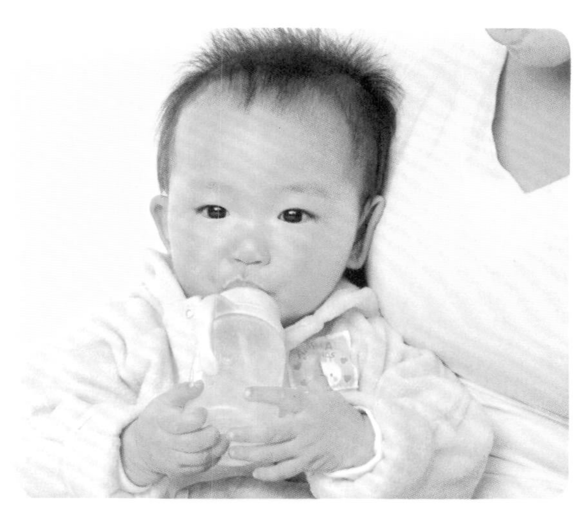

吃奶粉的宝宝要喝点水，有利于代谢。

人工喂养的宝宝要定期称重

为了了解宝宝生长的情况，人工喂养的宝宝最好定期称量体重，体重增加过多，说明喂养过度；体重增加过少，说明喂养不足。新妈妈可以在每月称体重后，将体重记录下来，方便进行比较，以判断宝宝是否喂养得当，宝宝是否健康发育。

但是如何给宝宝称体重呢？这可难坏了不少新手爸妈。下面介绍一个最简单的办法。

1. 由新爸爸或新妈妈抱着宝宝站在体重秤上称体重。

2. 称新爸爸或新妈妈的体重。

3. 用第一个重量减去第二个重量，并扣除宝宝的衣服、尿布等的重量，即为宝宝的体重。

产科医生有问必答

老一辈都说，宝宝半岁就该断奶了，奶水变清了根本没有营养；老一辈还说，为了让宝宝晚上少醒来几次，睡觉之前应该喂配方奶。那么关于新生儿喂养，我们来听听医生怎么说。

妈妈奶水少，不喂配方奶宝宝会不会挨饿

宝宝头几个月总有频繁吃奶的时候，因为宝宝正在经历“猛长期”，会频繁吸吮来刺激母亲分泌更多的乳汁。此时，新妈妈不要想当然地加喂配方奶，而是要坚持勤喂几天，乳汁分泌量就会满足宝宝的需求。

宝宝 5 个月以后必须添加配方奶吗

我们常常听到这样一种说法，母乳五六个月后就没有营养了。其实母乳的营养一直在变化，是根据宝宝身体的需求产生的，宝宝的需求在变，母乳里的营养成分也在变。

宝宝频繁吸吮能够刺激妈妈分泌更多的乳汁。

该不该宝宝一哭就喂

有些新妈妈认为宝宝一哭就是饿了，赶紧喂奶，这是不对的。妈妈要先搞清楚宝宝究竟为什么哭，不能一哭就喂，容易造成喂养过度。其实，宝宝一般的哭闹，主要是想引起你的关注，想让你抱一抱。如果你抱起宝宝，他还是哭，那可能是饿了，但是也可能是有大小便、肠胃不适或者被蚊虫叮咬了，新妈妈要留意观察。

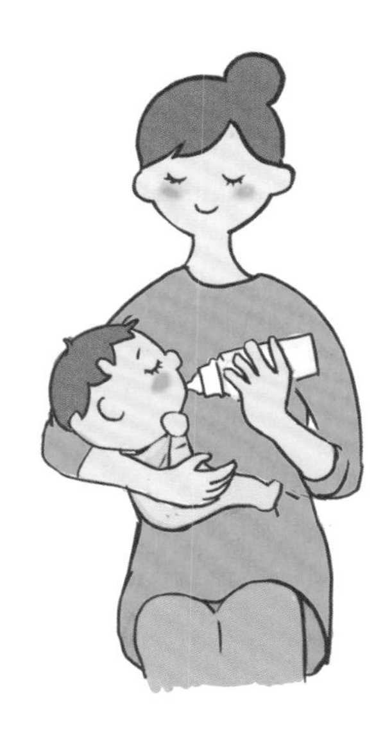

国外的奶粉一定比国内的好吗

其实合格的国产奶粉在质量上与国外奶粉没什么差别，从营养成分上看，进口奶粉所含有的各种高科技含量物质，如花生四烯酸（AA）、DHA、核苷酸等，国内品牌配方奶也有添加。因此，选择质量过硬、口碑好的国产奶粉，再配合科学的喂养，宝宝一样可以健康成长。

母乳喂养的宝宝需要喝水吗

母乳喂养的宝宝一般不需要喝水，这是因为母乳中含有充足的水分，可以满足宝宝的需要。但如果是喝配方奶的宝宝，最好在两次喂哺之间加点水。

配方奶越贵越好吗

市场上的配方奶多种多样，价格也高低不同，那么，是不是越贵就越好呢？事实上，配方奶粉在营养成分上是大致相同的。新妈妈在选择配方奶粉时应该理性。最好选择品牌信誉度好，适合宝宝胃口的配方奶粉，而不能简单地认为价格高的就是好的。

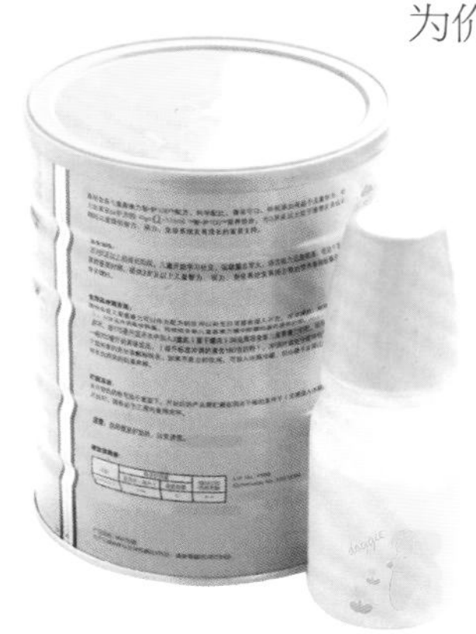

选择奶粉时要注意品质，这样才能确保宝宝健康成长。

真

✓宝宝浴后不要马上喂奶

✓妈妈浴后不要马上喂奶

✓母乳喂养最好按需哺乳

✓人工喂养的宝宝需要喝水

医生说真假

假

× 母乳喂养会使乳房下垂

× 吃母乳的宝宝易腹泻

× 患“母乳性黄疸”的宝宝就不能吃母乳

× 5个月后的母乳没有营养

× 哺乳妈妈生病了就不能喂奶

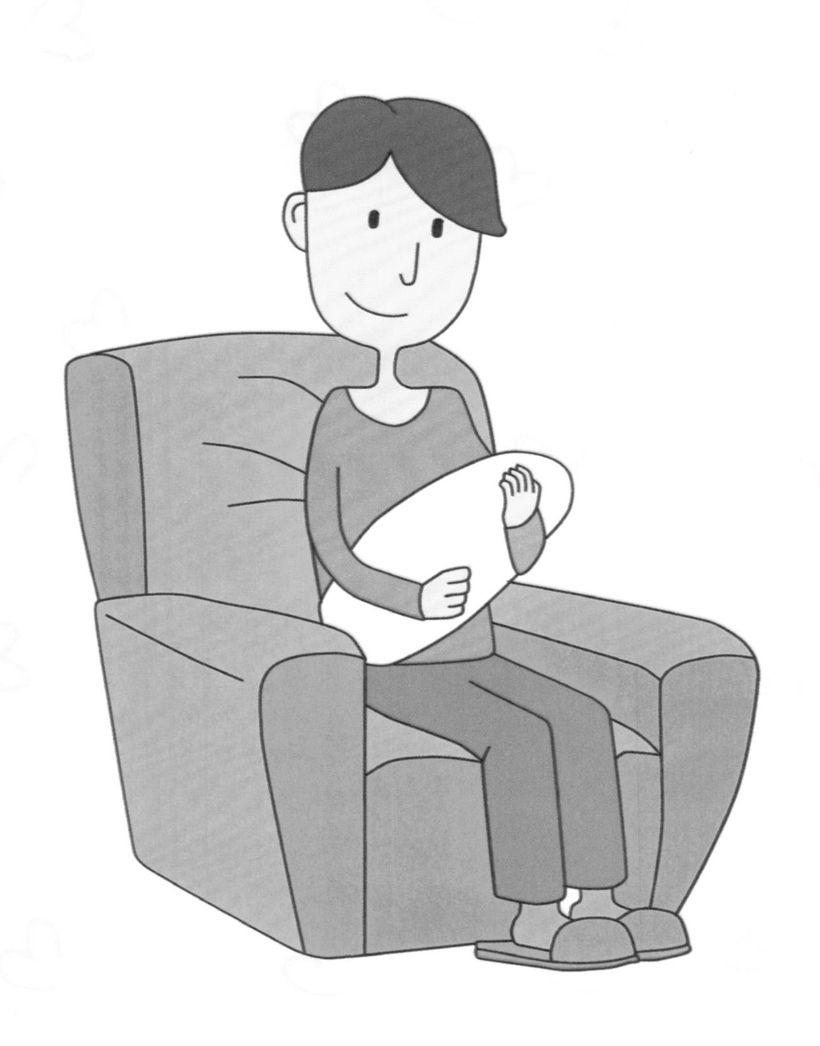

新生儿护理

小小软软的宝宝来到了爸爸妈妈的身边，带来了爱和温暖，但同时也需要爸爸妈妈的护理和关爱，吃喝拉撒睡都要由爸爸妈妈来料理。把宝宝照顾得舒舒服服，宝宝才能健康快乐地成长，看到宝宝一天天长大，爸爸妈妈会觉得自己的付出是非常值得的。

宝宝日常护理

给宝宝做清洁、护理是很琐碎的一件事，但只要从爱出发，正确、科学地进行护理，宝宝的健康成长就不难实现。

宝宝身体护理

宝宝的皮肤柔嫩细软，各器官系统发育还不完善，对外界适应能力较差，身体抵抗能力较弱，在护理宝宝的时候一定要温柔对待，细心呵护。

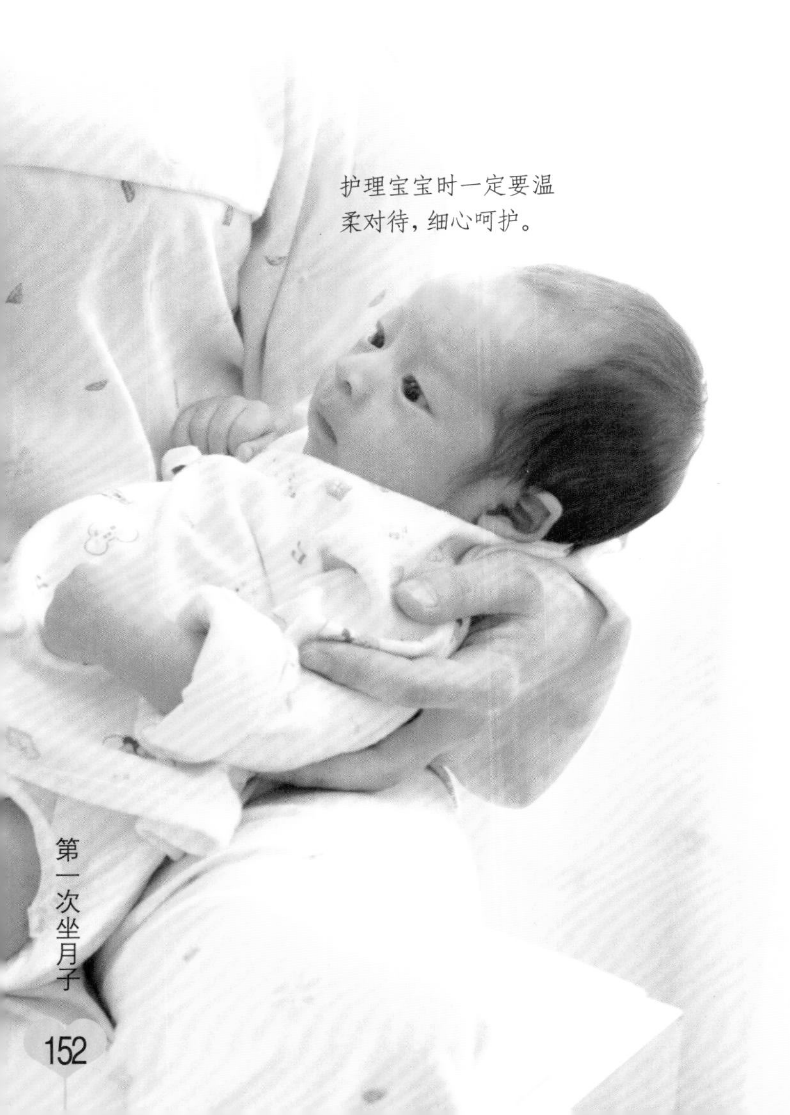

护理宝宝时一定要温柔对待，细心呵护。

正确的抱姿让宝宝更舒服

新生儿柔软、娇弱，新手爸妈往往不敢下手抱，其实新生儿有强大的生命力，只要爸爸妈妈抱的方法得当，对宝宝不会有任何影响。舒适的抱姿让宝宝感觉舒服，下面分步介绍一下新生儿的正确抱姿：

❤ **第 1 步**

把一只手轻轻地放到新生儿的头下，用手掌包住整个头部，注意要托住新生儿的颈部，支撑起他的头。

❤ **第 2 步**

稳定住头部后，再把另一只手伸到新生儿的屁股下面，包住新生儿的整个小屁屁，力量都集中在两个手腕上。

❤ **第 3 步**

这个时候，就可以慢慢地把新生儿的头支撑起来了，注意，一定要托住新生儿的颈部，否则新生儿的头会往后仰，这样会不舒服。爸爸妈妈要配合腰部和手部力量，托起新生儿。

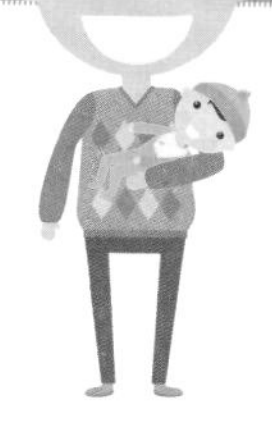

教你速成新爸爸

1 抱宝宝时，一定要托住新生儿的颈部，再配合腰部和手部力量，托起新生儿。

2 没必要每天都给宝宝称体重、量身长，一般半个月或者 1 个月 1 次即可。发现宝宝的发育不在标准范围之内也不要过分紧张，咨询医生即可。

3 测量头围时软尺紧贴皮肤，可先将宝宝的头发在软尺经过处向上下分开，这样测得的数据才更准确。

学会给宝宝测身长和体重

测量宝宝身长时一定要按要求脱去宝宝的鞋、帽、厚衣服等，否则测量时宝宝的身体易成弓状，使测出的身长比实际身长小；同样，测量时量板一定要压到脚跟处而不能量到脚尖处，否则会因宝宝脚尖伸直使测出的身长比实际身长要长。

家里如果没有专门的宝宝秤，可以用最简单的方法来称宝宝体重，那就是由爸爸或妈妈抱着宝宝站在体重秤上称体重，然后再称爸爸或妈妈的体重，用第 1 个重量减去第 2 个重量，并扣除宝宝的衣服、尿布等重量，即为宝宝的体重。

给宝宝测量头围要准备一根软尺，寻找宝宝两条眉毛的最高点，将软尺的零点放在两条眉毛最高点连线的中点上，以此为起点，然后将软尺沿眉毛水平绕向宝宝的头后，寻找宝宝后脑勺最突出的一点，将软尺绕过宝宝后脑枕骨粗隆最高处，绕回前脑一周所得的数据即是头围的大小。简单来说，给宝宝量头围要找到 3 个高点，两个眉毛的最高点，一个后脑勺的最高点，用软尺沿着三个最高点绕一周，就是宝宝的头围了。

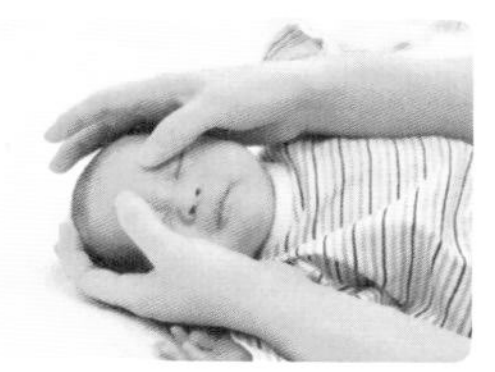

1 准备一根软尺，寻找宝宝两条眉毛的眉弓（眉毛的最高点）。

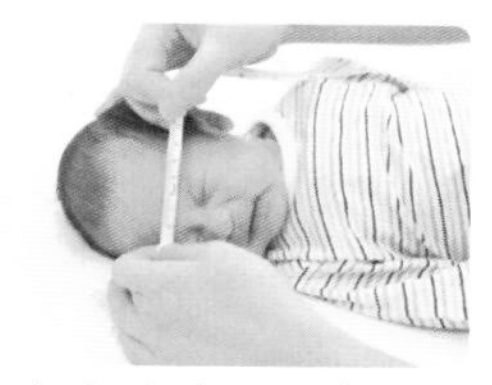

2 想象左右两眉中有一条线，并找到这条线的中心点，将软尺的零点放在眉弓连线的中点上，以此为起点。

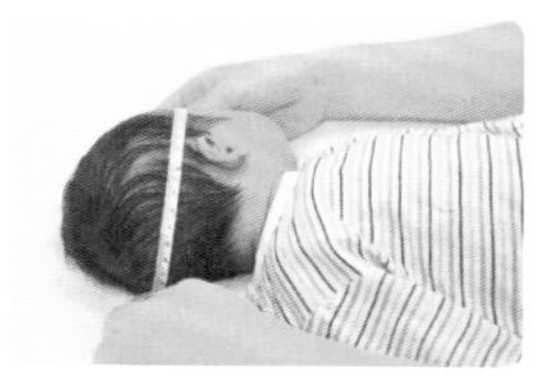

3 将软尺沿眉毛水平绕向宝宝的头后，寻找宝宝脑后枕骨粗隆最高处（后脑勺最突出的一点）。

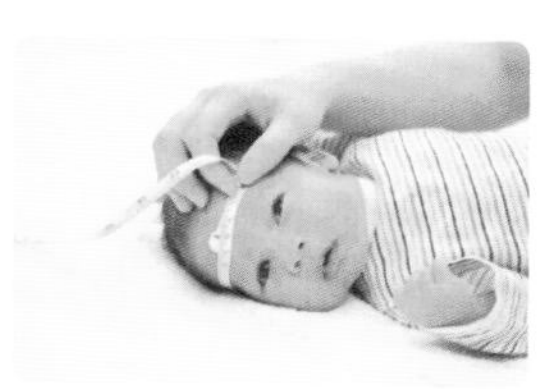

4 将软尺绕过宝宝后脑枕骨粗隆最高处，绕回前脑一周所得的数据即是头围大小。

学会给宝宝清洗头垢

宝宝的皮脂腺分泌旺盛，脑部皮脂腺的分泌物、脱落的上皮细胞、空气中的尘埃就会结合而成像凝脂一样的头垢。特别是前囟的位置，平时不敢用力清洗的部位，更容易积聚。

新手爸妈为了宝宝的健康，还是要尽力学会清理头垢的办法。新手爸妈可以将婴儿油涂抹在有头垢的部位，待痂皮软化，再用温和的婴儿洗发露彻底清洁。由于宝宝的泪腺功能尚未成熟，故无泪配方的洗发露才是最佳选择。有的宝宝头顶有一层很厚的黑痂，可以在长痂的部位擦点香油或豆油，用油润一润，就容易把痂皮洗去，洗完后要立即把头发擦干，以免宝宝着凉。

小心呵护宝宝的囟门

刚出生的宝宝头上有两个软软的部位，会随着呼吸一起一伏，这就是囟门，是宝宝最娇嫩的地方，也是脑颅的“窗户”。后部的囟门在 6~8 周完全闭合，而前囟门也会在 1 岁左右闭合。前囟门的大小有个体差异。但如果出生时宝宝的囟门大于 3 厘米，或者小于 1 厘米，则要引起重视，因为前囟门过大常见于佝偻病、脑积水、呆小症等，过小则常见于小头畸形。

囟门是一个很娇弱的地方，很多新手爸妈不敢随意碰，但囟门是需要定期清洗的，否则容易堆积污垢，引起宝宝头皮感染，引发脑膜炎、脑炎等问题。囟门处不宜使劲擦拭，轻轻带过即可。也应注意家中家具，避免尖锐硬角弄伤宝宝的头部。如果宝宝不慎擦破了头皮，应立即用酒精棉球消毒以防感染。

眼睛有眼屎怎么办

如果宝宝刚睡醒，眼睛上有眼屎，可以用纱布蘸温水轻轻地擦拭。千万不可用手指或手指甲直接擦。如果眼睑上有硬皮，或者眼睛的分泌物总是屡擦不净，则要看是不是结膜炎，必要时需要带宝宝去看医生。如果需要滴眼药水，记得滴在宝宝内侧的眼角处。记得每次给宝宝清洁眼睛前和清洁后，要及时洗手，以防病菌感染眼睛或其他部位。

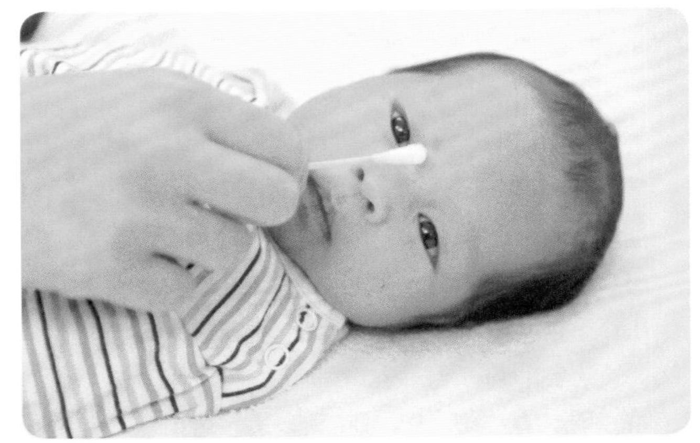

1 用棉签从眼角向眼尾擦拭。

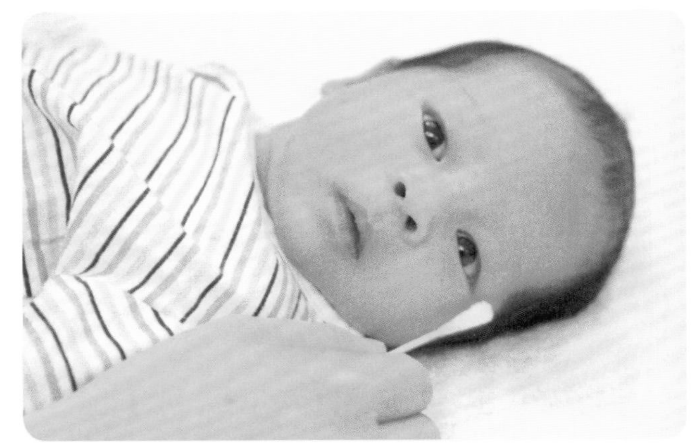

2 擦另一只眼睛时，应换一支新棉签。

清理鼻腔让宝宝自由呼吸

一两个月大的宝宝鼻涕分泌较多，由于鼻孔较小，往往造成鼻塞。鼻垢或鼻涕堵塞鼻孔会影响到宝宝吃奶或呼吸，妈妈应及时进行处理，处理时，应将宝宝的头抱稳，用宝宝专用的棉签轻轻塞进宝宝的鼻孔并旋转，将鼻垢掏出，但要注意在操作时要轻柔，棉签也不应伸入过多。

要注意的是，如果宝宝的鼻垢过硬不好清理，可以先让宝宝仰卧，然后用棉签往宝宝的鼻腔里滴 1 滴生理盐水（如果没有，可以用橄榄油或清水代替），稍等一两分钟，待鼻垢软化后再用干棉签旋转着将鼻垢带出。如果在清理时，宝宝不配合，总是乱动，可以先停止，等宝宝安静下来再进行，以免伤害到宝宝脆弱的鼻腔。

一定要勤剪指甲

宝宝的指甲每周大约会长 0.7 毫米，因此，要及时给宝宝修剪指甲。一般来说，手指甲 1 周内要修剪一两次，脚趾甲 1 个月修剪一两次，指甲的长度以指甲顶端与指顶齐平为佳。建议在宝宝熟睡时进行修剪。

剪指甲工具的选择。要选择专门针对宝宝的小指甲设计的指甲剪或指甲钳，要求灵活度高、刀面锋利，可一次顺利修剪成型。顶部钝头设计，可以更好地保护宝宝的安全。

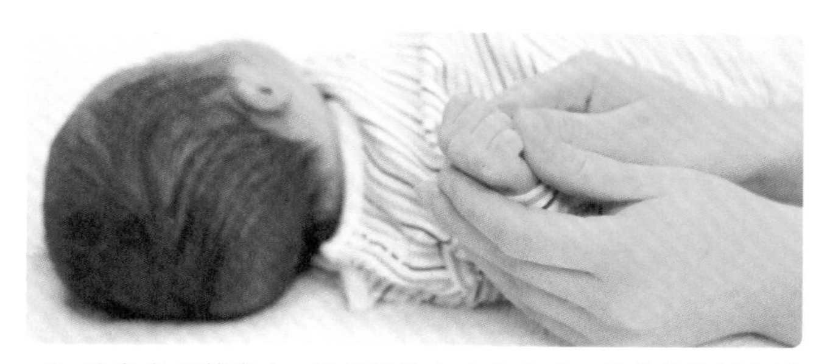

1 让宝宝平躺床上，妈妈握住宝宝的小手，要求是最好能同方向、同角度。

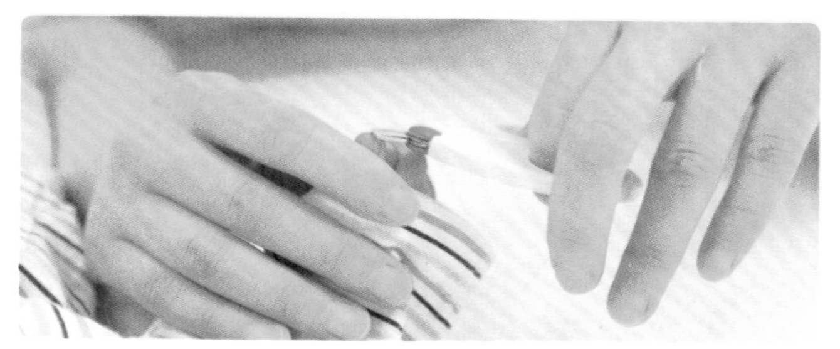

2 分开宝宝的五指，重点捏住一个指头剪。

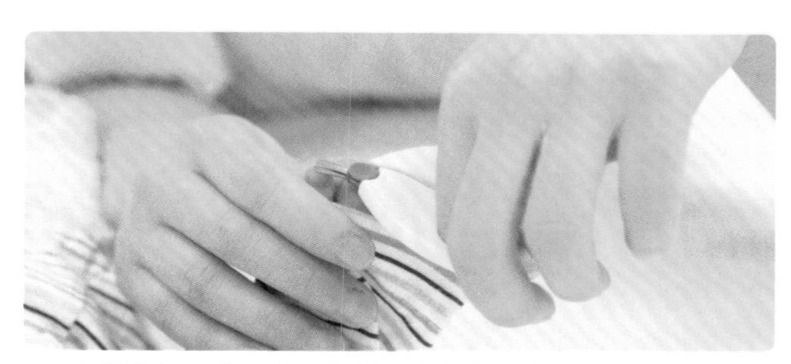

3 先剪中间再剪两头，避免把边角剪得过深。

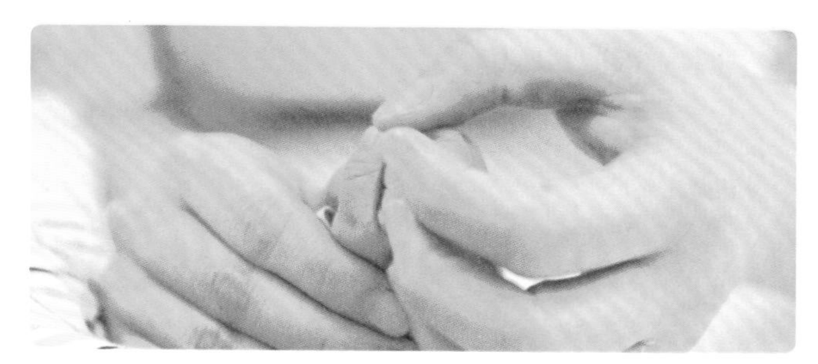

4 妈妈用自己的手指沿宝宝的小指甲边摸一圈，发现尖角及时剪除。剪好一个再剪下一个。

小心对待宝宝的脐带

新妈妈对小宝宝的脐带要付出很大的心血，千万不可偷懒，这跟宝宝的健康息息相关。

脐带未脱落前，要保持脐带及根部干燥，出院后不要用纱布或其他东西覆盖脐带。还要保证宝宝穿的衣服柔软、透气，肚脐处不要有硬物。每天用医用棉球或棉签蘸浓度为75%的酒精擦一两次，沿一个方向轻擦脐带及根部皮肤进行消毒，注意不要来回擦。

脐带脱落后，若脐窝部潮湿或有少许分泌物渗出，可用棉签蘸浓度为75%的酒精擦净，并在脐根部和周围皮肤上抹一抹。若发现脐部有脓性分泌物、周围的皮肤红肿等现象，不要随意用甲紫、碘酒等，以防掩盖病情，应找医生来处理。

给宝宝拍照可以用闪光灯吗？

因为新生儿对光线的刺激特别敏感，而且宝宝视网膜发育尚不完善，用闪光灯给宝宝拍照可能引起眼底及眼角膜受伤，甚至会导致宝宝失明，所以拍照时不要用闪光灯。

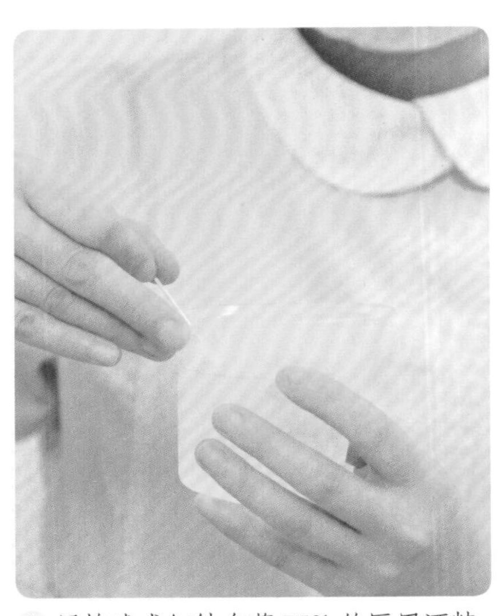

1 用棉球或细纱布蘸75%的医用酒精，从内向外涂擦脐带根部和周围，每天涂擦两三次，待脐带干爽后，用纱布盖好。

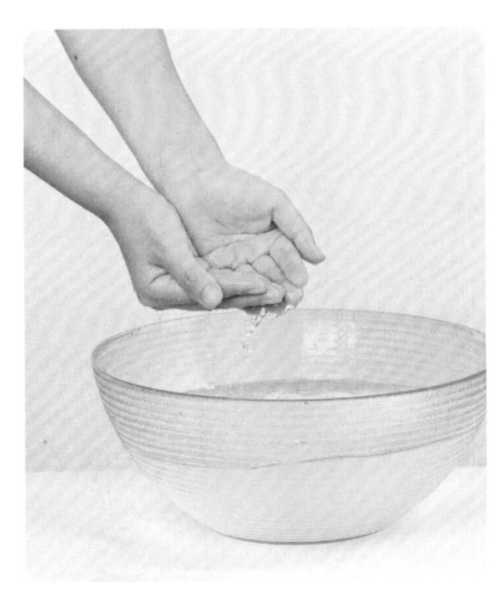

2 在擦拭之前一定要先洗手，避免脐部接触爽身粉等各种粉剂，造成使脐部发炎不易愈合。

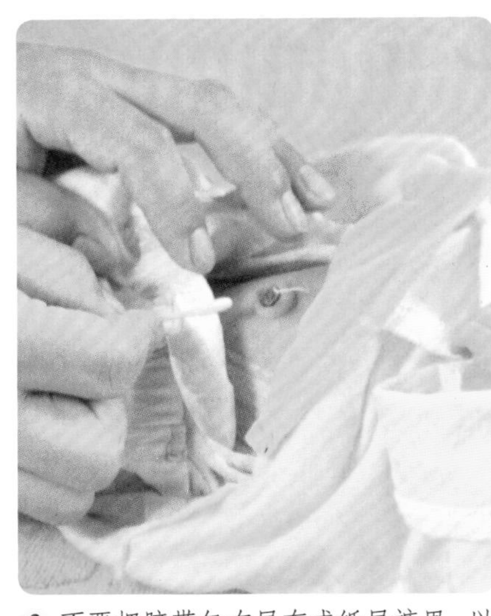

3 不要把脐带包在尿布或纸尿裤里，以防大小便弄湿脐带。如果脐部被尿湿，应立即消毒。

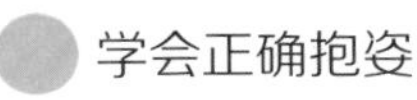

好老公手账 学会正确抱姿 帮妻子测量宝宝的身长和体重 保护宝宝囟门

别隔着玻璃晒太阳

刚出生的宝宝不能到室外晒太阳，一般出生两三周后，可以在家中的阳台上晒一晒太阳，然后再慢慢走到户外。刚开始的时间要短，晒的部位要少，然后再慢慢增加时间和扩大范围。

晒太阳的时间最好选择在上午 10 点左右或下午 3 点左右，夏天可以推迟到下午 4 点。晒太阳时，要保护好宝宝的眼睛，不要被强光照射，最好给宝宝戴一顶帽子。如果在室内晒太阳，最好把窗户打开，隔着玻璃晒太阳起不到最好效果，因为玻璃能够吸收发挥作用的紫外线。

无论是在室内还是室外晒太阳，都要控制好时间。时间太短起不到作用，时间太长容易晒伤宝宝娇嫩的皮肤。因此，晒太阳的时间最好不超过 10 分钟。此外，在晒太阳时要注意给宝宝增减衣物。最开始可以穿得跟平时一样多，等宝宝身体发热时，就应适当脱下外套，晒完后再穿上，以免宝宝着凉感冒。

市面上的婴儿沐浴液、洗发水能用吗？

既然是给宝宝设计的，当然是可以用的，只是在购买时一定要认准品牌，选择质量有保障的，对宝宝皮肤刺激小的，并且要注意使用期限等信息。

宝宝的皮肤要护理好

宝宝粉嫩、细滑的皮肤非常惹人怜爱，妈妈在怜爱之余也要注意对宝宝的皮肤进行护理。因为宝宝皮肤的角质层薄，皮下毛细血管丰富，要注意避免磕碰和擦伤。此外，夏季或肥胖儿容易发生皮肤糜烂，给宝宝清洁时动作要轻柔，不要用毛巾来回擦洗。

由于宝宝皮肤尚未发育成熟，所以显得特别娇气敏感，易受刺激及感染，在护理宝宝皮肤的时候，应选用符合国家标准的婴儿专用产品，既能全面保护宝宝皮肤，又不会刺激到宝宝。

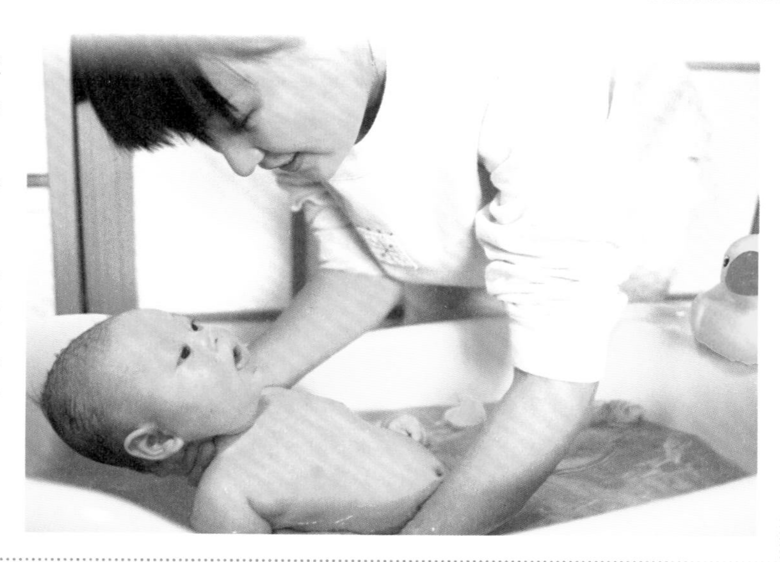

给宝宝洗澡，得心应手

对新手父母来说，给宝宝洗澡是个大问题，这完全是个技术活。所以，在宝宝出生后住院期间，一定要跟着护士把这门技术学到手。

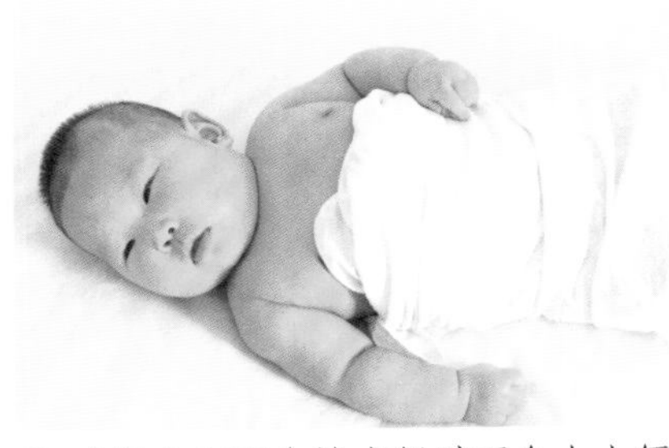

1 确保宝宝不会饿或暂时不会大小便，保持室温在26~28℃，准备好洗澡盆、洗脸毛巾两三条、浴巾、婴儿洗发液和要更换的衣服等，在洗澡盆中调好水温，37~38℃最好。给宝宝脱去衣服，用浴巾把宝宝包裹起来。

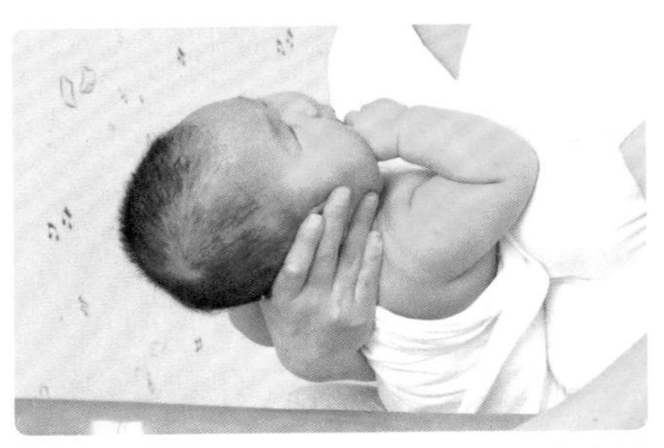

2 宝宝仰卧，用右肘部托住宝宝的小屁股，右手托住宝宝的头，拇指和中指分别按住宝宝的两只耳朵贴到脸上，以防进水。

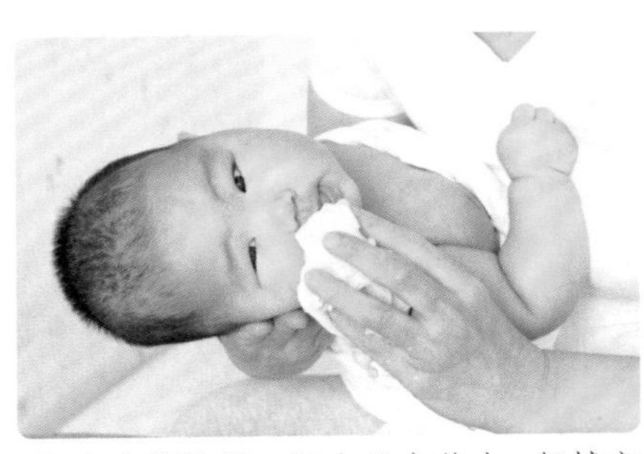

3 先清洗脸部。用小毛巾蘸水，轻拭宝宝的脸颊，眼部由内而外，再由眉心向两侧轻擦前额。

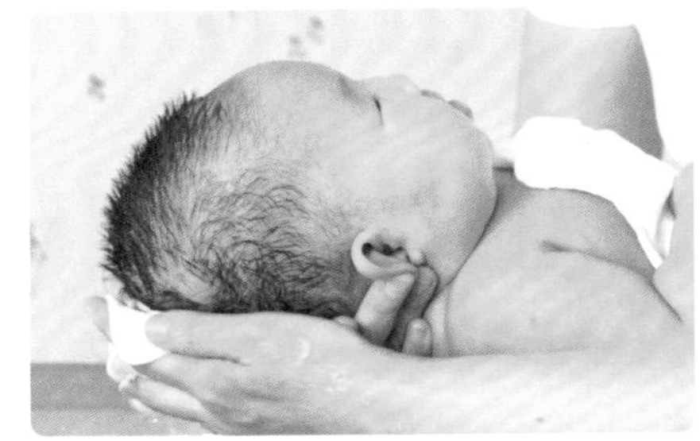

4 接下来清洗头部。先用水将宝宝的头发弄湿，然后倒少量的婴儿洗发液在手心，搓出泡沫后，轻柔地在宝宝头上揉洗。

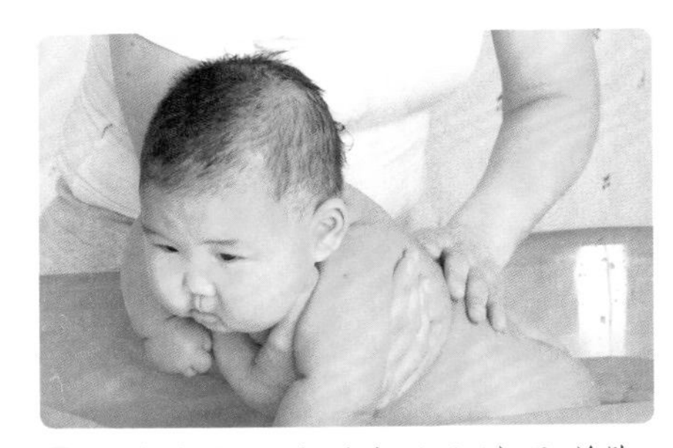

5 洗净头后，再分别洗颈下、腋下、前胸、后背、双臂和手。由于这些部位十分娇嫩，清洗时注意动作要轻柔。

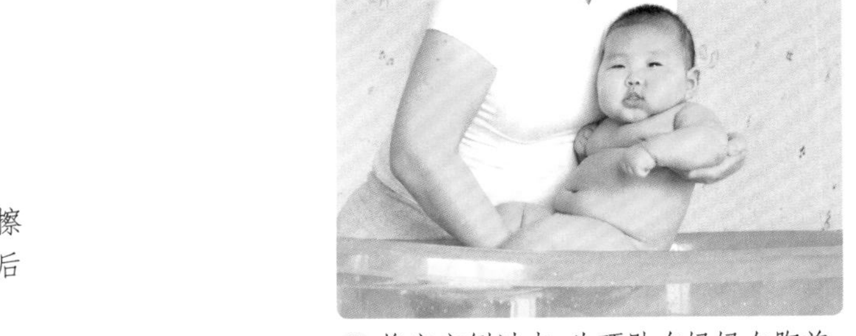

6 将宝宝倒过来，头顶贴在妈妈左胸前，用左手托住宝宝的上半身，右手用浸水的毛巾先洗会阴、腹股沟及臀部，最后洗腿和脚。

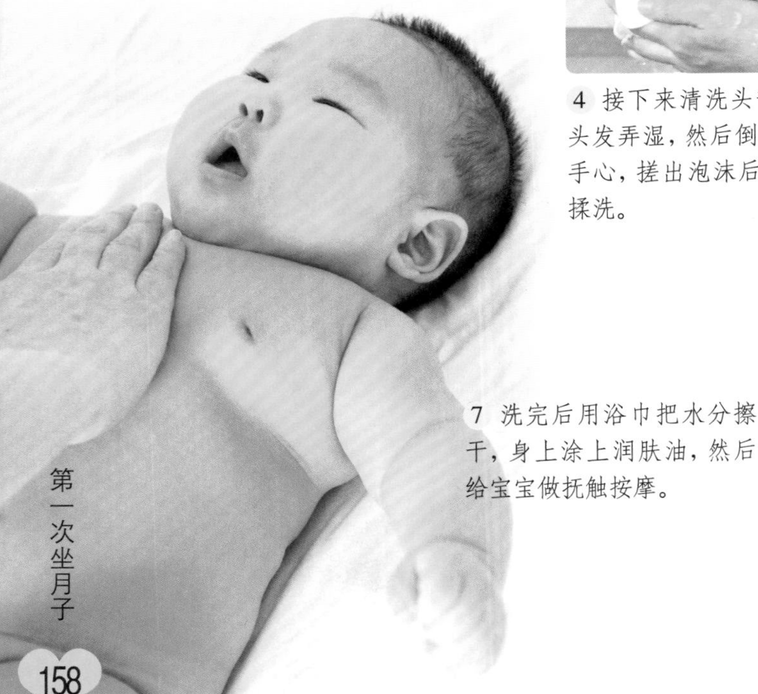

7 洗完后用浴巾把水分擦干，身上涂上润肤油，然后给宝宝做抚触按摩。

做做快乐被动操

快乐被动操是一种适合 0~12 个月宝宝的，与运动相联系的锻炼方法。被动操有加强宝宝骨骼、肌肉系统的功能，可以促进动作发育，健壮呼吸器官，使肺活量增加，还能促进血液循环和新陈代谢，保持愉悦情绪，以及促进神经、心理健康发育等好处。

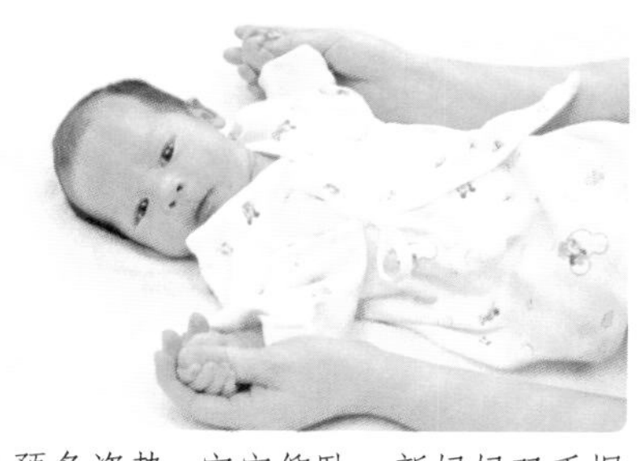

1 预备姿势：宝宝仰卧。新妈妈双手握住宝宝双腕，拇指放在宝宝掌心，使宝宝握紧，两臂放于体侧。

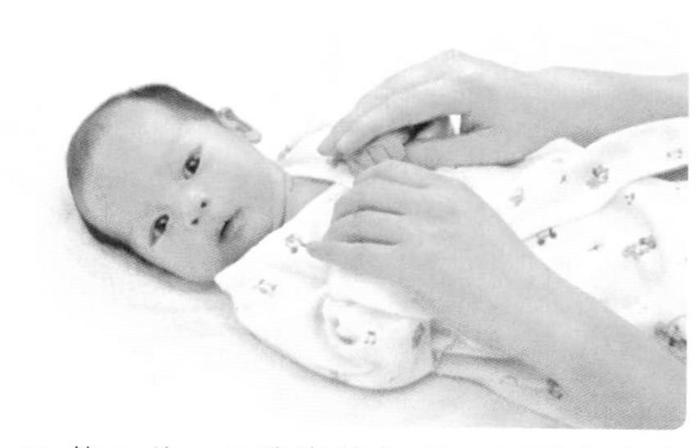

2 第 1 节：双臂胸前交叉。两臂向左右分开，然后向胸前交叉，再还原，做 8 次。

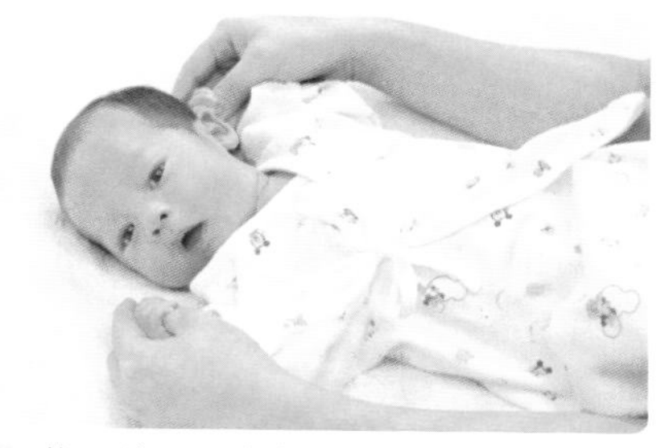

3 第 2 节：双臂伸屈运动。弯曲宝宝肘关节，使手触肩再还原，重复 4 次。

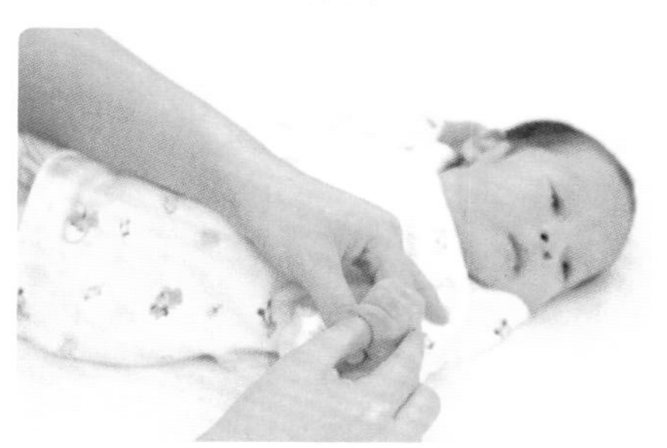

4 第 3 节：上肢回旋运动。以肩关节为轴，将上肢由内向外旋转，左右各做 4 次。

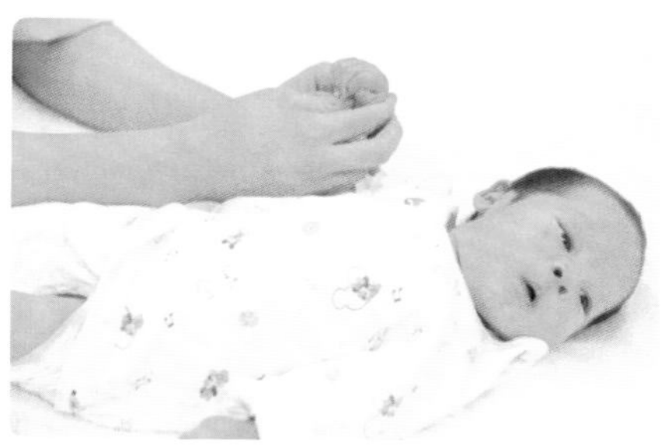

5 第 4 节：双臂上举、前平举。两臂左右分开，向上举，前平举，还原，共做 8 次。

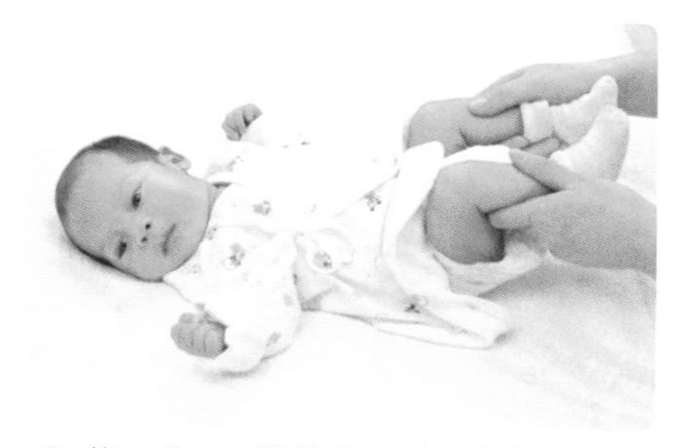

6 第 5 节：双腿伸屈运动。妈妈双手握宝宝脚踝部，同时屈缩两腿到胸腹部，再还原，共做 8 次。

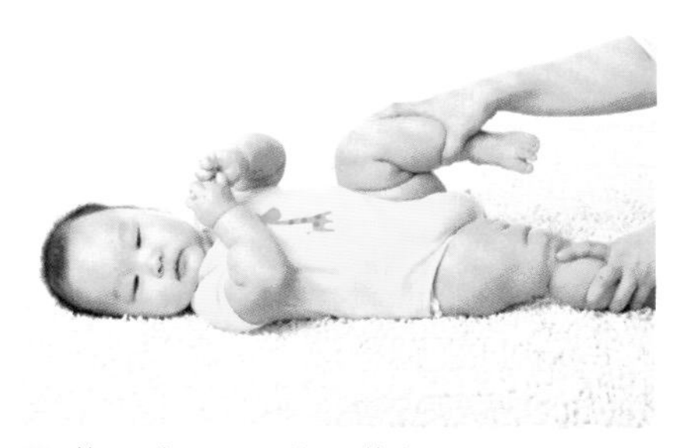

7 第 6 节：双腿轮流伸屈运动。做法同前，区别是双腿交替屈伸，各做 4 次。

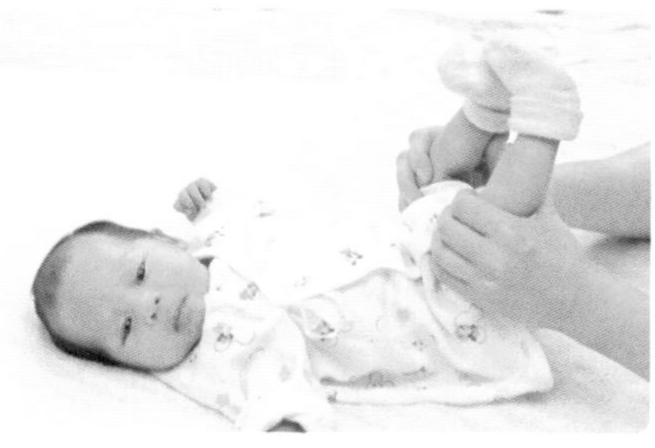

8 第 7 节：双腿伸直上举。双手握住宝宝伸直的双腿膝部上举，使之与腹部成直角，共做 8 次。

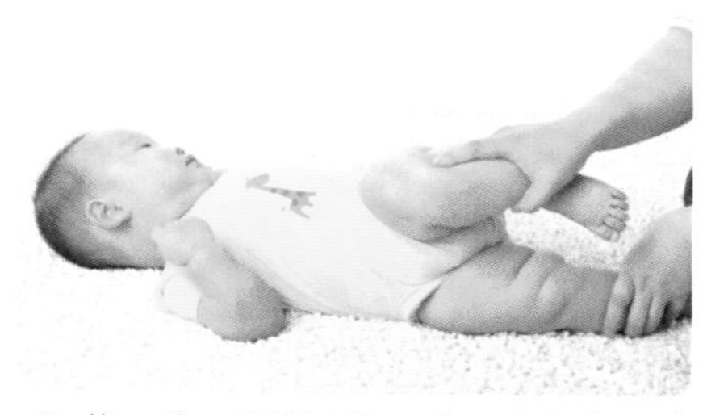

9 第 8 节：下肢回旋运动。以宝宝下肢髋关节为轴，由内向外旋转，左右轮流做，各做 4 次。

留心宝宝大小便

从宝宝降生后，妈妈时刻都在关注着宝宝的成长，大小便是还不会说话的宝宝表达自己身体健康的方式之一，妈妈一定要留心观察。

新生儿大便的颜色和形状是怎样的？
一般情况下，新生儿开始几天的大便颜色黑绿、黏稠、发亮，称为胎便，以后颜色逐渐变淡，母乳喂养宝宝的大便会变稀。

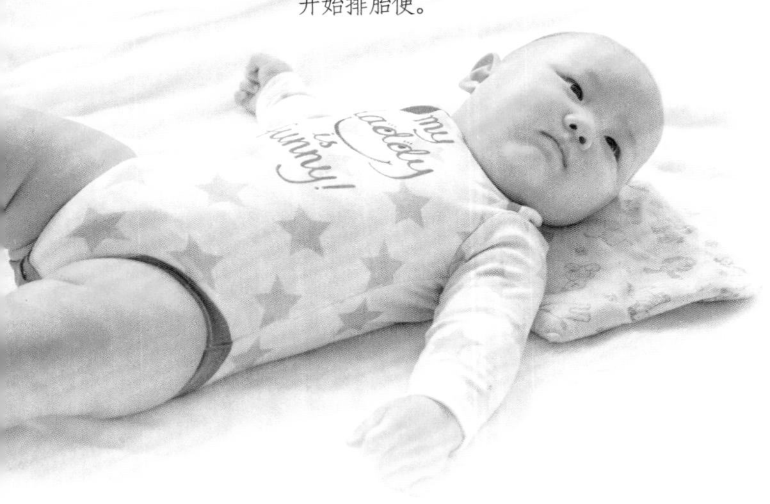

新生儿出生后 6~12 小时开始排胎便。

出生后 6~12 小时排胎便

新生儿出生后 6~12 小时开始排胎便，胎便呈墨绿色或黑色黏稠状，无臭味，此时的胎便是胎宝宝最早的肠道分泌产物，由脱落的肠黏膜上皮细胞、胆汁、咽下的羊水、胎毛和红细胞中血红蛋白的分解产物胆绿素等物质构成的。

正常新生儿多数于出生后 12 小时内开始排便，胎便总量为 100~200 克，若 24 小时不见胎便排出，应注意检查有无消化道畸形。如果乳汁供应充分，胎便 2~4 天排完即转变为正常新生儿便便，由深绿色转为黄色。

大便带血的原因

痢疾：包括细菌性痢疾和阿米巴痢疾，有发热、大便次数增多、里急后重、便中混有新鲜血液及黏液等症状。

出血性小肠炎：发热、腹痛、呕吐、大便次数增多并带有黏液、血液。

肠套叠：宝宝阵发性哭闹，反复呕吐、腹胀，大便为果酱样，腹部可摸到肿块。

根据出血量的多少判断

潜血：少许消化道出血，肉眼看不到或不能分辨，需通过化验才能判定。

少量便血：仅仅从肛门排少许血便，或内裤沾染少量血便。

大量便血：短期内大量便血，24 小时内出血超过全身总血容量的 15%~25%。

好老公手账

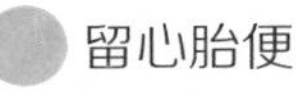

留心胎便

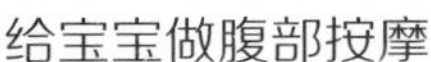

给宝宝做腹部按摩

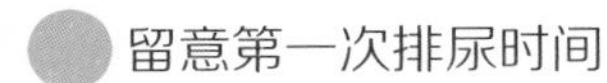

留意第一次排尿时间

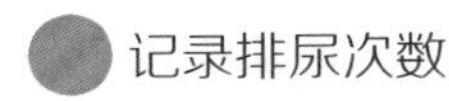

记录排尿次数

出生后 24 小时不排便怎么办

正常新生儿在出生后 12 小时内开始排胎便，最迟在 24 小时内排出胎便。但是，如果发现宝宝在 24 小时还没有排胎便，妈妈也不要慌张。

首先，观察宝宝有无异常情况，看看宝宝腹部有无发胀，吃奶量和精神是否正常。

其次，给宝宝进行抚触，做腹部的顺时针按摩，帮助宝宝排出胎便。

如果一段时间还没有排出胎便，就要去咨询医生，检查是否是疾病原因引起的。

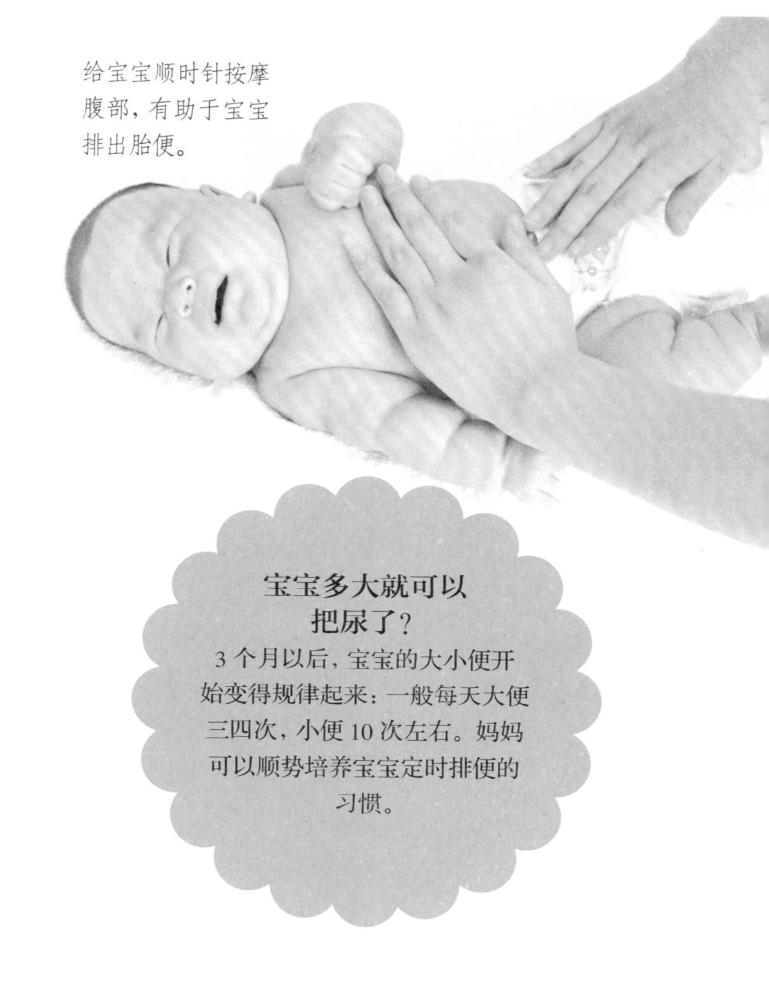
给宝宝顺时针按摩腹部，有助于宝宝排出胎便。

新生儿多久尿一次

在出生时，新生儿的膀胱中已经有了少量尿液，所以，大部分的新生儿会在出生后 6 小时内排尿，开始尿量少，以后逐渐增多。

第 1 次排尿时间：新生儿一般是在出生后 24 小时以内排尿，但是也有新生儿在 36 小时后排尿的情况。

排尿频率：一般出生后的前 4 天，1 天只排尿三四次，大约 1 周以后，随着进水量的增多，每天排尿 10~20 次，尿量也会有所增加。

宝宝多大就可以把尿了？

3 个月以后，宝宝的大小便开始变得规律起来：一般每天大便三四次，小便 10 次左右。妈妈可以顺势培养宝宝定时排便的习惯。

根据出血颜色判断

新鲜血便：颜色鲜红，多数为接近肛门部位出血和急性大量出血。

陈旧血便：颜色暗红，混有血凝块，多为距离肛门较远部位的肠道出血。

果酱样血便：颜色暗红，混有黏液，是典型小儿急性肠套叠的表现。

黑血便：多为小肠或胃的缓慢出血。

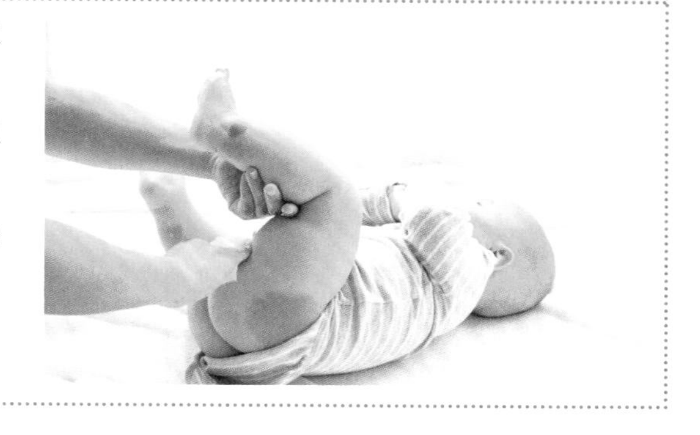

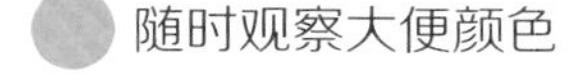

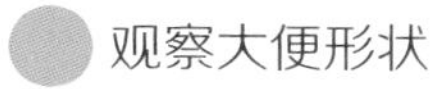

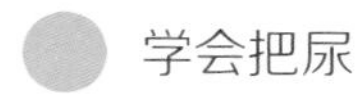

便便不正常主动咨询医生

新生儿每天大小便几次才算正常

在母乳充足的情况下，宝宝每天的小便在 6~9 次以上，甚至多达 20~30 次。正常宝宝在出生后 6~12 小时内会排泄黑绿色的大便，即胎便。两三天以后，大便就应逐渐变为正常新生儿的黄色便：纯母乳喂养的宝宝，大便是金黄色、稀糊糊的软便，一天 4~6 次；配方奶喂养的宝宝，大便呈浅黄色，每天一两次。

宝宝拉绿便便了

宝宝拉绿色大便一般是由于以下原因造成的，妈妈要注意对比，判断是何种原因造成宝宝拉绿色大便，并对症下药，选择适合宝宝的治疗方法。

病理性。宝宝在着凉、消化不良的情况下都有可能会出现溢奶、拉绿色大便的现象。

饥饿原因。宝宝没吃饱的时候，会因为饿而导致胃肠蠕动过快，使肠道中的胆红素尚未转换，就从大便中排出，便便就会变绿变稀。

消化问题。脂肪在消化过程中，消耗胆汁较少，多余的胆汁则从大便中排出，使大便呈绿色。

铁质不吸收。吃含有铁质奶粉的宝宝，若不能完全吸收奶粉中的铁质，则大便呈黄绿色。

母乳喂养和人工喂养宝宝的大便有所不同

不同喂养方式，宝宝的便便也有所不同，妈妈要结合自家宝宝的喂养情况，留心观察宝宝的便便，真正读懂宝宝便便传达的健康信息。

母乳喂养宝宝大便有奶瓣怎么回事?

3 个月以内的母乳喂养宝宝大便中有奶瓣，可能和妈妈的饮食喜好有一定的关联，也和宝宝消化道发育不完善有关。

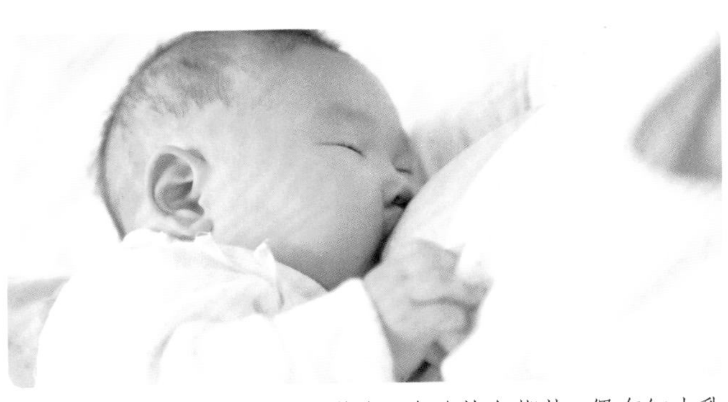

母乳喂养：宝宝的便便呈金黄色，多为均匀糊状，偶有细小乳凝块，有酸味，每天 2~5 次。即使每天大便达到 6~8 次，但大便不含太多的水分，呈糊状，也可视为正常。

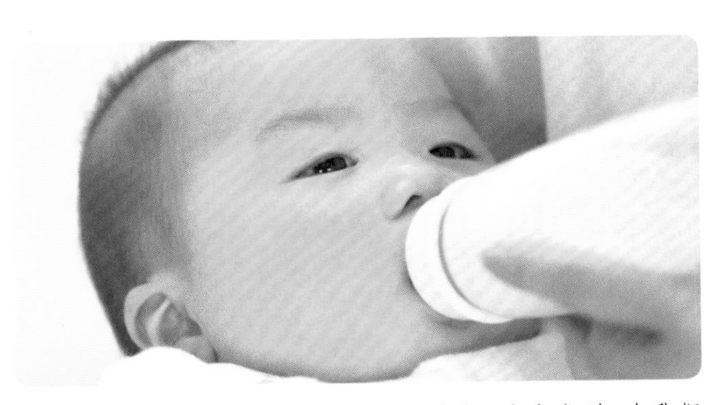

人工喂养：宝宝的粪便呈淡黄色或土黄色，大多成形，含乳凝块较多，为碱性或中性，比较干燥、粗糙，量多，有难闻的粪臭味，每天一两次。

好老公手账  留心宝宝便便  护理宝宝 合理喂养宝宝 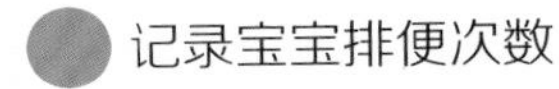

喂养不当的便便长这样

1. 粪便量少，次数多，呈黏液状，往往是因为喂养不足。

2. 大便中有大量泡沫，呈深棕色水样，带有明显酸味，说明宝宝摄入过多淀粉类食物，引起消化不良。

3. 大便如臭鸡蛋味，提示宝宝蛋白质摄入过量，或蛋白质消化不良。

宝宝大便带血是怎么回事

遇上宝宝大便带血的情况，妈妈不要慌乱，先初步判断宝宝大便出血的原因，再做下一步的处理。如果宝宝便血量少，且进食和睡眠正常，新手爸妈不用太过紧张。如果新手爸妈无法判断是什么原因引起的血便，最好还是尽快带宝宝去医院检查一下。

什么样的便便需要去看医生？

灰白色或陶土色大便，一直没有黄色；大便稀，呈黄绿色且带有黏液，有时呈豆腐渣样；大便中水分增多，水与粪便分离，呈汤样，出现以上这样的情况，妈妈应带宝宝就医。

4 种常见问题便便护理方式

蛋花汤样大便

每天大便 5~10 次，含有较多未消化的奶块，一般无黏液。

护理方式：多见于喝奶粉的宝宝。若为母乳喂养则应继续，不必改变喂养方式，减少奶量及次数，一般能自然恢复正常。若为混合喂养或人工喂养，需适当调整饮食结构。可在奶粉里多加一些水，将奶粉调配得稀些。如果两三天大便仍不正常，则应请医生诊治。

泡沫状便

大便稀，大便中有大量泡沫，带有明显酸味。

护理方式：未添加辅食前的宝宝出现黄色泡沫便，表明奶中糖量多了，应适当减少糖量，增加奶量。已经开始添加辅食的宝宝出现棕色泡沫便，则是食物中含淀粉过多所致，如米糊、乳糕等，是宝宝胃肠对食物中的糖类不消化，减少或停止食用这些食物即可。

臭鸡蛋便

大便闻起来像臭鸡蛋一样。

护理方式：这是提示宝宝蛋白质摄入过量，或蛋白质消化不良。应注意配方奶粉浓度是否过高，进食是否过量，可适当稀释奶粉或限制奶量一两天。如果已经给宝宝添加辅食，可以考虑暂时停止添加此类辅食，等宝宝大便恢复正常后再逐步添加。

油性大便

粪便呈淡黄色，液状，量多，像油一样发亮，在尿布上或便盆中如油珠一样可以滚动。

护理方式：这表示食物中脂肪过多，多见于人工喂养的宝宝，需要适当增加糖分或暂时改食用低脂奶等，但要注意，低脂奶不能作为正常饮食长期食用。

宝宝衣物的选择和清洗

宝宝的衣物常常被称为宝宝的“第二层皮肤”，所以宝宝穿什么直接关系到宝宝的健康。那么，怎样给宝宝选购衣服呢，新手爸妈赶紧来学习一下吧。

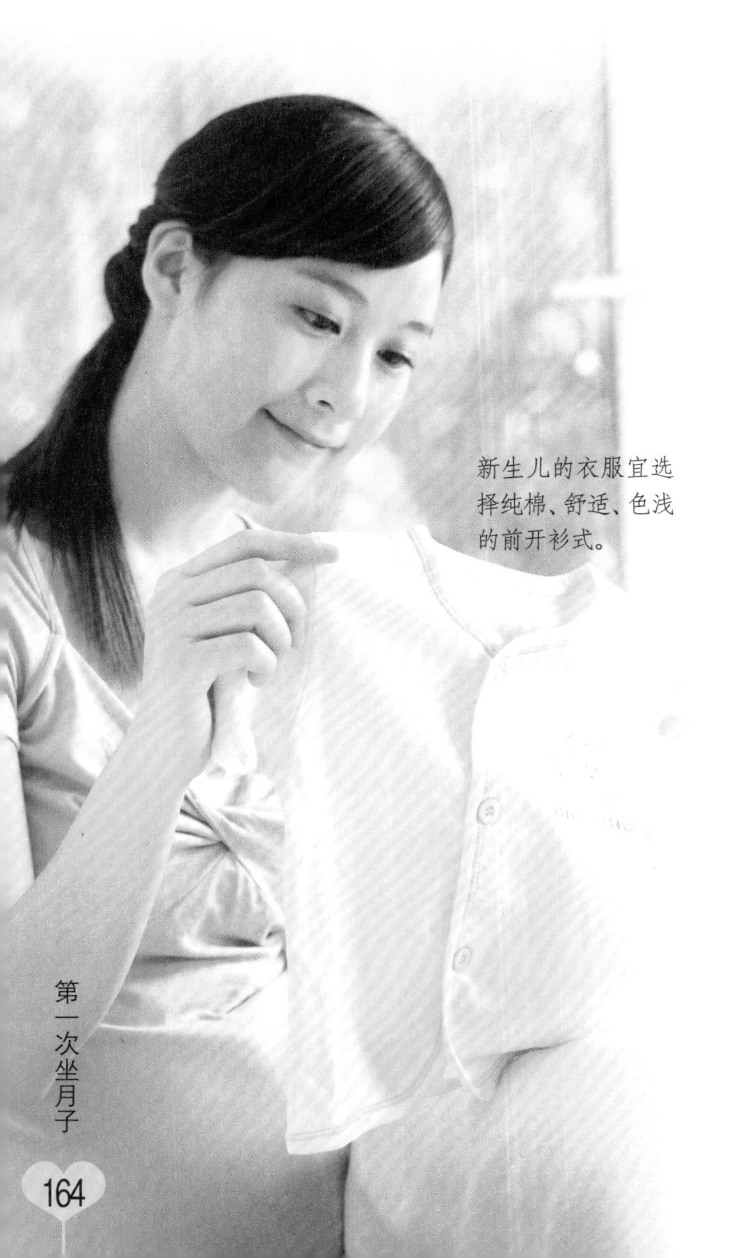

新生儿的衣服宜选择纯棉、舒适、色浅的前开衫式。

新生儿衣服的选择

新生宝宝的皮肤特别娇嫩，容易过敏，所以宝宝衣物一定要注意安全、舒适和方便这 3 个原则。

安全

选择正规厂家生产的婴儿服装，上面有明确的商标、合格证、产品质量等级等标志。不要选择有金属、纽扣或小装饰挂件的衣服，因为如果不够牢固的话，可能会被扯掉而对宝宝造成危险。尽量选择颜色浅、色泽柔和、不含荧光成分的衣物。

舒适

纯棉衣物手感柔软，能更好地调节体温。注意衣服的腋下和裆部是否柔软，这是宝宝经常活动的关键部位，面料不好会让宝宝不舒服。新衣服在穿之前一定要拆掉衣服的商标，以免摩擦到宝宝的皮肤。要注意观察内衣的缝制方法，贴身的那面没有接头和线头的衣服是最适合新生宝宝的。

方便

前开衫的衣服比套头的方便。松紧带的裤子比系带子方便，但是注意别太紧了。

宝宝衣服的颜色

宝宝的衣服尽量选择原色或者浅色系的，一般深色和艳色都是经过染色的，容易有颜料残留，对宝宝的身体健康有影响。而且，鲜艳的衣服宝宝也不能接受，这是因为新生儿眼睛发育并不完全，视觉结构、视神经都尚未发育成熟，过于鲜亮的颜色会对宝宝眼睛产生强烈的刺激。

如何清洗宝宝的衣服

新生儿肌肤娇嫩，父母在选择衣服的时候要非常注意，在清洗宝宝衣物时也有很多注意事项。

彻底漂洗

洗净污渍，只是完成了洗涤程序的一半，接下来要用清水反复过水洗两三遍，直到水清为止。否则，残留在衣物上的洗涤剂或肥皂对宝宝的危害，绝不亚于衣物上的污垢。为了避免细菌交叉感染，宝宝的衣服最好用专门的盆单独手洗。

少用刺激性强的消毒产品

如果一定要用清洁用品，应选用婴儿专用品。需要指出的是，消毒液等消毒产品千万不要使用，因为它有很强的刺激性，很难彻底漂洗干净。肥皂刺激性较小，用来清洗婴儿贴身内衣最合适。

在阳光下暴晒

婴儿衣物漂洗干净后，最好用晒太阳的办法除菌。如果碰到阴天，可以在晾到半干时，用电熨斗熨一下，熨斗的高温同样也能起到除菌和消毒的作用。

宝宝衣服手洗还是机洗

现在很多家庭都选择用洗衣机来清洁宝宝的衣服，但是医生还是建议，宝宝的衣服最好是手洗。因为一般的家庭只有一台洗衣机，既洗大人的衣服又洗宝宝的衣服，容易交叉感染，加上洗衣机的内部比较潮湿，容易滋生腐生性霉菌。如果实在没有时间给宝宝手洗衣服的话，不妨买一台具有杀菌作用的儿童专用洗衣机。并且，增加洗衣机的漂洗时间和次数，也可以有效地清除洗衣液残留，避免损伤宝宝的皮肤。

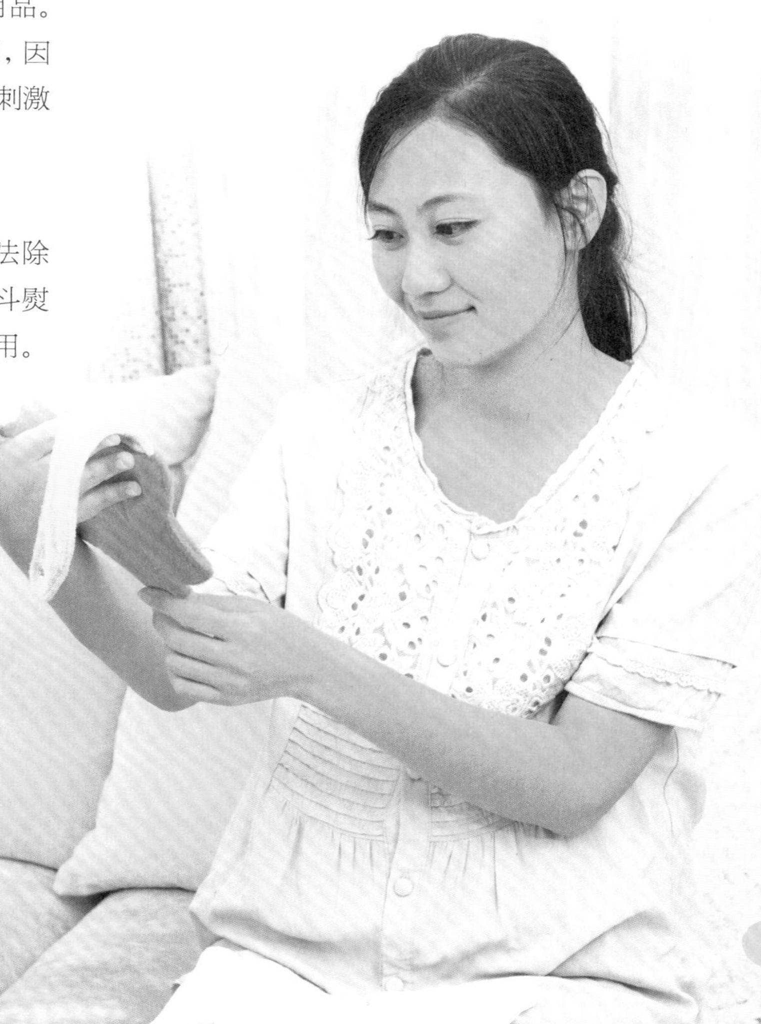

婴儿的衣服
最好手洗。

衣物要及时清洗

宝宝的衣物会沾染奶渍、尿渍、便便等，如果不及时清洗，这些污渍就会深入衣物的纤维而很难洗掉。因此，妈妈就要留心观察，最好做到一沾上污渍就马上脱下来清洗，可以先用清水浸泡片刻，将大部分污物从衣服上去除，之后就会比较容易清洗。

宝宝的衣服可以和大人的衣服一起洗吗？

宝宝的衣服和大人的衣物要分开清洗，内衣、外衣分别清洗，这样做能最大限度地保证宝宝衣物的清洁、卫生。

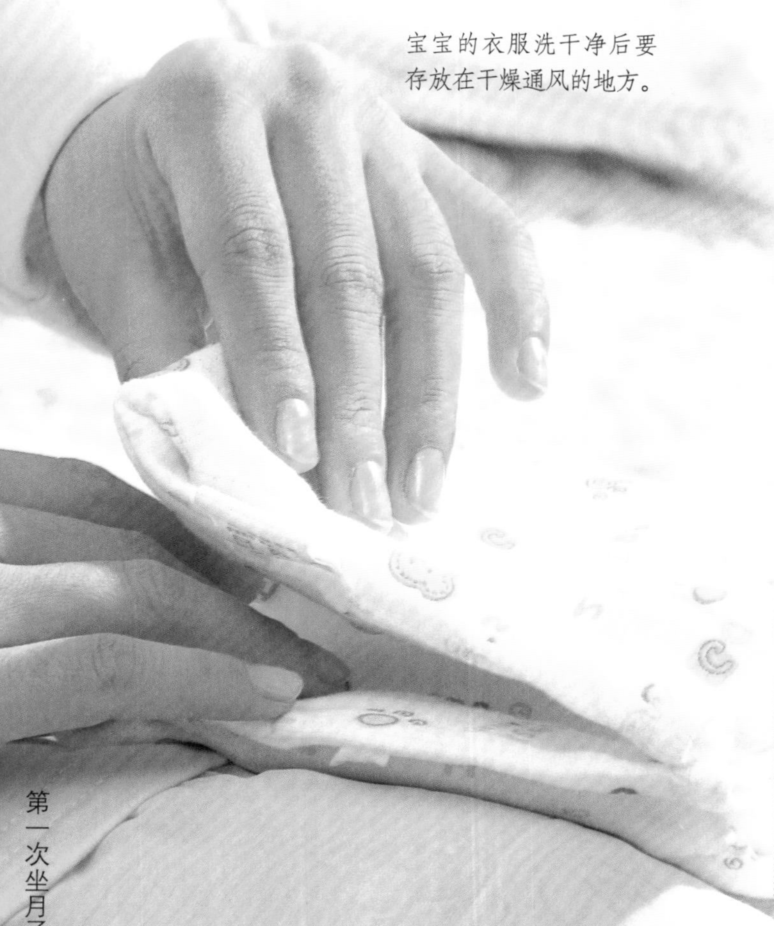

宝宝的衣服洗干净后要存放在干燥通风的地方。

新生儿衣服存放有讲究

宝宝的衣物收纳是每个妈妈每天都要遇到的问题，除了让宝宝穿得好，也要注意衣服的存放细节。

不宜放樟脑丸

樟脑对人体有害，尤其是对宝宝有不利影响，它会破坏血液中的红细胞而导致急性溶血。其他驱虫剂最好也不要放在宝宝的衣柜里。

放置于干燥、通风的地方

洗干净的衣服一定要存放在干燥通风的地方，让衣服充分“呼吸”，最好是放在宝宝专用的衣柜里。

久存衣物穿前要重新洗涤晾晒

存放了好几个月的衣服再次穿时，最好重新洗涤一遍，并放在阳光下充分展开晾晒，有助于杀菌消毒。

好老公手账

- 及时清洗宝宝衣服
- 宝宝衣服要清洗干净
- 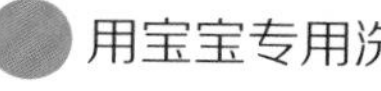用宝宝专用洗衣液

宝宝专用洗衣液好不好

宝宝专用洗衣液是针对宝宝的肌肤和生理特点而设计的，成分相对比较天然，对宝宝的皮肤刺激小，可以去除宝宝衣物上常见的奶渍、糖渍、果渍、尿渍、泥渍、油渍这些顽固污渍。

目前，宝宝专用洗衣液的品牌和种类很多，新手爸妈可以根据自己的需求进行选择，建议尽量挑选正规厂家生产的品牌，以保证宝宝的安全和健康。

妈妈也可以给宝宝选择婴儿专用的洗衣皂，优点是更易于漂洗干净。

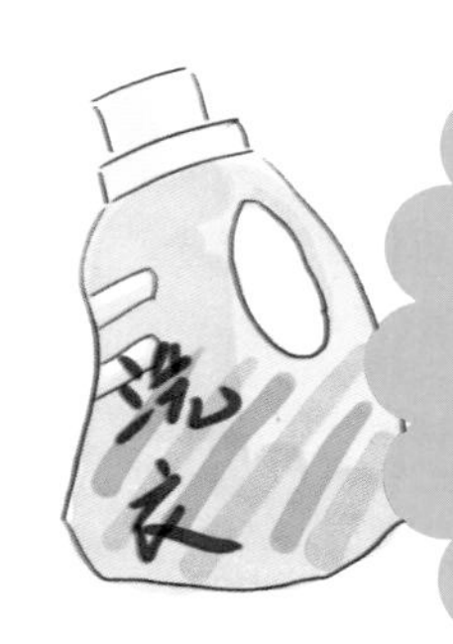

宝宝衣服可以干洗吗?

宝宝衣服要手洗，因为干洗剂中基本都含有刺激皮肤的“四氯乙烯”，不仅会刺激宝宝的皮肤，还会危害宝宝的健康。

阳光暴晒助杀菌消毒

宝宝的衣物漂洗干净后，最好用晒太阳的办法除菌。因为阳光中的紫外线具有一定的杀菌消毒作用，而且安全无毒、无副作用。在天气好、光线强的情况下，一般晒 2 个小时左右就可以了，如果是气温低的冬天，太阳较好，就多晒一会儿，晒半天也是可以的。

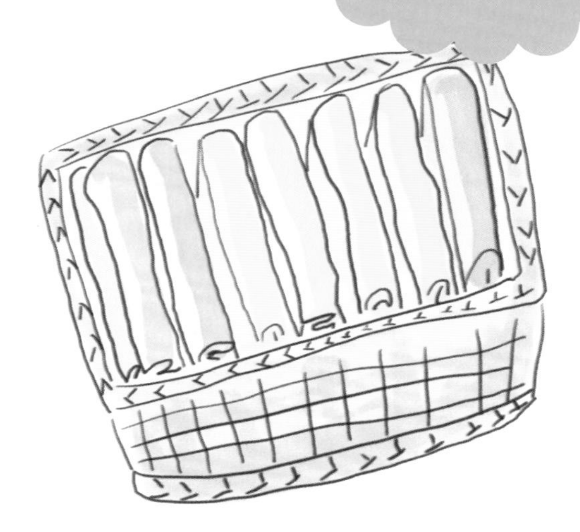

要彻底洗净、晒干后再存放

宝宝的衣服在存放前一定要彻底清洗干净，并置于阳光底下暴晒杀菌。如果给宝宝穿过，随手一扔，很容易滋生细菌，并产生异味。如果长时间未清洗，衣服就很难洗干净。

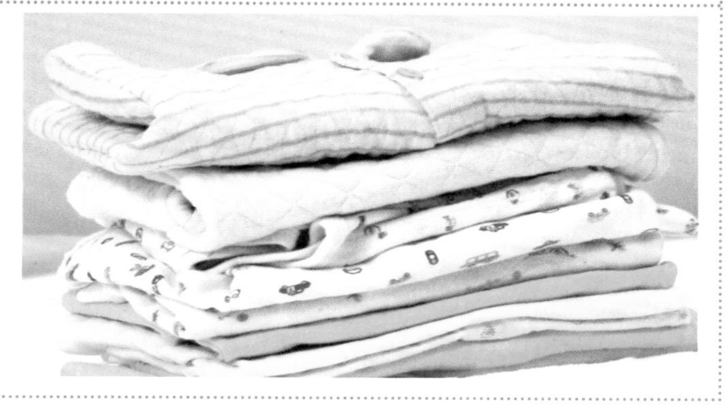

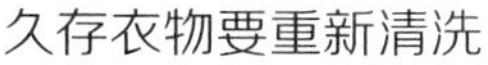

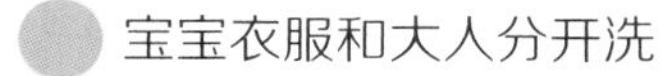

内衣外衣要分开洗

新生儿穿多少衣服合适

宝宝大多数时间都是在室内的，而且宝宝的新陈代谢也比较快，所以不用穿太多。

一般宝宝比大人多穿一件衣服就可以了，如果怕宝宝着凉，可以在里面加个背心或者小肚兜。在给宝宝穿脱衣服时，要保持合适的室温，最好保持在 24~28℃。

夏天，如果室内开了空调，则要注意保护好宝宝的肚脐，以免着凉，引起腹泻。冬天外出时，则要注意防止宝宝把小手和小脚伸出来，以免冻伤手脚。

也给宝宝选条裤子穿

宝宝出生后，大小便的次数非常多，尿布、纸尿裤换得也比较频繁，因此，许多新手爸妈只给宝宝穿上衣，裤子就被尿布、纸尿裤代替了。可是，新手爸妈又会怕宝宝冷，所以浑身上下都裹得十分严实，不利于宝宝的日常活动。医生建议新手爸妈给新生儿穿裤子，而且注意选择裤子时，应选择腰部不过紧的，褶皱也不宜过多，以免压在宝宝的腰下时让宝宝感到难受，连体衣是一个不错的选择。也不能选择太厚的裤子或连体衣，否则，宝宝活动起来会感到很吃力、受到限制，可能引起宝宝心情烦躁、爱哭闹等问题。

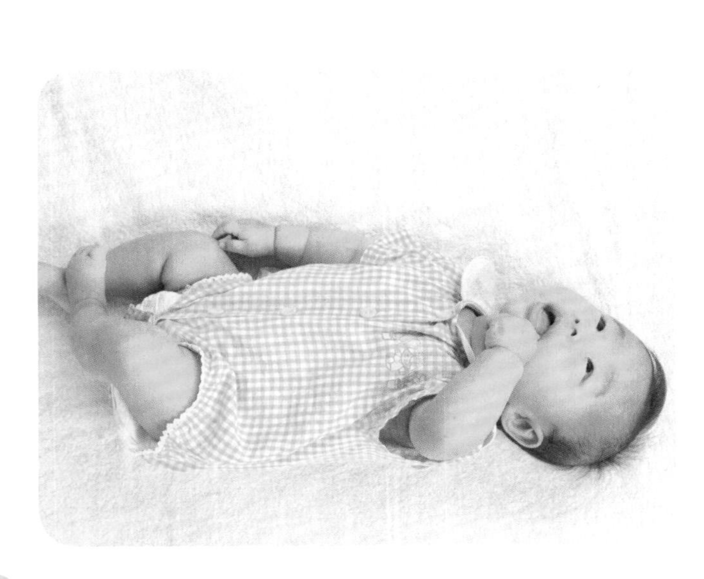

要不要给宝宝穿袜子

刚出生的宝宝，体温的调节能力差，尤其神经末梢的微循环最差。如果不给宝宝穿袜子，非常容易着凉。稍大点后，宝宝的活动范围扩大，如果不穿袜子，容易在蹬踩的过程中损伤皮肤和脚趾。所以最好还是给宝宝穿上袜子。

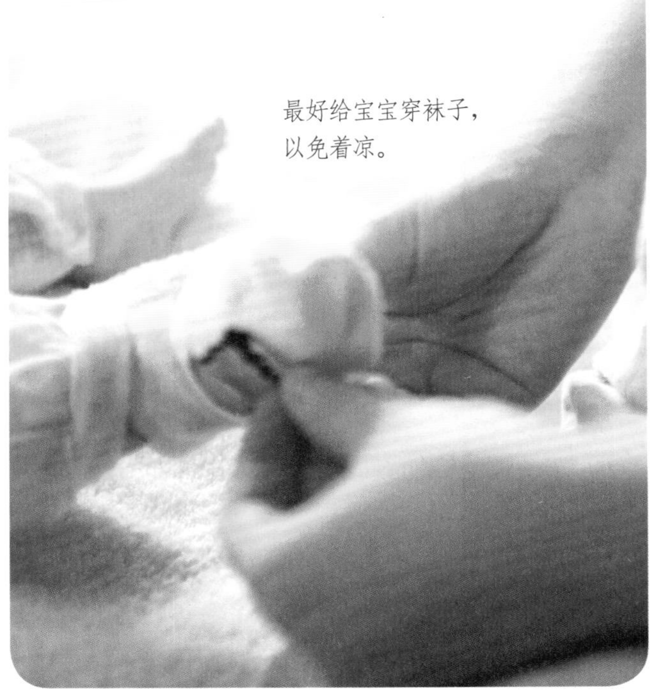

最好给宝宝穿袜子，以免着凉。

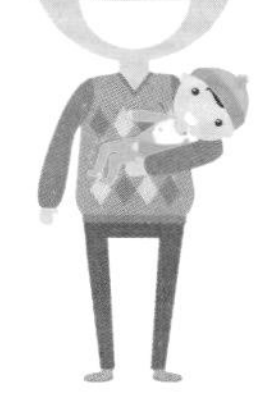

教你速成新爸爸

1 买衣服时就要看清标签，标签在衣服外面的那种才是适合婴儿贴身穿的衣服。

2 别总是频繁换衣服。如果宝宝经常吐奶，可以戴个小围嘴，或是用湿毛巾做局部清理。

3 给宝宝穿衣服时，从上衣袖口伸到袖子里，再从袖子内口伸出来，另一只手将宝宝的小手抓住并送入袖子里的手中，轻轻拉出来即可。

宝宝正确的穿衣方法

给宝宝穿衣服，这可难坏了不少新妈妈。因为宝宝全身软软的，四肢呈强硬的屈曲状，宝宝也不会配合穿衣，妈妈笨手笨脚地，还会引起宝宝哭闹，往往弄得手忙脚乱。其实只要方法得当，给宝宝穿衣还真不是一件复杂的事。下面教新妈妈给宝宝穿上衣和连体衣。

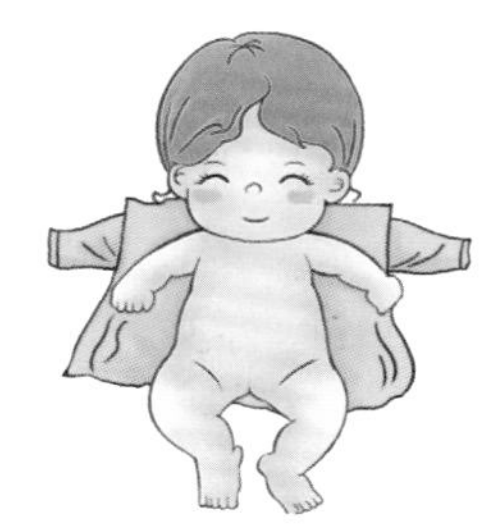

1 先将衣服平放在床上，让宝宝平躺在衣服上。

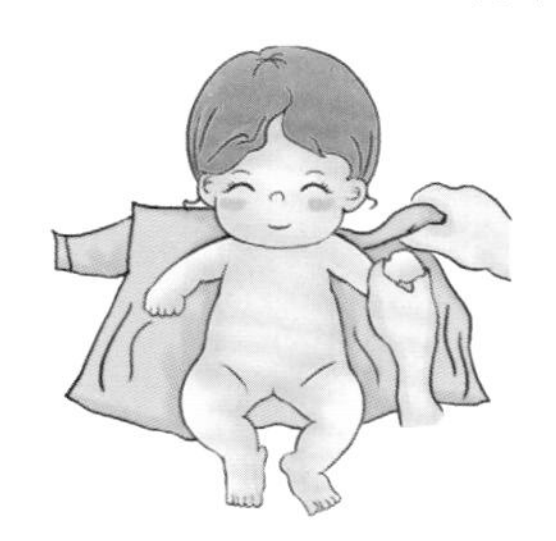

2 将宝宝的一只胳膊轻抬，先向上再向外侧伸入袖子中。

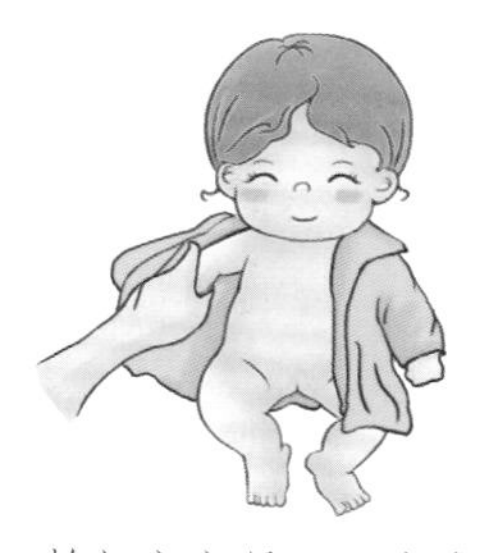

3 抬起宝宝另一只胳膊，使肘关节稍稍弯曲，将小手伸向袖子中，并将小手拉出来。

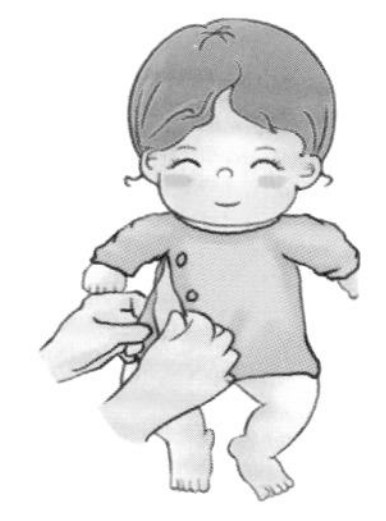

4 再将衣服扣子系好就可以了。

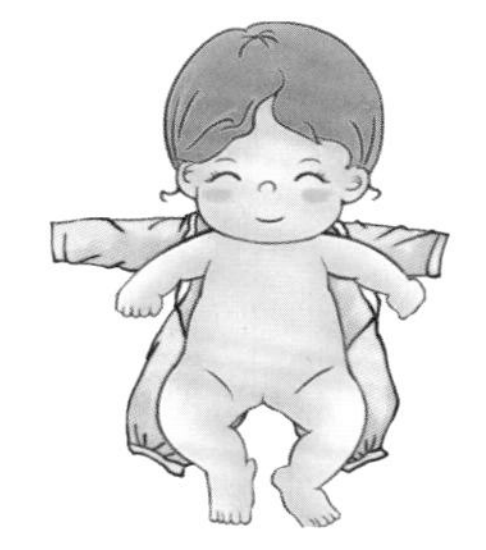

1 先将连体衣解开扣子，平铺在床上，让宝宝躺在上面。

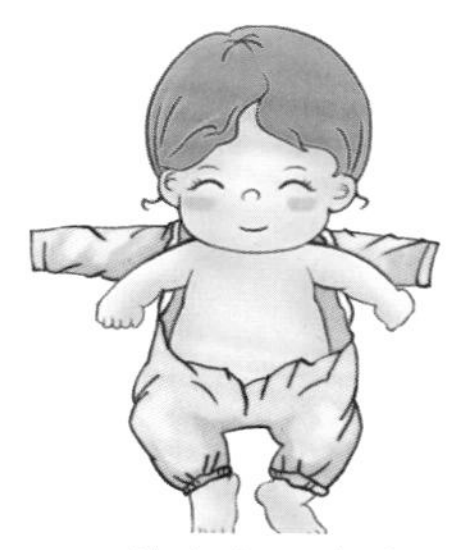

2 将宝宝两条小腿分别放入裤腿中。

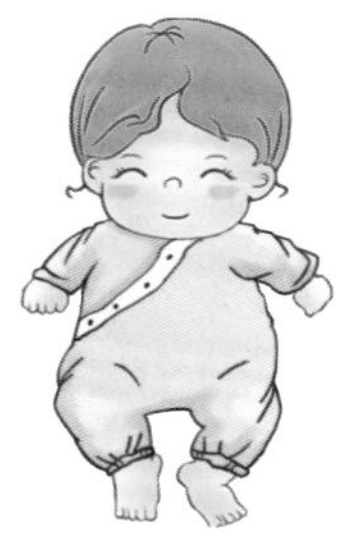

3 再按穿上衣的方法将胳膊伸入袖子中，扣上纽扣就可以了。

宝宝睡眠小档案

保证宝宝优质的睡眠质量是确保宝宝正常发育的重要途径，妈妈要尽力让宝宝科学、健康地睡觉，对于不良的睡眠习惯，要及时纠正。

趴着睡的宝宝聪明，是真的吗？
虽然目前有一些机构已经证实趴着睡的宝宝智力发育较快，但是，趴着睡容易压迫心脏、肺部而出现呼吸困难，从而发生窒息等意外。

宝宝怎么老是呼呼大睡

很多刚出生的宝宝除了吃奶，一整天几乎都在睡觉。这是因为睡眠是宝宝生活中最重要的一部分，新生儿时期更是如此。宝宝可能只有饿了，想吃奶时才会醒过来哭闹一会儿，吃饱后又会安然地睡着。

宝宝睡多久才正常

睡眠是新生儿生活中最重要的一部分，宝宝基本上在吃饱奶后就会睡觉，新手爸妈不要担心宝宝睡得太多不好，因为良好的睡眠有利于宝宝的生长发育。一般情况下，新生儿每天睡 18~20 个小时。到两三个月时会缩短到 16~18 小时，4~9 个月缩短到 15~17 小时。随着月龄的增长和身体的发育，宝宝玩耍的时间会慢慢加长，所以睡觉的时间也开始慢慢缩短。

尽量不要抱着宝宝睡

宝宝初到人间，需要父母的爱抚，但宝宝也需要培养良好的睡眠习惯。抱着宝宝睡觉，既影响宝宝的睡眠质量，还会影响宝宝的新陈代谢。另外，产后妈妈的身体也需要恢复，抱着宝宝睡觉，妈妈也得不到充分的睡眠和休息。所以，宝宝睡觉时，要让宝宝独立舒适地躺在床上，自然入睡，尽量避免抱着睡。

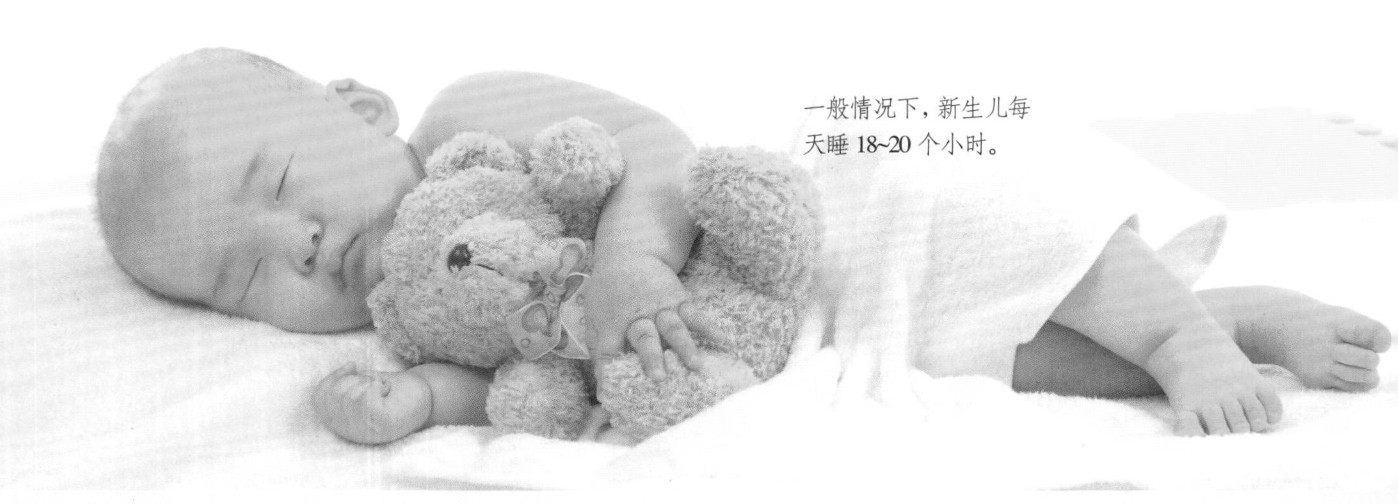

一般情况下，新生儿每天睡 18~20 个小时。

好老公手账 多抚摸宝宝 多拥抱宝宝 多陪宝宝玩 宝宝趴着睡要随时观察

睡出漂亮头型

新生儿时期是宝宝头型的黄金塑型期，因为在这个时期，宝宝的头颅骨质地比较软，有一定的可塑性。要想让宝宝有个完美头型，在此时期就要注意宝宝的睡姿，最好经常变换宝宝的睡姿。头型的好看与否固然对外貌有一定影响，但优质的睡眠更为重要，这是宝宝健康成长的基础。因此，如果宝宝非常喜欢一种睡姿，也不要贸然叫醒宝宝变换睡姿，一定要在保证宝宝舒适安稳睡觉的前提下来进行头型的调整，千万不要因小失大。

新生儿睡觉会笑怎么回事?

因为宝宝的大脑皮层发育还不完善，一些神经通路还没有完全建立，还不能达到对机体的完全控制，尤其是睡眠状态下，所以宝宝在睡眠状态下笑是很常见的现象。

宝宝出现惊跳，不要过分紧张

宝宝出现四肢、身体的无意识抖动，通常被称作惊跳。惊跳在新生儿时期是比较多见的，一般是生理性的，宝宝的神经系统还没有发育成熟，等于神经系统冲动传导会有一个泛化现象，所以不用过分紧张。

在宝宝出现惊跳时，妈妈用手轻轻安抚宝宝身体或双手，让宝宝产生一种安全感，可以使宝宝安静下来。生理性惊跳对脑的发育没有影响，妈妈可以放心，因为生理性惊跳会随着宝宝月龄的增长、神经系统逐渐发育完善而渐渐消失，无须特殊处理。

另外一个原因，可能就是有疾病状态，比如宝宝缺钙，会使这种惊跳现象增加或者持续时间很长，这需要经过医生检查以后确定，如果宝宝月龄渐大，还会出现较长时间的惊跳，就要及时就医了。

跟妈妈睡还是单独睡

现代亲密育儿法提倡母婴同室。宝宝从一出生就要和妈妈待在一起，要充分进行肌肤接触。蒙台梭利的教育理念就说，童年宝宝的智慧都是通过父母对其身体的触摸获得的。所以，家人一定不要吝啬你的抚摸和拥抱。

宝宝最喜欢妈妈身上熟悉的味道，所以，妈妈也要多抚摸、拥抱宝宝。尤其是在晚上，最好跟宝宝一起睡，这样方便晚上哺乳，而且如果宝宝晚上醒来，看到妈妈在身边，感受到妈妈熟悉的气息，会很快入睡。

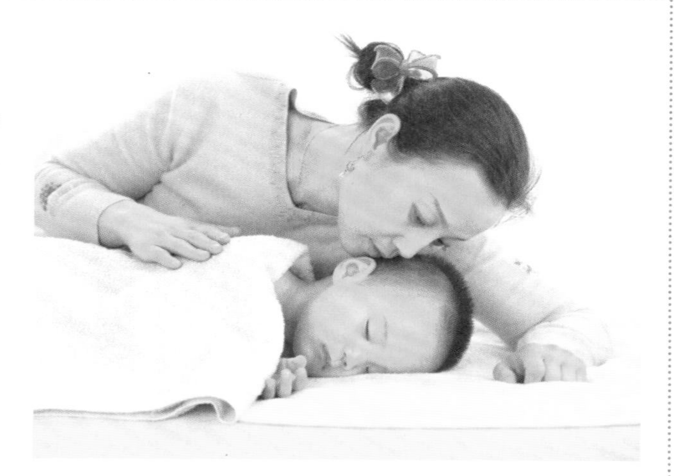

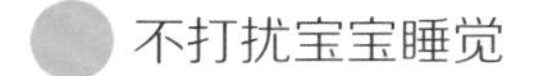
不打扰宝宝睡觉

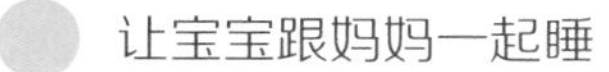
让宝宝跟妈妈一起睡

不要抱着宝宝睡觉

宝宝睡不安稳怎么办

有的宝宝睡觉会不安稳，导致新手爸妈会担心宝宝睡眠不足影响宝宝的成长，其实，只要宝宝情绪好、有食欲、身体正常发育，就不用太过担心。

晚上宝宝哼唧，先别急着喂奶

很多妈妈看到宝宝晚上醒来，发出哼唧的声音，就以为是宝宝饿了，然后就给宝宝喂奶，其实这是一个很不好的习惯，这样做反而会形成宝宝晚上睡醒了要吃奶的习惯。先弄清楚晚上宝宝哼唧甚至哭闹的原因。

1. 积食、消化不良、上火或者晚上吃得太饱都会导致睡眠不安。

2. 母乳宝宝恋奶，一般宝宝吸吮几下就会睡着，并不是真的饿了。这个是很多母乳宝宝都存在的情况，需要妈妈客观对待。

3. 有可能宝宝因为有了尿意才哼哼出声提醒妈妈的，如果已经用了纸尿裤，一般不用管，但是要注意纸尿裤别包太紧，否则会让宝宝不舒服。

4. 感冒发热等生病的情况。对宝宝的哼唧、哭闹，没必要马上做出反应，可等待几分钟，因为多数宝宝夜间醒来几分钟后又会自然入睡。如果不停地哭闹，父母应过去安慰一下，但不要开灯，也不应逗宝宝玩、抱起来或摇晃宝宝。如果越哭越厉害，等 2 分钟再检查一遍，并考虑是否饿了、尿了，有没有发热等。

如果宝宝没有其他不适的原因，夜里常醒的原因很大一部分是习惯了，如果宝宝每次醒来爸妈都立刻抱他或给宝宝喂东西的话，就会形成恶性循环。建议宝宝夜里醒来时不要立刻去抱他，更不要逗宝宝，应该拍拍宝宝，想办法安抚，让宝宝再次入睡。

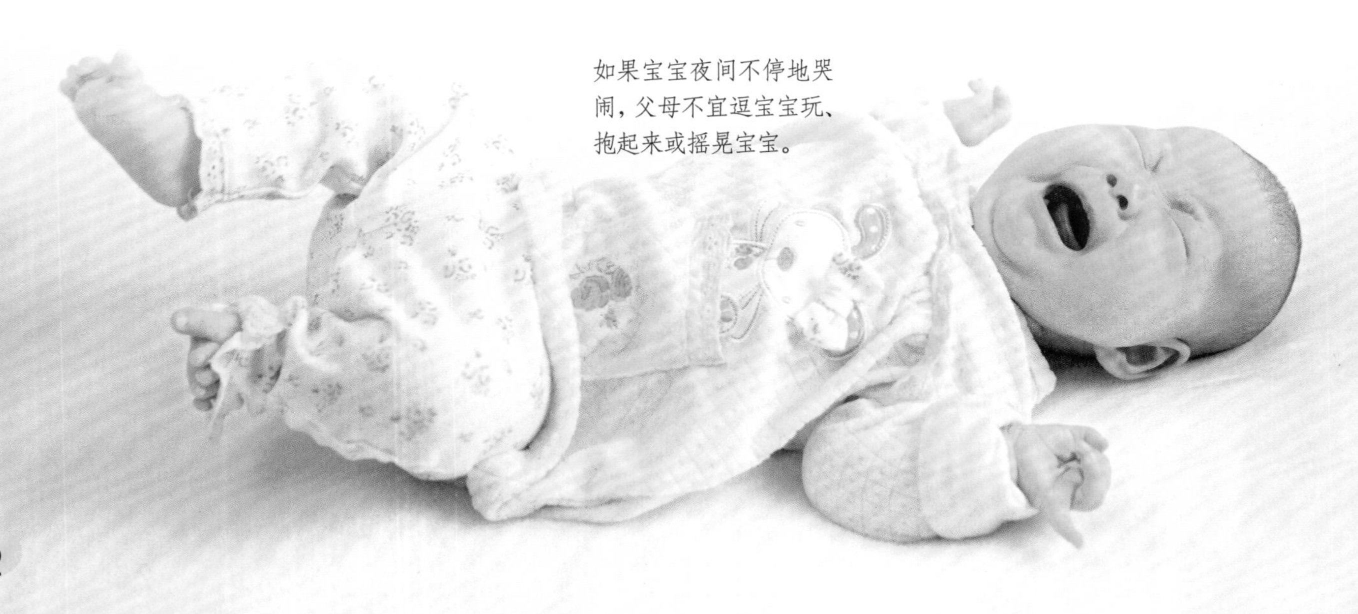

如果宝宝夜间不停地哭闹，父母不宜逗宝宝玩、抱起来或摇晃宝宝。

别轻易叫醒熟睡的宝宝

有些新手爸妈担心宝宝饿着或被湿湿的尿布包裹，常常会隔几个小时就把宝宝叫醒，喂奶或者换尿布。这样的做法不利于宝宝健康。

刚出生的宝宝非常需要睡眠。因为快速的新陈代谢和成长，需要充足的优质睡眠才能保证，而且如果宝宝饿了，或因为便便不舒服了，宝宝自己会用哭声提醒新手爸妈。所以新手爸妈不要过于担心，尽量少叫醒熟睡中的宝宝。

若宝宝在睡梦中便便了，爸妈发现后，可以在宝宝睡梦中为宝宝换好干净的尿布，不一定要叫醒宝宝。

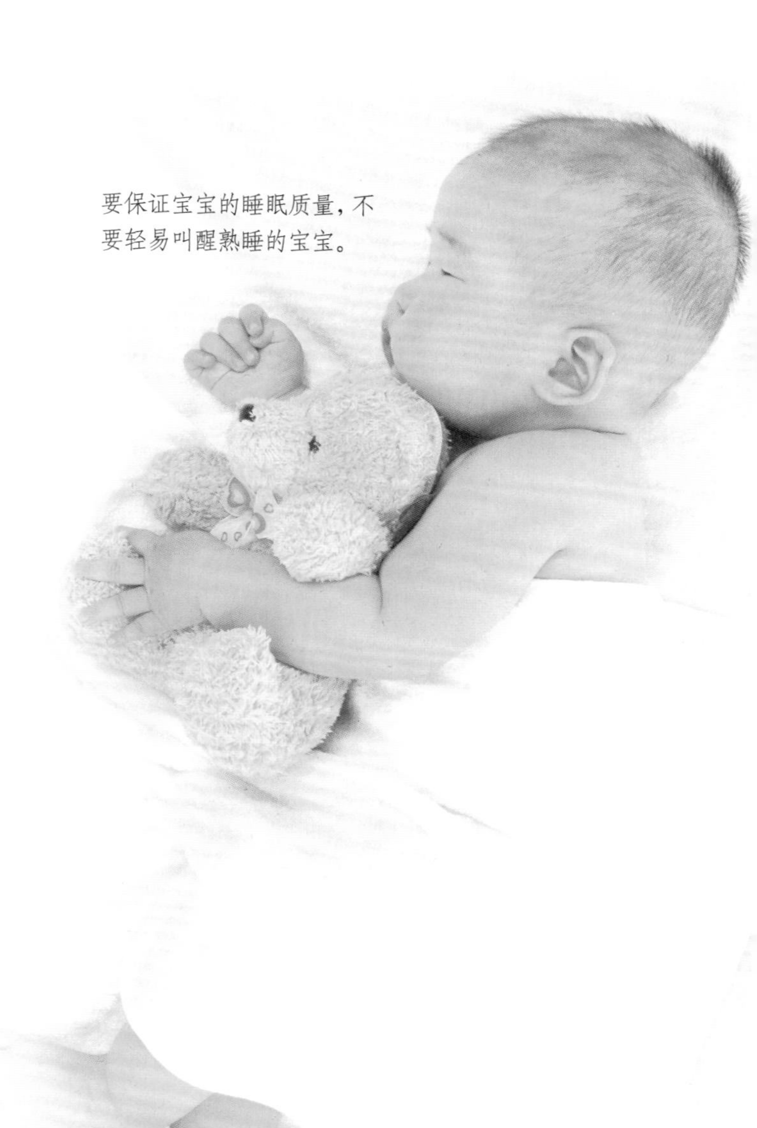

要保证宝宝的睡眠质量，不要轻易叫醒熟睡的宝宝。

宝宝睡不踏实怎么办

有的妈妈会遇到宝宝在怀里时很乖，很容易睡着，但是一放下来就很快醒过来，而且会哭。有时候宝宝一醒过来哭时喂奶就会好，有时候喂奶也不吃，还是哭，抱一会儿就睡过去了，可是放下后又哭醒。宝宝是不是身体哪里不舒服呢？

其实，这是宝宝睡觉不踏实的表现，宝宝虽然看着是睡着了，其实还处于浅睡眠的状态，所以，一放到床上宝宝就醒来，那就需要妈妈慢慢调整宝宝睡眠的习惯。

一开始时，妈妈就不要抱着宝宝睡觉，如果宝宝已经习惯了让妈妈抱着睡，从现在开始纠正还来得及。妈妈不必小心翼翼、轻手轻脚地把宝宝往床上放，大胆地把宝宝放下，开始时宝宝一定会哭闹着抗拒，让宝宝发一会儿脾气，妈妈可以躺在一边轻拍宝宝，避免宝宝呛着，当宝宝睡着后，在宝宝身边放两个枕头，紧挨着宝宝，让宝宝以为是妈妈在身边，这样宝宝就能睡得久一点。宝宝平时哭闹时，也要延迟抱起他的时间。如果这样做宝宝还是哭闹不止，要到医院查一查，看看宝宝是否缺钙或有其他不适。

三招防止宝宝昼夜颠倒

婴儿期的宝宝无法分辨白天和夜晚，所以经常会出现白天睡觉晚上起来玩耍的情况，也就是我们常说的昼夜颠倒。这种情况经常会弄得一家人晚上都睡不成觉，影响白天的生活和工作。那么下面就给新手爸妈介绍三招防止宝宝昼夜颠倒的小窍门。

❤第 1 招：适当减少白天睡眠时间。

婴儿期的宝宝白天觉比较多，但如果宝宝睡颠倒了，还是应尽量减少宝宝白天的睡眠时间，早上早点叫醒宝宝。如果宝宝想喝奶或尿尿，就借机叫醒宝宝，只要宝宝不闹，就多逗宝宝玩，减少宝宝白天的睡觉时间。

❤第 2 招：新手爸妈先做到早睡早起。

有的家庭习惯晚睡，到了十一二点新手爸妈还在玩电脑或者看电视，家里灯火很亮，这样宝宝会认为现在是白天，不是睡觉时间。所以新手爸妈首先要做到自己早睡早起，有正常的作息时间，这样才有助于培养宝宝正常的生物钟。

❤第 3 招：睡前洗个热水澡。

睡前给宝宝洗热水澡，让宝宝全身放松，促进血液循环，有助于睡眠。洗澡前不要给宝宝喂奶，洗澡时大人扶着宝宝，让宝宝的小手小脚在水里尽情地扑腾，扑腾累了就能睡个好觉。然后给宝宝换上睡觉穿的宽松衣服，就可以入睡了。

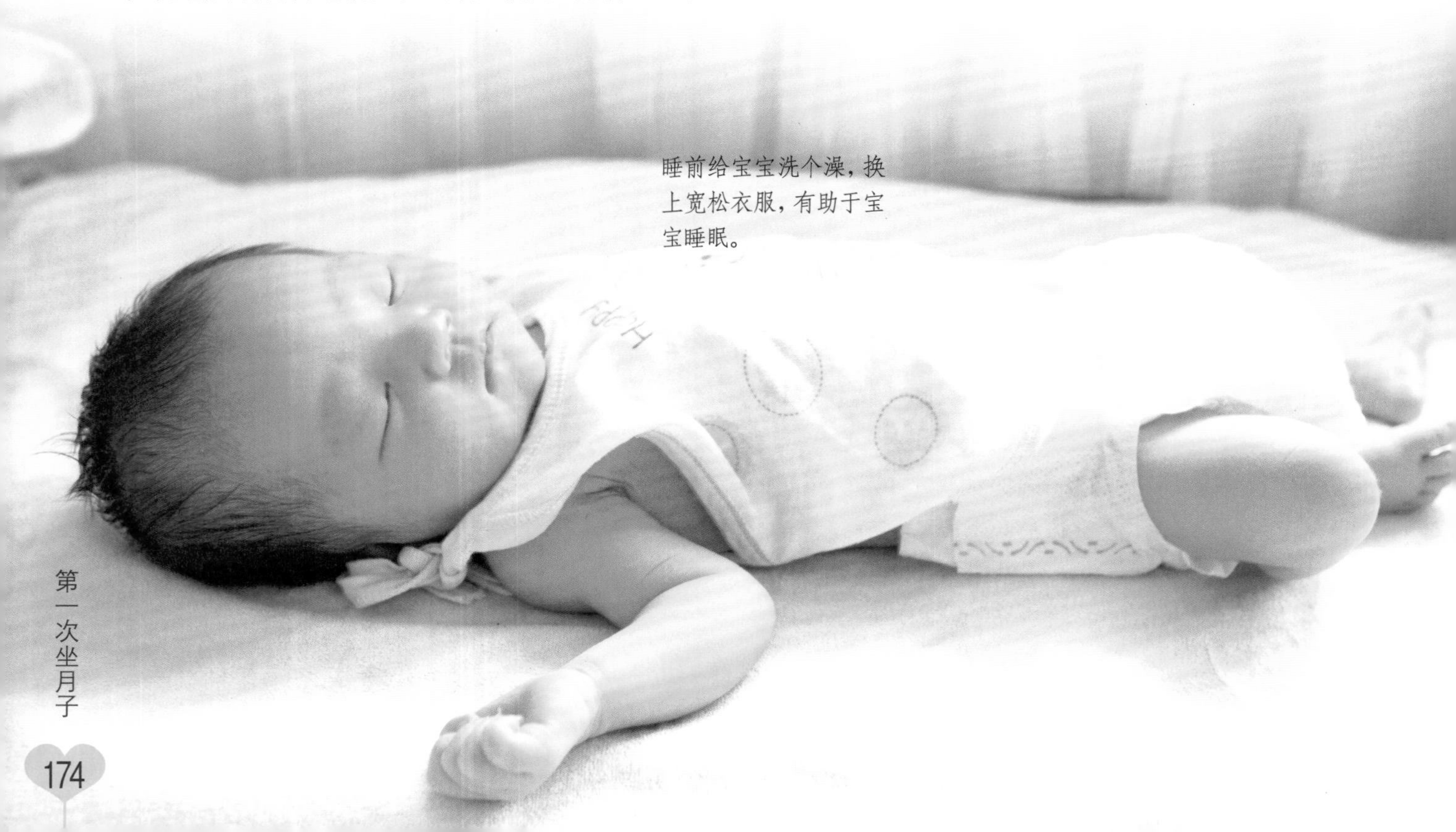

睡前给宝宝洗个澡，换上宽松衣服，有助于宝宝睡眠。

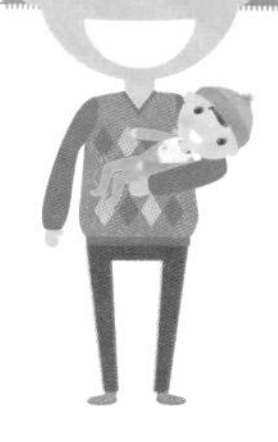

教你速成新爸爸

1 固定看护人，宝宝睡得更香，因为宝宝会对哄自己睡觉的人较为亲近，频繁更换照看宝宝睡眠的人，会让宝宝难以建立信任与安全感。

2 培养宝宝良好的睡眠习惯，不要抱着宝宝睡，否则不仅会影响宝宝的睡眠质量，还会影响宝宝的新陈代谢。

3 以身作则，早睡早起，给宝宝提供舒适合理的睡眠环境。不要给宝宝盖得太多，也不要让宝宝受凉。

宝宝夜啼有高招

对宝宝来说，他们的生长激素在晚上熟睡时分泌量较多，从而促使身高增长。若是夜啼长时间得不到纠正，宝宝身高增长的速度就会显得缓慢。所以宝宝一旦“夜啼”，新手爸妈应积极寻找原因并及时解决，以免影响宝宝的生长发育。宝宝晚上哭闹的原因有以下几种。

生理性哭闹：宝宝的尿布湿了或者裹得太紧、饥饿、口渴、室内温度不合适、被褥太厚等，都会使宝宝感觉不舒服而哭闹。对于这种情况，新手爸妈只要及时消除不良刺激，宝宝很快就会安静入睡。

环境不适应：有些宝宝对自然环境和时间不适应，黑夜白天颠倒。对于这种情况，新手爸妈可以设法减少宝宝白天睡觉的次数和时间，多哄他玩，通过延长清醒时间来缓解。

疾病影响：某些疾病也会影响宝宝夜间的睡眠，对此，新手爸妈要及时带宝宝去看医生。

新手爸妈在家防止宝宝夜啼以及安抚夜啼宝宝的方法并不难，下面就给新手爸妈支几招。

1. 晚上睡觉前不要让宝宝吃得太多，以防积食，使宝宝胃不舒服。

2. 培养宝宝良好睡眠习惯的同时，给宝宝提供舒适的睡眠环境，不要盖得太多，也不要让宝宝受凉。

3. 宝宝夜啼后，首先观察宝宝是不是因饥饿、排便或太热而哭，其次排除因为其他疾病引起的啼哭，如发热、佝偻病等。

4. 如果夜间哭闹时间相对固定，排气后哭闹停止，可以帮助宝宝揉揉肚子，尽快排出气来。

查明宝宝晚上哭闹的原因并对症解决。

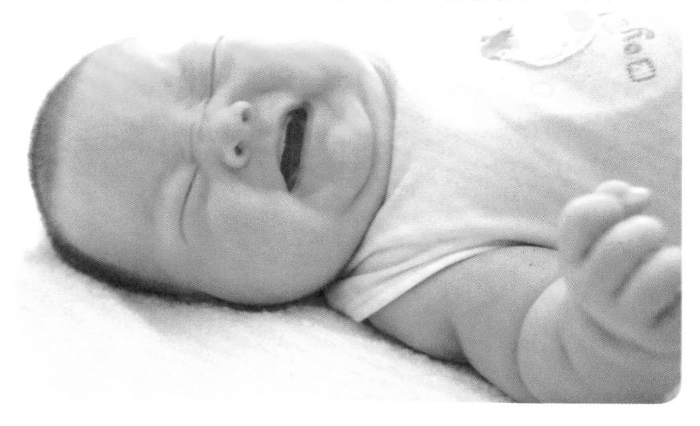

生病与喂药

宝宝生病对食欲与睡眠质量都会有影响，不利于宝宝的健康成长，新手爸妈还是尽量不要让宝宝生病，在日常护理上早做预防，并且应及时接种疫苗。

宝宝便秘可以用泻药吗？

千万不可自行用泻药，因为泻药有可能导致肠道的异常蠕动，如果不及时诊治，可能造成肠坏死，严重时还会危及生命。

新生儿常见疾病

从宝宝出生的那一刻开始，新手爸妈的心就被宝宝占满了，生怕哪里照顾不到位，就会让宝宝不舒服或者生病。但是，宝宝生病是难免的，新手爸妈一定要冷静应对，学习正确的护理方法，让宝宝尽快康复、健康成长。

新生儿黄疸

新生儿基本都会出现黄疸，黄疸可以分为生理性黄疸和病理性黄疸，大部分新生儿都是生理性黄疸，新手爸妈不用过分担心。

另外，足月的新生儿一般在出生后 7~10 天黄疸消退，最迟不超过出生后 2 周，早产儿可延迟至出生后三四周退净。如果黄疸的消退超过正常时间，或者退后又重新出现，均属不正常，需要治疗。

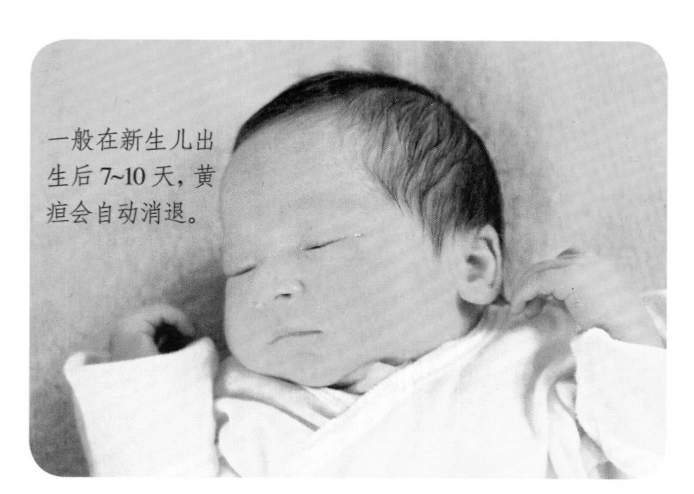

一般在新生儿出生后 7~10 天，黄疸会自动消退。

新生儿便秘怎么办

新生儿发生便秘的情况不是非常多，但新生儿早期有胎粪性便秘，这是因为胎粪稠厚，积聚在结肠和直肠内，使得排出量很少，产后 72 小时还未排完，表现为腹胀、呕吐、拒奶。对于这种类型的便秘，新手爸妈可在医生指导下使用开塞露刺激。

胎粪排出后，症状就会消失不再复发。如果随后又出现腹胀这种顽固性便秘，要考虑是否患有先天性巨结肠症。

新生儿便秘容易发生在人工喂养的宝宝身上。如果排便并不困难，并且大便也不硬，新生儿精神好，体重也增加，这种情况就不是病。如果排便次数明显减少，每次排便时还非常用力，并在排便后可能出现肛门破裂、便血，则应积极处理，及时到医院诊治。

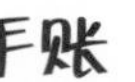

好老公手账

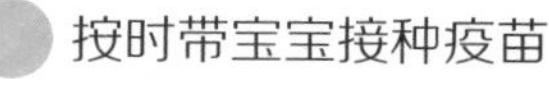

 按时带宝宝接种疫苗

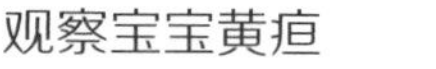 观察宝宝黄疸

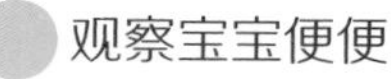 观察宝宝便便

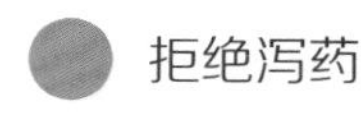 拒绝泻药

新生儿脐炎以预防为主

宝宝出生后，脐带脱落前，脐部易成为细菌繁殖的温床，导致发生新生儿脐炎。感染金黄色葡萄球菌等细菌是导致新生儿脐炎的主要原因，细菌还可以通过肚脐这个门户进入血液，引起新生儿败血症，新手爸妈应及早预防。

预防宝宝脐炎最重要的是做好断脐后的护理，保持宝宝腹部的清洁卫生，具体护理方式如下。

1. 保持宝宝脐部干燥。宝宝脐带脱落之前，不要把宝宝放在水盆中洗澡，最好采用擦浴的方式，因为将脐带浸湿后会导致延期脱落且易致感染。

2. 选择质地柔软的衣裤减少局部摩擦。

3. 宝宝洗澡后涂爽身粉时应注意不要落到脐部，以免长期刺激形成慢性脐炎。

4. 不要用脐带粉和甲紫，因为粉剂撒在肚脐局部后与分泌物粘连成痂，影响伤口愈合，也增加感染机会，而甲紫只能起到表面干燥作用。

5. 尿布不宜过长，不要盖住脐带，避免尿湿后污染伤口，有条件可用消毒敷料覆盖保护脐部，同时可以用75%的酒精擦拭脐部，每日4~6次，促进脐带及早干燥脱落。

得了新生儿脐炎怎么办？

如果得了新生儿脐炎，应立即进行局部处理，可用3%的双氧水冲洗局部两三次后，用碘伏消毒。被碘伏涂着处可用75%的酒精脱碘，以免妨碍观察周围皮肤颜色。

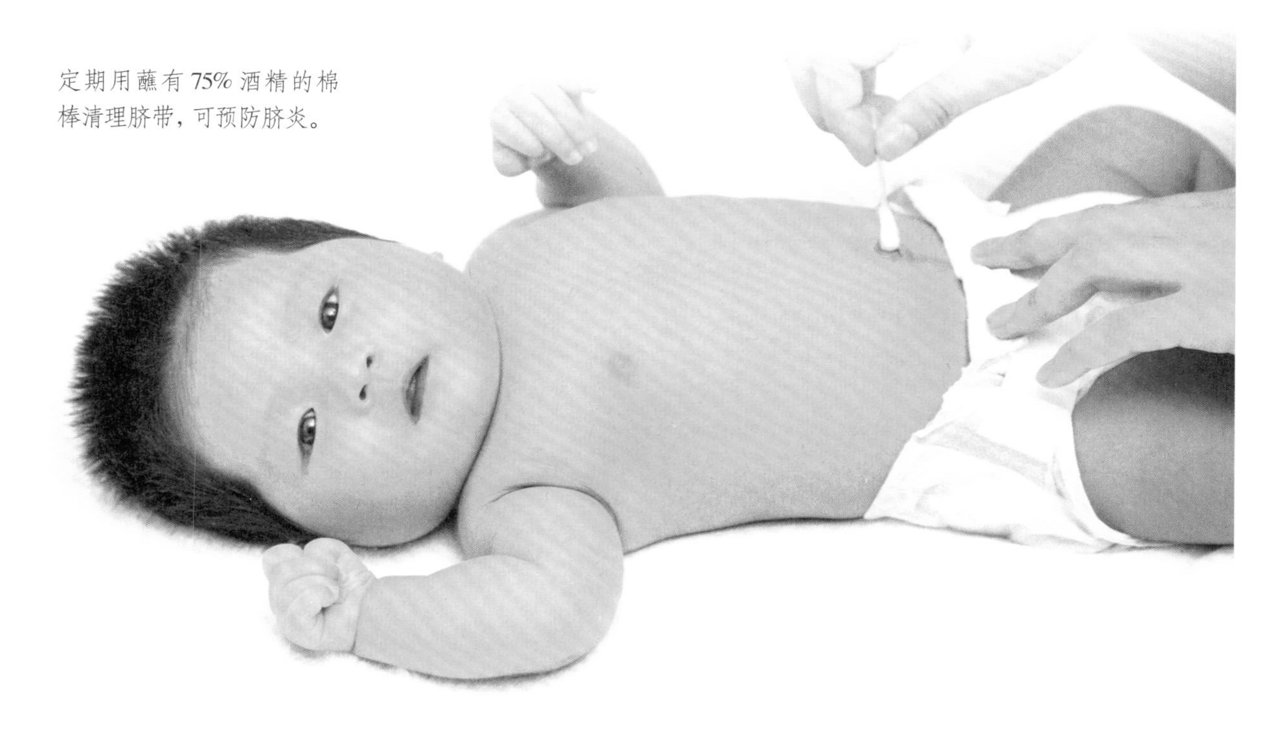

定期用蘸有75%酒精的棉棒清理脐带，可预防脐炎。

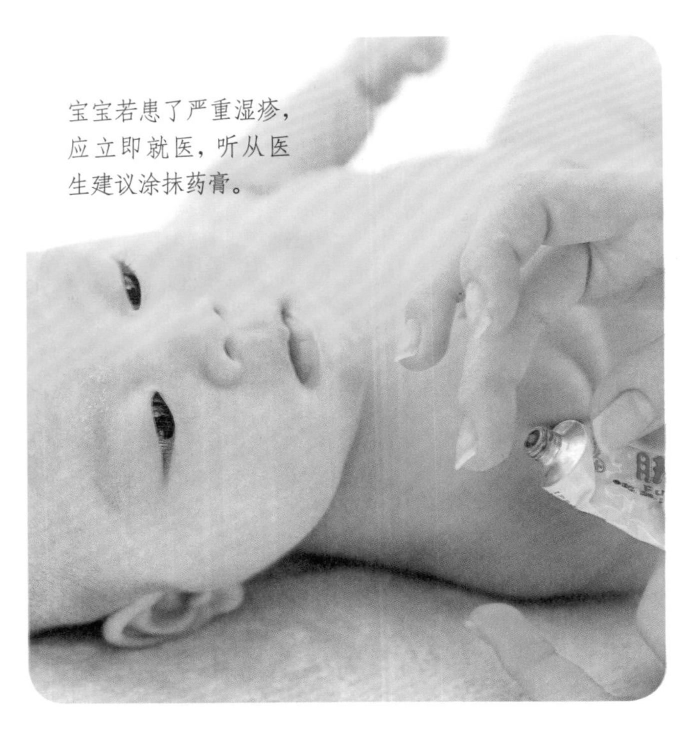
宝宝若患了严重湿疹，应立即就医，听从医生建议涂抹药膏。

新生儿肺炎

新生儿肺炎是宝宝在新生儿时期最常见的一种严重的呼吸道疾病，通常是由以下 4 种情况引起的。

1. 如果宝宝刚出生时就有肺炎，多数是因为在生产过程中或者产前引起的。怀孕期间，胎儿生活在充满羊水的子宫里，若发生缺氧，就会因呼吸运动而吸入羊水，引起吸入性肺炎。

2. 如果早破水、产程延长，或在分娩过程中胎宝宝吸入细菌污染的羊水或产道分泌物，易引起细菌性肺炎。

3. 如果羊水被胎粪污染，吸入肺内会引起胎粪吸入性肺炎。

4. 在出生后感染性肺炎的情况，往往是宝宝接触的人中有带菌者（比如感冒），从而引起肺炎。

因此，要做好预防新生儿肺炎的工作，尽可能在宝宝第 1 次呼吸前，吸净口鼻腔分泌物。宝宝出院回家后，应尽量谢绝客人，尤其是患有呼吸道感染者，要避免进入宝宝房内，如果妈妈患有呼吸道感染，必须戴口罩接近宝宝。每天将宝宝的房间通风一两次，以保持室内空气新鲜。

宝宝长湿疹了

新生儿湿疹又名奶癣，是一种常见的新生儿和婴儿过敏性皮肤病，多见于过敏体质的宝宝。如果宝宝得了湿疹，需要从以下几个方面加以注意，这样宝宝才能好得更快。

1. 如果对婴儿配方奶粉过敏，可改用其他代乳食品。

2. 避免过量喂食，防止消化不良。

3. 哺乳妈妈要少吃或暂不吃鲫鱼、鲜虾、螃蟹等诱发性食物，可多吃豆制品等清热食物。

4. 哺乳妈妈不吃刺激性食物，如蒜、葱、辣椒等，以免加剧宝宝的湿疹。

5. 宝宝患了严重湿疹，妈妈可带宝宝去医院，让医生给宝宝开一些可以涂抹的药，按时给宝宝用药。

高热惊厥怎么办

宝宝先有发热症状，随后发生惊厥，惊厥出现的时间多在发热开始后 12 小时内。在体温骤升之时，突然出现短暂的全身性惊厥发作，伴有意识丧失。惊厥持续几秒钟到几分钟，多不超过 10 分钟，发作过后，神志清楚。遇到高热惊厥，应该第一时间按照下面的步骤操作。

1. 应迅速将患儿抱到床上，使之平卧，解开衣扣、衣领、裤带，可采用物理方法降温（用温水擦拭全身）。

2. 将患儿头偏向一侧，以免痰液吸入气管引起窒息，并用手指甲掐人中穴（人中穴位于鼻唇沟上 1/3 处）。

3. 患儿抽搐时，不能喂水、喂食，以免误入气管发生窒息或引起肺炎，可用裹布的筷子或小木片塞在患儿的上、下牙之间，以免其咬伤舌头并保障呼吸道通畅。进行家庭处理的同时应就近求治，在注射镇静及退热针后，一般抽搐就能停止。切忌长途跑去大医院，延误治疗时机。

另外，宝宝体温在 38.5℃以下时，可采用温水擦全身、适当多喝水、清淡饮食、适度活动的方式护理；体温在 38.5℃以上时，需药物退热。首次发生高热惊厥后，有 30%~40% 的患儿会再次发作，因此妈妈要严密观察其体温的变化，一旦达到 38.5℃，应积极退热（物理退热或口服药物退热），以防惊厥再次发生。

鹅口疮是怎么回事

鹅口疮俗称“白口糊”，是由白色念珠菌感染所致，与吃奶留下的奶斑很难区别。如果用棉签能擦掉，则为奶斑，擦不掉，则为鹅口疮。

目前，治疗鹅口疮的方法有两种。

1. 用少许 2% 苏打水溶液清洗口腔，再用棉签蘸 1% 甲紫涂在口腔中，每天一两次。

2. 用每毫升含制霉菌素 5 万 ~10 万单位的液体涂局部，每天 3 次即可，吃奶以后涂药，以免冲掉口腔中的药物。而且药品及药量在用药前一定要先跟医生确定。

为了预防鹅口疮，妈妈和其他护理人员要注意个人卫生，妈妈喂奶前应该洗手并用温水擦干净自己的乳头，护理人员每次接触宝宝之前要洗手，奶瓶用过后要经过沸水消毒。

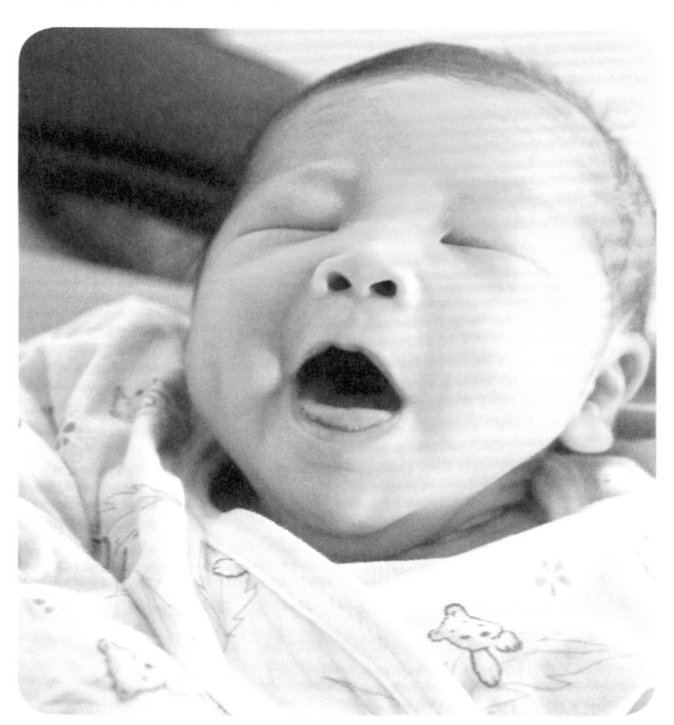

为了预防鹅口疮，妈妈和其他护理人员要注意个人卫生。

宝宝感冒了

由于宝宝免疫系统尚未发育成熟，因此更容易患感冒。一般宝宝感冒将持续 7~10 天，有时可持续 2 周左右。咳嗽是最晚消失的症状，它往往会持续几周。

当宝宝不幸得了感冒，首先要带着宝宝去医院进行一些检查，了解感冒的原因。

如果是合并细菌感染，医院会给宝宝开一些抗生素，一定要按时按剂量吃药。

如果是病毒性感冒，则没有特效药，主要就是要照顾好宝宝，减轻症状，一般过上 7~10 天就好了。

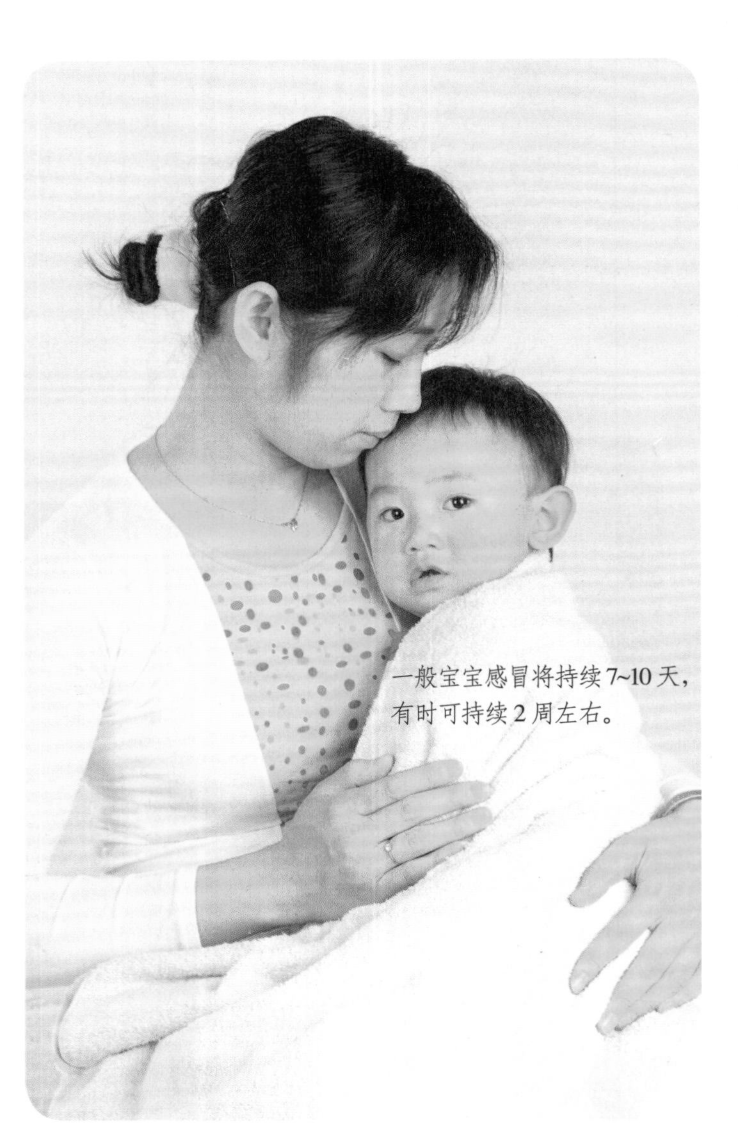

一般宝宝感冒将持续 7~10 天，有时可持续 2 周左右。

鼻塞的防治

如果宝宝感冒引起鼻塞，导致呼吸困难，不仅使宝宝睡不好、哭闹，吃奶时也会有困难，引起食欲不佳。在这个时候，妈妈可以通过以下护理方法帮助宝宝缓解鼻塞症状。

温湿毛巾敷

如果是因感冒等情况使鼻黏膜充血肿胀，可用温湿毛巾敷于鼻根部，能起到一定的缓解作用。

药物滴鼻

如果鼻子堵塞已经造成了宝宝吃奶困难，就需要请医生开一点盐水滴鼻液，在吃奶前 15 分钟滴鼻，过一会儿即可用吸鼻器将鼻腔中的盐水和黏液吸出。

如果效果不理想，可用 0.5% 麻黄素滴鼻子，每侧一滴。每次在吃奶前使用，以改善吃奶时的通气状态。每天使用三四次，次数不能过多，因为过多使用可能造成药物性鼻炎。

勤打扫卫生

为了减少家中的过敏原，新手爸妈要勤换床单，经常吸尘，这些方法可以减少宝宝鼻敏感的情况。

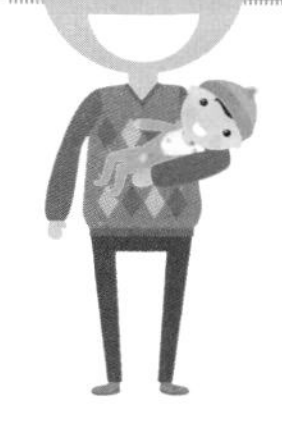

教你速成

新爸爸

1 在宝宝剧烈咳嗽时，或是进食后 2 个小时，让宝宝横向俯卧在你的大腿上，用你的腿夹住宝宝的腿，一只手托住宝宝的颈部。

2 弓起手背，由下向上、从外到内给宝宝拍背。手劲要适度，能感觉到宝宝背部有震动就可以了。

3 拍 5 分钟后，给宝宝喂点温开水，补充水分。温开水可以提前准备好，在给宝宝喝之前，应先用手腕试一下温度。

宝宝咳嗽怎么办

冬季是宝宝咳嗽的高发期。宝宝咳嗽的原因有很多，如冷空气刺激、呼吸道感染和过敏等，因此最好针对宝宝咳嗽的原因来护理，必要时带宝宝去医院就诊。

宝宝咳嗽不会吐痰，即使痰液已咳出，也会再吞下，大量痰液堆积在呼吸道内，致使肺部肺叶坍塌，滋生细菌，严重者还会出现胸闷、呼吸困难的现象。因此，妈妈应及时给宝宝拍背，帮助宝宝排痰。宝宝咳嗽得声嘶力竭，新手爸妈也非常心疼，室内加湿可缓解宝宝咳嗽症状。

在宝宝咳嗽剧烈时，让宝宝吸入水蒸气，潮湿的空气有助于缓解宝宝呼吸道黏膜的干燥，湿化痰液，平息咳嗽。不过，新手爸妈可千万要小心，注意水温，蒸汽也应避免对着宝宝的口鼻直吹，以防烫伤宝宝。

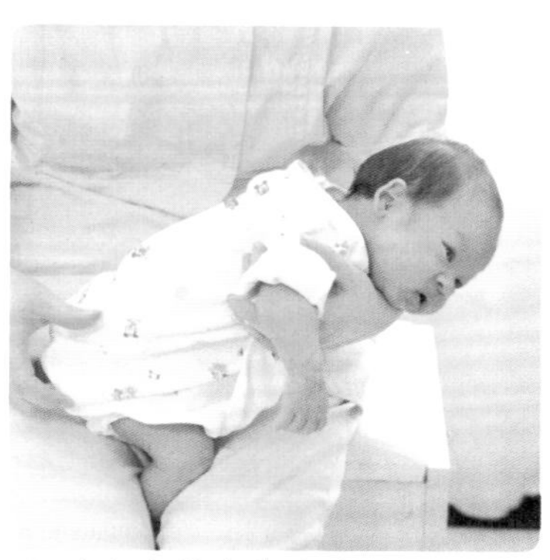

1 让宝宝横向俯卧在妈妈的大腿上面。

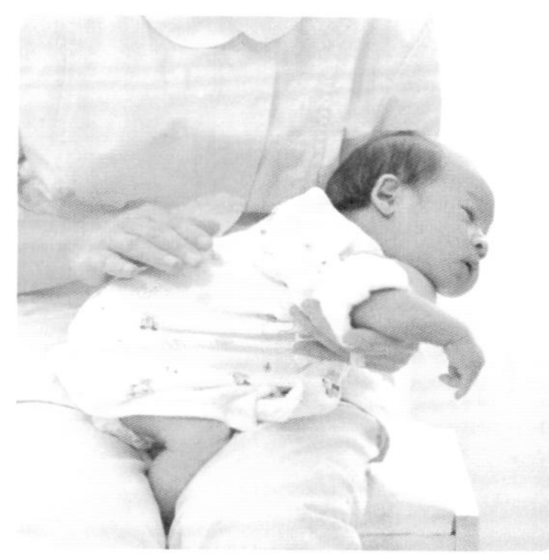

2 用空心掌和手腕的力，由下向上、从外到内给宝宝拍背。

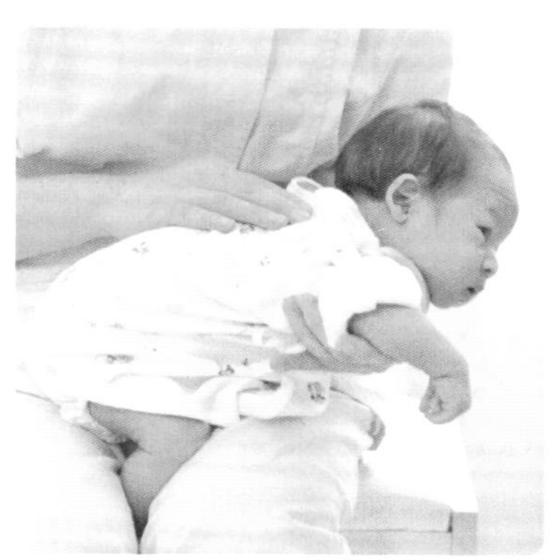

3 拍背时要注意力度和频率。

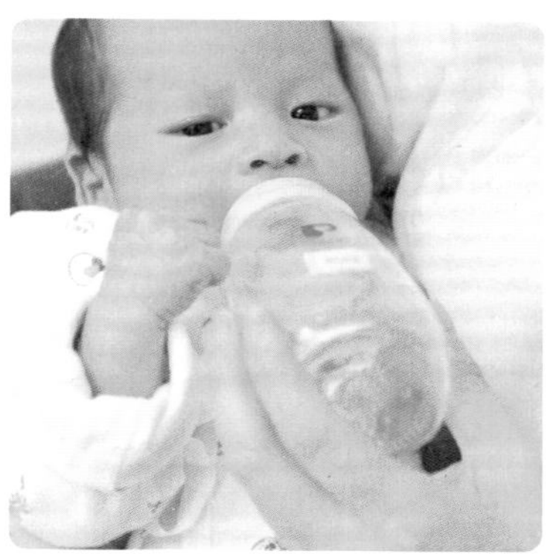

4 拍5分钟后，给宝宝喂点温开水。

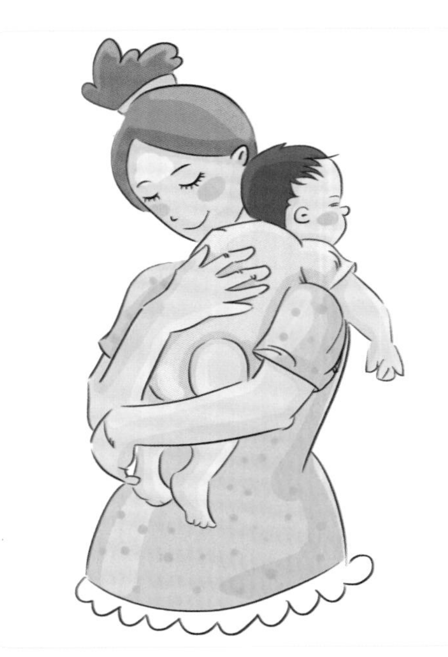

1 在宝宝的背部由下往上轻拍，让宝宝维持30°~45°的倾斜。

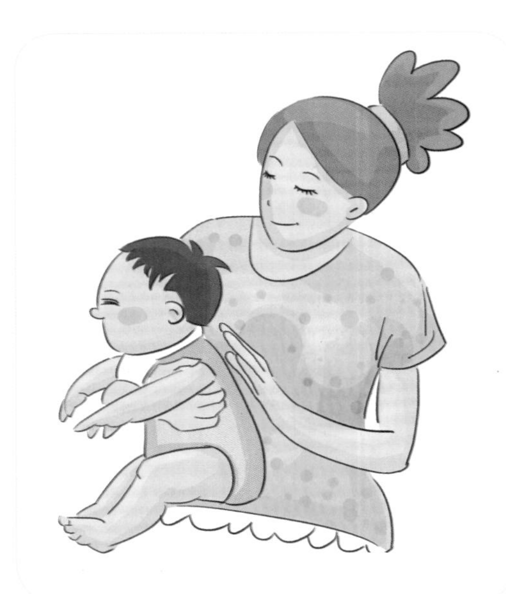

2 宝宝已经大到可以坐着，维持90°坐在妈妈腿上也可以。

拍嗝预防宝宝胀气

常见的宝宝胀气，是因为其消化系统还未发育完全，不容易像成人那样以打嗝或放屁的方式排空，堆积在腹部就形成了胀气。

有时宝宝刚吃完奶就会哭闹，这是因为宝宝在吃奶的同时也吸进了一些空气，引起胀气，最好的解决方式就是拍嗝。

拍嗝的姿势是把手弓成空碗状，抱好宝宝，在宝宝的背部由下往上轻拍，让宝宝维持30°~45°的倾斜，不要完全平躺，如果宝宝已经大到可以坐着，维持90°坐在妈妈腿上也可以。由于拍嗝大多是在宝宝喝完奶后进行，因此力道要拿捏好，若拍太重反而会溢奶。

宝宝呛奶怎么办？

如果宝宝发生呛奶，新手爸妈要马上采取头俯侧身位，并轻轻拍打宝宝的背，将吸入的奶汁排出。如果出现精神不振、痛苦的表现，则需要及时就医。

宝宝腹泻怎么判断和护理

宝宝消化功能尚未发育完善，由于在子宫内是母体供给营养，出生后需独立摄取、消化、吸收营养，宝宝消化道的负担明显加重，在一些外因的影响下很容易引起腹泻。

腹泻的宝宝需要妈妈的细心呵护，宝宝腹泻时的护理注意事项有如下几点。

1. 隔离与消毒。接触生病宝宝后，应及时洗手；宝宝用过的碗、奶瓶、水杯等要消毒；衣服、尿布等也要用开水烫洗。

2. 注意观察病情。记录宝宝大便、小便和呕吐的次数、量和形状，就诊时带上大便采样，以便医生检查、诊治。

3. 外阴护理。勤换尿布，每次大便后用温水擦洗臀部，女宝宝应自前向后冲洗，然后用软布吸干，以防泌尿系统感染。

喂奶后给宝宝拍嗝　抱宝宝前洗手　消毒宝宝用品　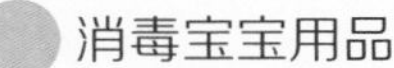 　观察大小便次数

肠绞痛的预防与处理

肠绞痛的宝宝会出现突然性大声哭叫，可持续几小时，也可阵发性发作。哭时宝宝面部渐红，口周苍白，腹部胀而紧张，双腿向上蜷起，双足发凉，双手紧握，抱哄、喂奶都不能缓解，而最终以哭得力竭、排气或排便而停止，这种现象是婴儿肠绞痛的表现。

这是由于宝宝肠壁平滑肌阵阵强烈收缩或肠胀气引起的疼痛，是小儿急性腹痛中最常见的一种，常常发生在夜间，多半发生在 3 个月以内的宝宝身上，并多见于易激动、兴奋、烦躁不安的宝宝。

婴儿肠绞痛目前虽然没有有效的预防方法，但是在日常护理宝宝的过程中还是需要注意一些细节，以免由于喂养或护理不当等人为因素造成宝宝肠绞痛。

1. 母乳喂养的宝宝，妈妈在饮食上需忌口，不吃辛辣味重、寒凉刺激性食物，以免影响乳汁的质量。人工喂养的宝宝，冲调的奶水温度一定要适宜，避免太热或太凉，刺激宝宝的肠胃。

2. 适当给宝宝补充益生元，保持菌群功能平衡，抑制有害菌引起的异常发酵，帮助胃肠消化。

3. 当宝宝肠绞痛发作时，妈妈应将宝宝竖着抱起来，让宝宝的头伏于妈妈肩上，轻拍背部排出胃内过多的空气，并用手轻轻按摩宝宝腹部。另外，也可用布包着热水袋放置于宝宝腹部，使肠痉挛缓解。但是要注意，热水袋温度不宜过高，以免烫伤宝宝。如宝宝腹胀严重，则用小儿开塞露进行通便排气，并密切观察宝宝，如果有发热、脸色苍白、反复呕吐、便血等现象，则应立即到医院检查，不可耽误诊治时间。

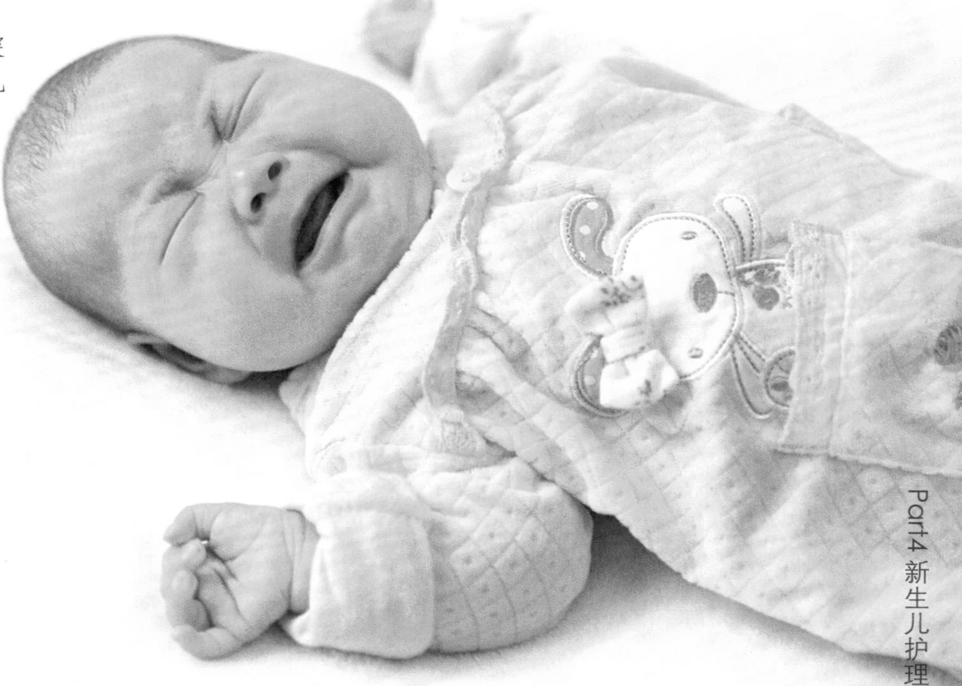

肠绞痛的宝宝会出现突然性大声哭叫，可持续几小时，也可阵发性发作。

宝宝大便稀就是腹泻吗？

宝宝的大便稀并不一定是腹泻，因为宝宝的肠道消化吸收功能尚未完善，随着宝宝的长大，大便会变稠，次数也会减少，新手爸妈不用过于担心。

新生儿用药

新手爸妈希望宝宝健康成长，当宝宝稍有不适时，相信新手爸妈都会紧张。那么，如果了解用药前后的注意事项，在家里备一些小儿常用药，在面对生病的宝宝时，新手爸妈就不用那么慌张了。

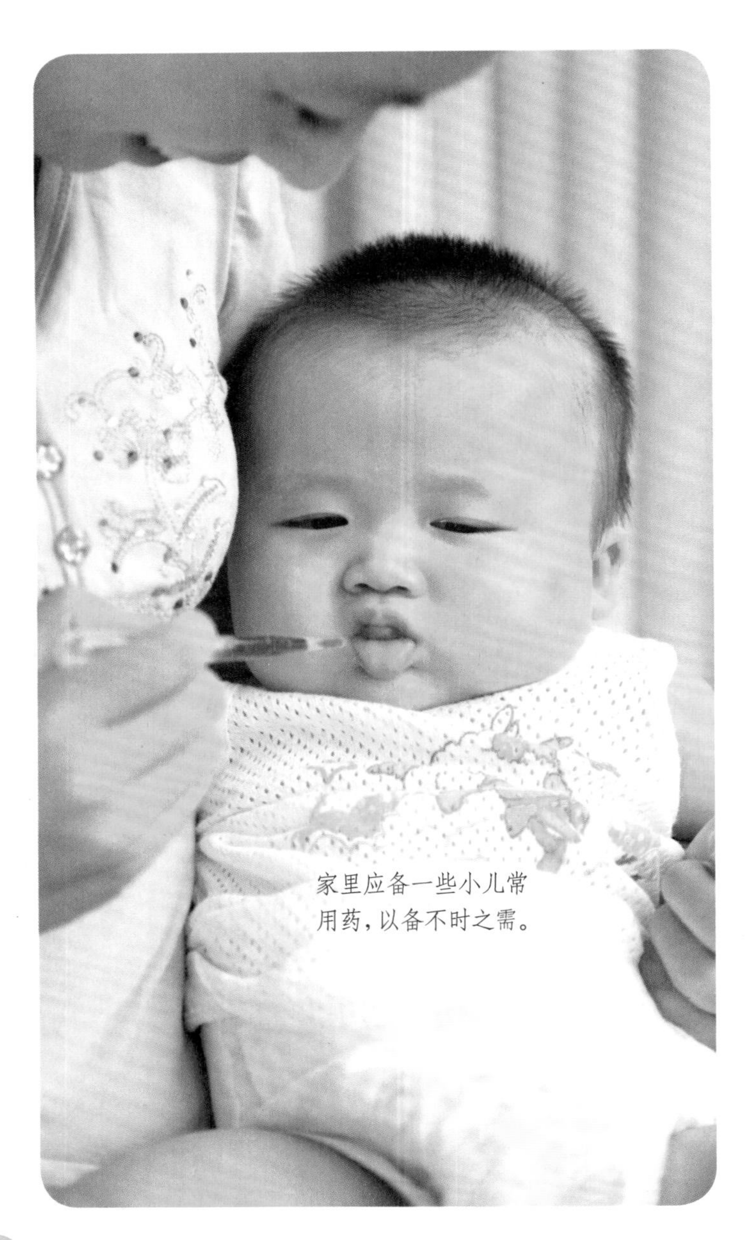

家里应备一些小儿常用药，以备不时之需。

别擅自给宝宝用药

宝宝生病了，新手爸妈焦急的心情是可以理解的，但是也不要随意给宝宝用药。

宝宝生了什么病，吃什么药，吃多少量，均应由医生经过检查、诊断后确认，新手爸妈如果凭借着自身或其他人用药经验给宝宝用药，很可能起不到治疗的效果，这样不仅会拖延宝宝的病情，还可能导致宝宝吃错药影响健康的情况。

另外，应服用的药量也不能随意更改，不要因为觉得吃药不见效就擅自增加药量，否则容易导致宝宝服药过量，引起危险。

用药前后的注意事项

医生开的药也不是拿来就用，用药前的注意事项和用药后的观察，都有可能是被新手爸妈忽略的细节。

宝宝用药前要注意

注意所保存的药品的出厂日期和失效日期。若发现药片变色，药液浑浊或沉淀，中药丸发霉或虫蛀等，应丢弃不用。

正确使用外用药

酒精（乙醇）为家庭常备消毒剂，常用浓度为75%，这样才能达到杀菌消毒的目的。用药后，还要观察宝宝有无皮肤过敏现象。

教你速成新爸爸

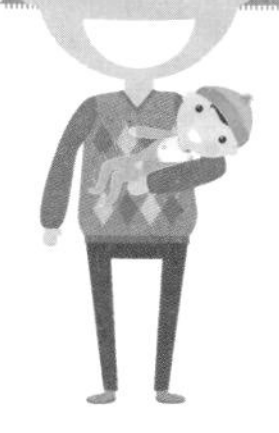

1 家庭准备一个小药箱，常备小儿常用药，经常检查准备的药品有没有过期，如果过期，应及时更换。

2 宝宝生病了，不能随意给宝宝吃药，应先带宝宝看医生，遵医嘱服药。

3 给宝宝喂药有难度，不可丢给新妈妈一个人处理，应协助新妈妈，寻找宝宝最易于接受的方式，小心翼翼地喂药。

给宝宝喂药没那么难

宝宝基本都不爱喝药，在给宝宝喂药时，面对哭闹的宝宝，新手爸妈常常手忙脚乱，束手无策。到底该怎样给宝宝喂药呢？

喂药的时间有规律。吃奶前半小时至 1 小时，宝宝的胃已排空，有利于药物吸收，还可避免服药后呕吐。但对胃有强烈刺激作用的药物，须在宝宝进食 1 小时后服用。

准备工作要做好。喂药时，先给宝宝戴好围嘴，准备好卫生纸或毛巾，然后仔细查看好药名和剂量。药液要先摇匀，粉剂、片剂要用温开水化开、调匀。

给宝宝喂药注意事项。准备好的药物应放在宝宝无法触及的地方，以免宝宝打翻。禁止在宝宝哭闹时喂药或捏着鼻子灌药，这样做容易把药和水呛入气管，引起窒息。

怎么给宝宝喂药。抱起宝宝，取半卧位，用滴管或塑料软管吸满药液，将管口放在宝宝口中，每次以小剂量慢慢滴入。等宝宝咽下后，再继续喂药。若发生呛咳，应立即停止喂药，抱起宝宝轻拍后背，以免药液呛入气管。若宝宝又哭又闹不愿吃药，可将宝宝的头固定，用拇指和食指轻轻捏住双颊，使宝宝张开嘴巴，用小匙紧贴嘴角，压住舌面，让药液从舌边慢慢流入，待宝宝吞咽后再把小匙取走。

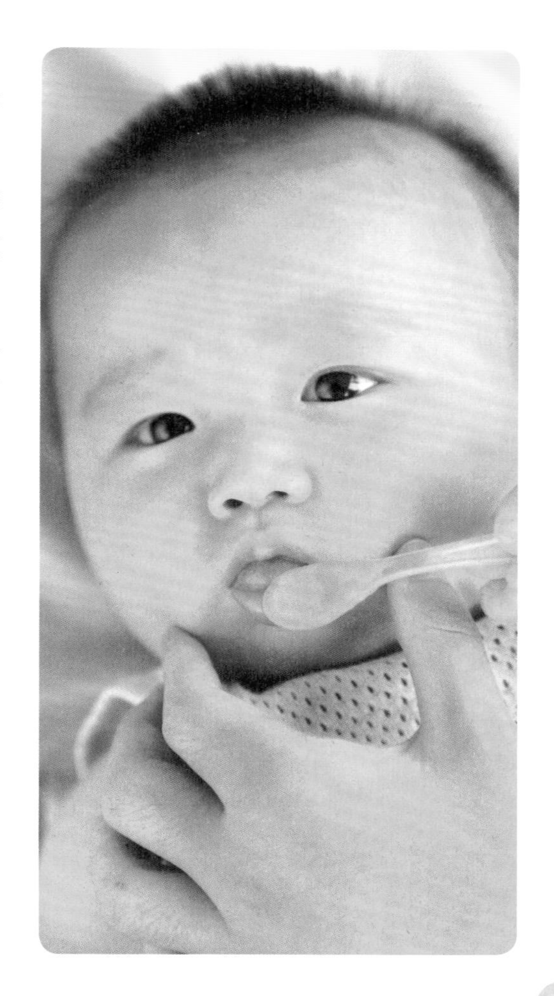

新生儿的免疫接种

新生儿从母体来到这个大千世界，此时免疫功能尚且不足，对一些疾病缺乏抵抗能力。为了让宝宝健康成长，新手爸妈要遵医嘱，及时做好宝宝的免疫接种措施。

疫苗接种前注意事项

接种疫苗是为了确保宝宝健康成长，新手爸妈要记得带宝宝定时去接种，在去之前，还有一些接种前应注意的事项，提前看有利于宝宝顺利接种疫苗。

1. 带好《儿童预防接种证》，这是宝宝接种疫苗的身份证明。

2. 如果有什么禁忌和慎用，让医生准确地知道，以保证宝宝的安全。

3. 准备接种前 1 天给宝宝洗澡，当天最好穿清洁宽松的衣服，便于医生接种。

4. 如果宝宝有不适，如急性传染病、高热惊厥、湿疹等症状，需要暂缓接种。

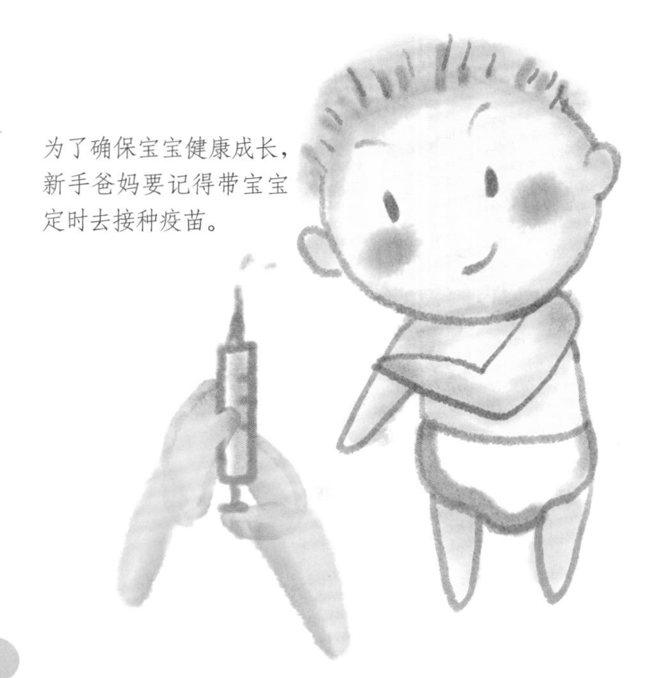

为了确保宝宝健康成长，新手爸妈要记得带宝宝定时去接种疫苗。

卡介苗

卡介苗的接种，可以增强人体对结核病的抵抗力，预防肺结核和结核性脑膜炎的发生。当患有开放性肺结核的病人咳嗽和打喷嚏时，容易将结核杆菌散布到空气中，如果被没有抵抗力的宝宝吸入体内，就会造成感染，并可能发展为肺结核。目前我国采用活性减毒疫苗为新生儿接种。接种后的宝宝对初期症状的预防效果达 80%~85%，免疫力可以维持 10 年左右。

乙型肝炎疫苗

乙型肝炎在我国的发病率很高，慢性活动性乙型肝炎还是造成肝癌、肝硬化的主要原因。如果怀孕时母亲患有高传染性乙型肝炎病，那么宝宝出生后的患病可能性达到 90%，所以让宝宝接种乙肝疫苗是非常必要的。目前我国采用安全的第二代基因工程疫苗，出生 24 小时后为每一个宝宝常规接种。

乙肝疫苗的接种时间为出生满 24 小时以后注射第 1 针，满月后第 2 针，满 6 个月时第 3 针。

计划外疫苗选择性接种

计划外的疫苗是可以根据宝宝自身情况来决定是否需要接种的，普遍可以选择的计划外疫苗有以下3种，新手爸妈可以根据实际情况进行选择。新手爸妈如果无法确定是否要给宝宝接种，也可以询问医生是否有接种的必要。

流感疫苗

对于7个月以上，患有哮喘、先天性心脏病、慢性肾炎、糖尿病等抵抗疾病能力差的宝宝，一旦流感流行，容易患病并诱发旧病发作或加重，应考虑接种。

肺炎疫苗

肺炎是由多种细菌、病毒等微生物引起的，单靠某种疫苗预防效果有限，一般健康的宝宝不主张接种。体弱多病的宝宝可以考虑接种。

水痘疫苗

如果宝宝抵抗力差应该接种；对于身体好的宝宝可不用接种，因为水痘是良性自限性“传染病”，即使宝宝患了水痘，产生的并发症也很少。

疫苗接种后注意事项

按时接种疫苗后，新手爸妈可别以为这样就可以了，还有很多事情需要新手爸妈去做，适当的护理及观察接种后宝宝的反应都是非常重要的。

1. 用棉签按住针眼几分钟，不出血时方可拿开棉签，不可揉搓接种部位。

2. 要在接种场所休息观察30分钟左右，如果出现不良反应，可以及时请医生诊治。

3. 接种后让宝宝适当休息，多喝水，注意保暖，以防诱发其他疾病。

4. 接种疫苗的当天不要给宝宝洗澡，以免宝宝因洗澡而受凉患病。

5. 接种疫苗后如果出现轻微发热、食欲缺乏、烦躁、哭闹等现象，不必担心，这些反应一般几天内会自动消失，但如果反应强烈且持续时间长，就应立刻去医院就诊。

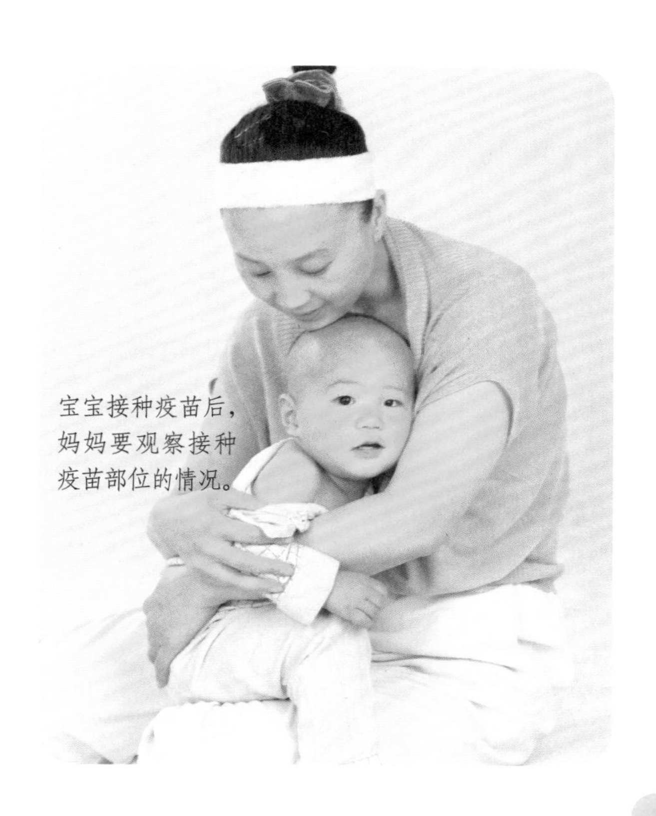

宝宝接种疫苗后，妈妈要观察接种疫苗部位的情况。

产科医生有问必答

和老一辈人交流后，发现老一辈人说得挺有道理的；和年轻妈妈交流一番，又发现年轻妈妈的育儿理论和老一辈相去甚远，幸好，我们还可以多多咨询医生。那么关于新生儿护理，我们来听听医生怎么说。

没长牙需要清洁口腔吗

口腔不洁净，很容易引发牙龈炎，表现为宝宝牙龈红肿、流口水、不愿意吃东西等。因此，妈妈要在每次进食后为宝宝清洁口腔。可以将纱布用温水蘸湿，拧干后套在食指上，伸入宝宝口腔将宝宝嘴里的奶渣清理干净。

感冒的宝宝能洗澡吗

宝宝感冒后，洗澡仍可照常进行，因为洗澡有清洁皮肤、消除汗液的作用，使宝宝感到舒服凉爽。另外，温水浴还是宝宝最佳的物理降温方法，它能使发热宝宝全身皮肤血管扩张，改善血液循环，解除四肢肌肉痉挛，从而达到物理降温的目的。

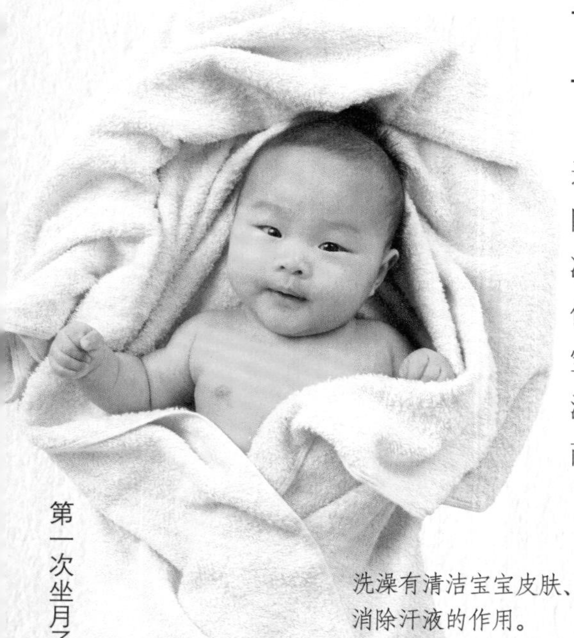

洗澡有清洁宝宝皮肤、消除汗液的作用。

宝宝一睡觉，家长就要保持安静吗

不要因为宝宝一睡觉就勒令全家人不能发出任何响声，走路都要蹑手蹑脚的，生怕惊醒了宝宝。其实宝宝在睡觉时，还是要保持正常的生活声音，只要适当放小音量就行。如果养成了必须非常静的环境才能睡觉的习惯，会让宝宝睡不踏实，一有响动就会惊醒，反而对听力发育不利。

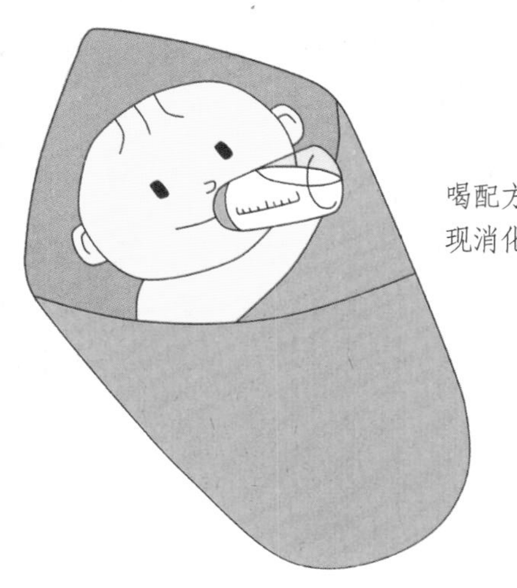

喝配方奶的宝宝容易出现消化不良等情况。

接种过疫苗还会生病吗

疫苗能有效保护宝宝这一点毋庸置疑，全世界数以万计的儿童都通过接种疫苗的方式远离脊髓灰质炎、白喉等疾病，但没有一种疫苗的保护率是100%的，大多数常规使用的疫苗保护率在85%~95%之间。

宝宝便秘可以喂香蕉缓解吗

如果宝宝出现消化不良、便秘等情况，多见于喝配方奶的宝宝，妈妈不要盲目喂香蕉促排便，可以将奶粉调配得适当稀一点，宝宝能吃多少就吃多少，两次喂奶间可以喂点温开水。妈妈还可以定时给宝宝做腹部按摩，促进宝宝肠道蠕动和大便排出。6个月以内的宝宝可千万不要喂香蕉，宝宝柔嫩的肠胃还适应不了这些食物。

6个月以内宝宝便秘不宜食用香蕉催便。

母乳喂养的宝宝还要打疫苗吗

母乳中存在一定的免疫球蛋白，可以增强宝宝的体质，提高宝宝的免疫力，但并不是说母乳喂养的宝宝就不用接种疫苗了。因为母乳并不能像疫苗一样可以预防某些特定的传染病，母乳喂养的宝宝可能会减少感冒，但并不能预防脊髓灰质炎、百日咳等疾病，新手爸妈还是应当及时带着宝宝去接种疫苗。

真

✓隔着玻璃晒太阳效果不好
✓没长牙也要清洁口腔
✓宝宝睡觉时出汗不一定是生病
✓新衣服要洗过再给宝宝穿

医生说真假

假

× 所有宝宝接种的疫苗都一样
× 漏服药物要补喂
× 给宝宝绑腿能让腿直
× 月子里就开始把屎把尿
× 用母乳给宝宝擦脸防湿疹

附录

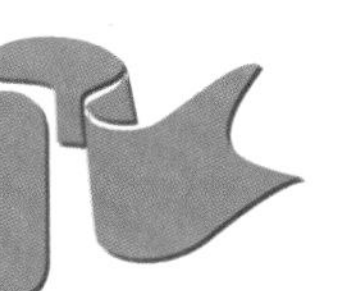

夏天、冬天坐月子注意事项

夏天坐月子

炎炎夏季到了，这时候坐月子无疑是最难受的。不过，只要掌握科学的坐月子方法，即使是在夏季，新妈妈也能安安全全、快快乐乐地度过月子期。

衣

夏天坐月子，最舒适的衣服就是纯棉、宽松、薄薄的睡衣，最好多备几套，以方便换洗。两套短袖的，可以在白天换着穿；两套长袖的，可以在晚上换着穿，以免睡觉时着凉。夏天可以穿软底拖鞋，最好是带后帮的，如果脚怕冷，那就再穿一双薄的纯棉袜。

住

现在家里都有空调或电风扇，温度太高时可以用，只要不直吹就可以。室内温度最好保持在 26~28℃，晚上可以再适当调高些，若是晚上温度适宜，也可以不开空调，只要开窗通风就可以，但是不要形成对流风。夏天蚊子比较多，因为有小宝宝，不适宜用灭蚊灵、蚊香片等，最好用蚊帐。

洗

夏天天气炎热，加上产后大量出汗，新妈妈身上总是汗淋淋的，很不舒服，因此要经常洗澡。洗浴的水温不可过低，否则会反射性地引起呼吸道痉挛而诱发感冒。而且，新妈妈皮肤的毛孔全部张开着，身体受冷也易引起肌肉和关节酸痛。洗澡水温以 37℃左右为宜，每次洗 5~10 分钟。

行

月子里还是尽量避免外出，因为外面人多，容易感染病菌。但是也没有必要天天躲在屋子里。如果没有风，而且阳光也不强烈，可以抱着宝宝在阳台上晒晒太阳。

食

夏天饮食宜清淡，不要吃冰镇食品和冷饮。新鲜果汁及清汤对新妈妈来说是一种很好的饮品，其中既富含维生素，又富含矿物质。在夏天坐月子时，新妈妈如果出汗多、口渴，可以食用温开水、绿豆汤、苋菜粥，也可吃些水果消暑，但绝对不能吃冷饮。

冬天坐月子

相对来说，冬天坐月子要比夏天舒服一些。北方的冬天虽然天气寒冷，但是室内一般都有取暖的设施。南方气候温和，室内外温差不是很大，但室内温度可能比北方还低，那就需要借助一些取暖设施了。

衣

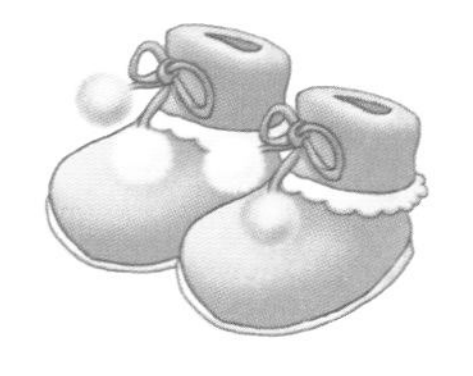

可以根据室内的温度选择厚薄适宜的衣服，一般情况下，最舒适的就是宽松的棉质睡衣套装，分上衣、裤子的那种款式。冬天在家里可以穿平底柔软的棉拖鞋，最好穿双棉袜，以免脚跟受凉，从而引发腹泻或腹部不适等。

食

冬天坐月子的新妈妈宜温补，可适量服用姜汤、姜醋，以使新妈妈血液畅通、驱散风寒，也能减少感冒和发病的概率。一般的月子食材都具有温补作用，如猪蹄、胡萝卜、牛羊肉、土豆、油菜、鱼、奶、蛋等，冬天坐月子的新妈妈都可以食用。

住

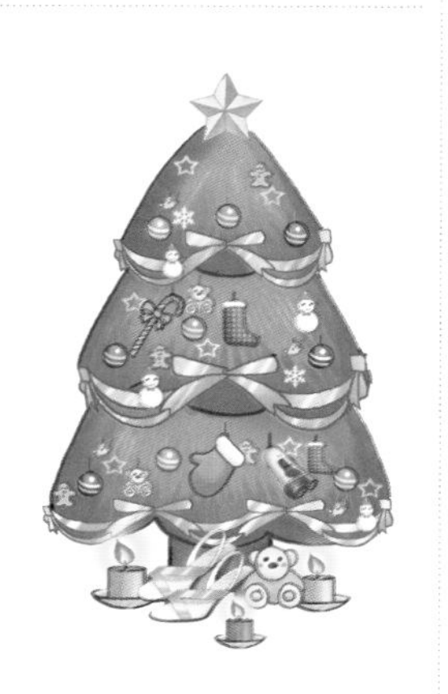

室温一般在22~24℃为宜。除了温度，也要注意房间的湿度，室内相对湿度以55%~65%为宜，不可过干或过湿。冬天，开窗通风换气很重要，每天至少要保证开窗透气两次，每次15分钟左右，以更新屋内的空气。

行

月子期间不宜外出，但是在室内适当的运动还是有必要的。早下床活动有利于子宫的恢复，也便于恶露的迅速排出，还能减少便秘。所以，自然分娩后24小时就可以下床活动了，每天至少活动半个小时。

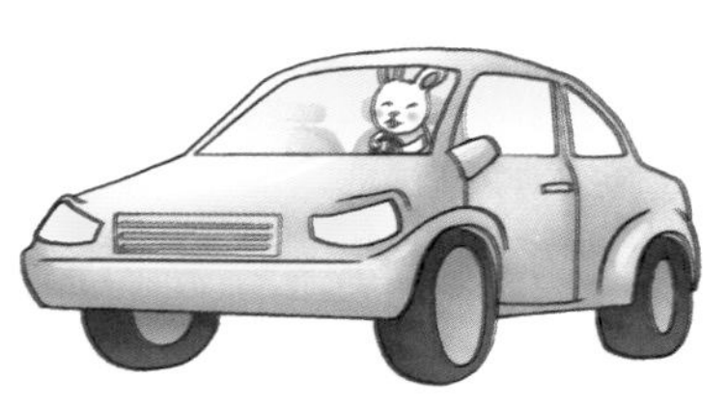

洗

冬天坐月子的新妈妈，最好在分娩1周后再洗澡。洗澡前先打开浴霸，将室内温度调整至26℃后再进入。洗澡时，水温应在37℃左右或稍热一点。冬天沐浴时需要特别注意避风，严防风寒乘虚而入，洗浴时间不要过长，避免大汗淋漓，否则易引起头昏、晕闷、恶心欲吐等症状。

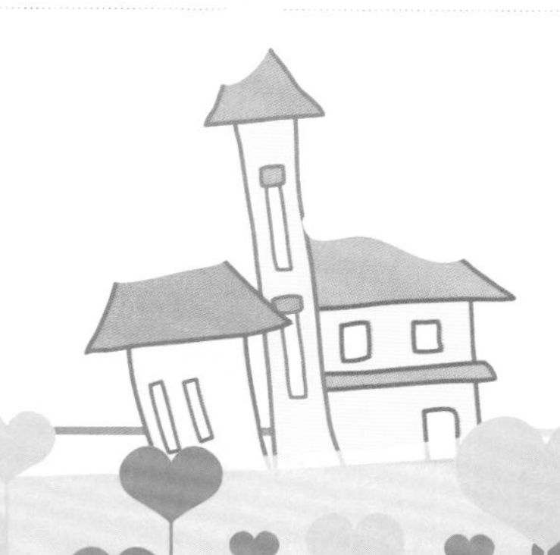

图书在版编目（CIP）数据

第一次坐月子 / 王琪主编 . -- 南京：江苏凤凰科学技术出版社，2018.2
（汉竹•亲亲乐读系列）
ISBN 978-7-5537-8575-2

Ⅰ. ①第… Ⅱ. ①王… Ⅲ. ①产褥期－妇幼保健－基本知识 Ⅳ. ① R714.6

中国版本图书馆 CIP 数据核字 (2017) 第 193081 号

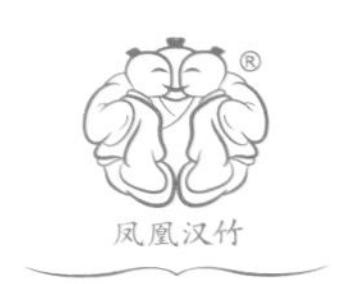

中国健康生活图书实力品牌

第一次坐月子

主　　编	王　琪
编　　著	汉　竹
责任编辑	刘玉锋　张晓凤
特邀编辑	苑　然　张　瑜　张　欢
责任校对	郝慧华
责任监制	曹叶平　方　晨
出版发行	江苏凤凰科学技术出版社
出版社地址	南京市湖南路 1 号 A 楼，邮编：210009
出版社网址	http://www.pspress.cn
印　　刷	天津海顺印业包装有限公司分公司
开　　本	715 mm × 868 mm　1/12
印　　张	16
字　　数	120 000
版　　次	2018 年 2 月第 1 版
印　　次	2018 年 2 月第 1 次印刷
标准书号	ISBN 978-7-5537-8575-2
定　　价	49.80 元

图书如有印装质量问题，可向我社出版科调换。